50 petits et grands mystères du corps humain

Nicolas Gutierrez C.
Olivier Lascar

50 petits et grands mystères du corps humain

Vuibert

Textes et scénarios : Nicolas Gutierrez C.

Dessins : Olivier Lascar

Correction : Florence Coquet

*

Maquette intérieure et couverture : Anne Mayéras

Composition : PCA

ISBN : 978-2-311-15166-4

5, allée de la 2e D.-B.

75015 Paris

www.vuibert.fr

Un corps rempli de mystères

L'être humain adore les mystères… peut-être parce qu'il est une énigme pour lui-même ! Notre corps est une machine extraordinaire, qui nous questionne depuis que nous avons la capacité de nous questionner. Sommes-nous différents des autres animaux ? Pourquoi tombons-nous malades ? Comment vieillissons-nous ?

L'évolution menant vers le corps humain a débuté il y a près de 4 milliards d'années, lors de l'apparition du premier être vivant, notre ancêtre le plus lointain. Vous imaginez la quantité de bizarreries qui s'est accumulée depuis ? Et c'est loin d'être fini, car le corps humain n'est pas l'aboutissement de l'évolution, mais plutôt un travail en cours, qui se poursuit au gré des migrations, des changements de notre environnement et des épidémies.

Pendant des siècles, nous avons dû nous contenter de spéculer, d'imaginer les mécanismes cachés de notre fonctionnement interne. Puis, la science a progressé petit à petit, proposant initialement des connaissances grossières concernant un organe ou un autre… C'est seulement depuis quelques décennies que la recherche nous permet de regarder l'infiniment petit, révélant l'existence des cellules qui forment le corps, puis des protéines et des gènes qui dictent leurs comportements. Peu à peu, le voile s'est levé sur des mystères millénaires, comme la formation de l'embryon ou les causes du vieillissement.

De nos jours, les découvertes scientifiques s'enchaînent à un rythme effréné, nous dressant le portait toujours plus complet du corps humain. Cependant, d'innombrables mystères demeurent ! Dans ce livre, nous avons fait le choix de vous en présenter 50, tous résolus par les scientifiques ces cinq dernières années. Préparez-vous à explorer nos particularités d'Homo sapiens, des pieds à la tête, en naviguant dans les labyrinthes obscurs de nos intestins, en surfant sur les courants sanguins et en plongeant dans les abysses de notre esprit.

Ensemble, nous allons parcourir toutes les étapes de la vie, de la conception aux derniers instants qui précèdent la mort. Mais ne vous en faites pas, pour ce grand voyage dans l'intimité de la biologie humaine, vous ne serez pas seul. Vos personnages préférés, formidablement adaptés par Olivier Lascar, seront à vos côtés pour tout vous expliquer. Alors, montez à bord, on lève l'ancre ! En avant, vers les plus mystérieux mystères du corps humain !

Sommaire

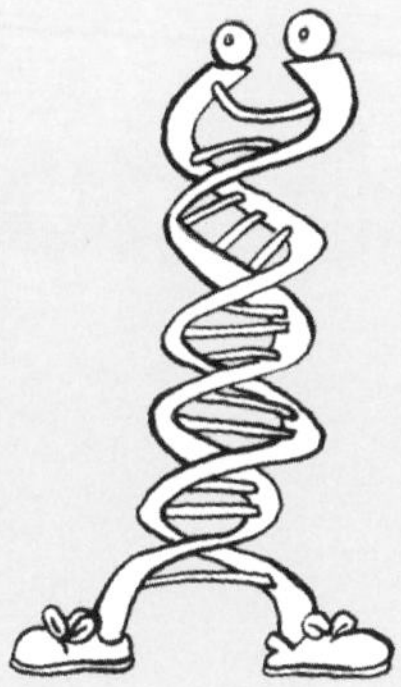

Les mystères de l'évolution

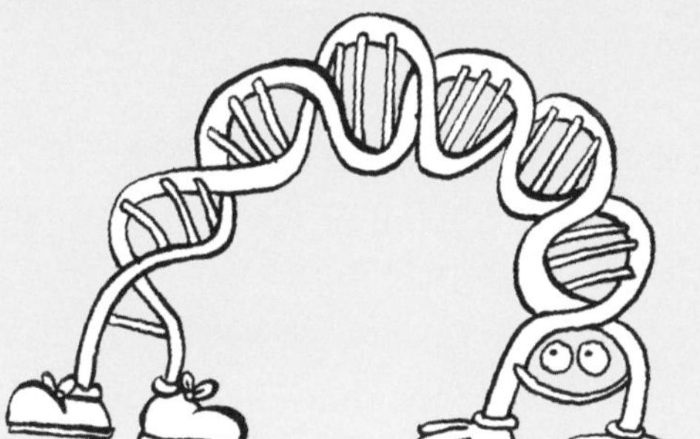

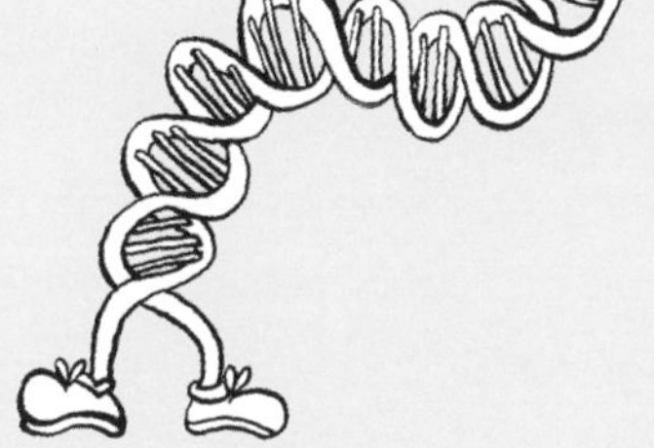

Et si la clé de l'évolution se trouvait juste sous nos pieds ?

Le corps humain est bourré de détails qui, à première vue, semblent tout à fait inutiles, mais s'avèrent pourtant essentiels. C'est par exemple le cas de la voûte plantaire. Elle n'est pas uniquement là pour nous compliquer la tâche quand on cherche de nouvelles chaussures, ni pour rendre plus jolies nos empreintes dans le sable. Ce petit pont au-dessous du pied est en fait un chef-d'œuvre de l'architecture corporelle, sans lequel l'être humain, tel qu'on le connaît, n'aurait jamais existé ! En effet, c'est grâce à cette fameuse voûte plantaire que nous sommes bipèdes, et ça, c'est un vrai superpouvoir ! Mais comment accomplit-elle cet exploit ?

L'être humain est le seul mammifère véritablement bipède. D'autres primates le sont, par intermittence, et les kangourous sont des tricheurs qui s'aident de leur queue pour rester debout. Cette spécificité a été la clé de notre long développement : utiliser seulement les membres inférieurs pour marcher ou courir a libéré nos membres supérieurs, qui ont pu s'occuper d'autres choses. C'est donc grâce à notre capacité à rester debout tout le temps uniquement sur nos deux jambes que nos mains ont pu manier des objets, fabriquer des outils, créer des œuvres d'art… autant de possibilités qui nous ont permis de devenir les êtres polyvalents et ultra-adaptables que nous sommes actuellement.

Les primates les plus proches de l'humain (chimpanzés, bonobos et autres gorilles) pratiquent aussi la bipédie, mais seulement par moments. Ils peuvent en effet se tenir debout et marcher ou courir sur leurs deux jambes, mais cette position les fatigue rapidement, alors qu'à l'inverse nous pouvons rester debout pendant des heures et parcourir ainsi des kilomètres sans problème. Mais, qu'est-ce qui nous sépare de ces cousins lointains ? Je vous le donne en mille : la plante de nos pieds !

Contrairement à leurs pieds, plutôt plats, les nôtres sont voûtés. Chez eux, le pied se pose par terre comme une main sur une table : toute la surface est en contact avec le sol. Nos pieds à nous forment un joli pont au milieu qui sépare un petit peu la partie centrale du pied du sol qu'il foule. Cette petite innovation anatomique est la clé de notre bipédie, car elle nous permet de marcher ou de courir sur nos deux jambes en utilisant très peu d'énergie. Comment ? Tout est une histoire d'angles...

Une étude menée par des chercheurs de la Queen's University au Canada, publiée en mai 2023 dans *Frontiers in Bioengineering and Biotechnology*[1], a montré que cette voûte plantaire humaine permet à la jambe de « pousser le sol » dans une position beaucoup plus confortable que celle des autres primates. Le pied se sépare du sol en s'inclinant, transférant le poids du corps aux orteils et soulevant le talon vers le haut. Chez les singes, qui ont les pieds plats, ce mouvement imprime un angle d'environ 45 degrés pour tout le pied jusqu'au talon. En conséquence, la cheville est aussi très inclinée et oblige le tibia à s'incliner d'autant. Pour garder l'équilibre dans cette position, les singes sont obligés d'avancer beaucoup leurs genoux. Aussi, leur corps monte et descend à chaque pas comme un ressort, et ils doivent donc fournir un grand effort avec les muscles de leurs jambes pour soutenir le poids de leur corps. C'est pour ça qu'ils fatiguent très vite et ne peuvent pas rester ainsi trop longtemps.

En revanche, notre pied se cambre quand il pousse le sol : le bout du pied est donc aussi très incliné, mais, grâce à la voûte, le pied se courbe et le talon se retrouve presque parallèle au sol. Ainsi, la cheville est beaucoup moins inclinée que chez les singes, et le tibia pousse le pied avec un angle moindre, presque à la verticale. De ce fait, le genou n'a pas besoin d'avancer autant, la jambe reste presque droite, donc le poids de l'être humain repose principalement sur les os, soulageant les muscles. De plus, le centre de gravité reste presque inchangé quand nous marchons, à la même hauteur que lorsque nous sommes debout sans bouger.

La prochaine fois qu'une paire de chaussures qui vous plaît ne vous va pas à cause de la forme étrange de vos pieds, dites-vous que c'est grâce à cette bizarrerie que toutes nos inventions existent. Sans elle, pas de bipédie, pas de mains libres, pas de création ni de fabrication d'objets... et donc... pas de chaussures !

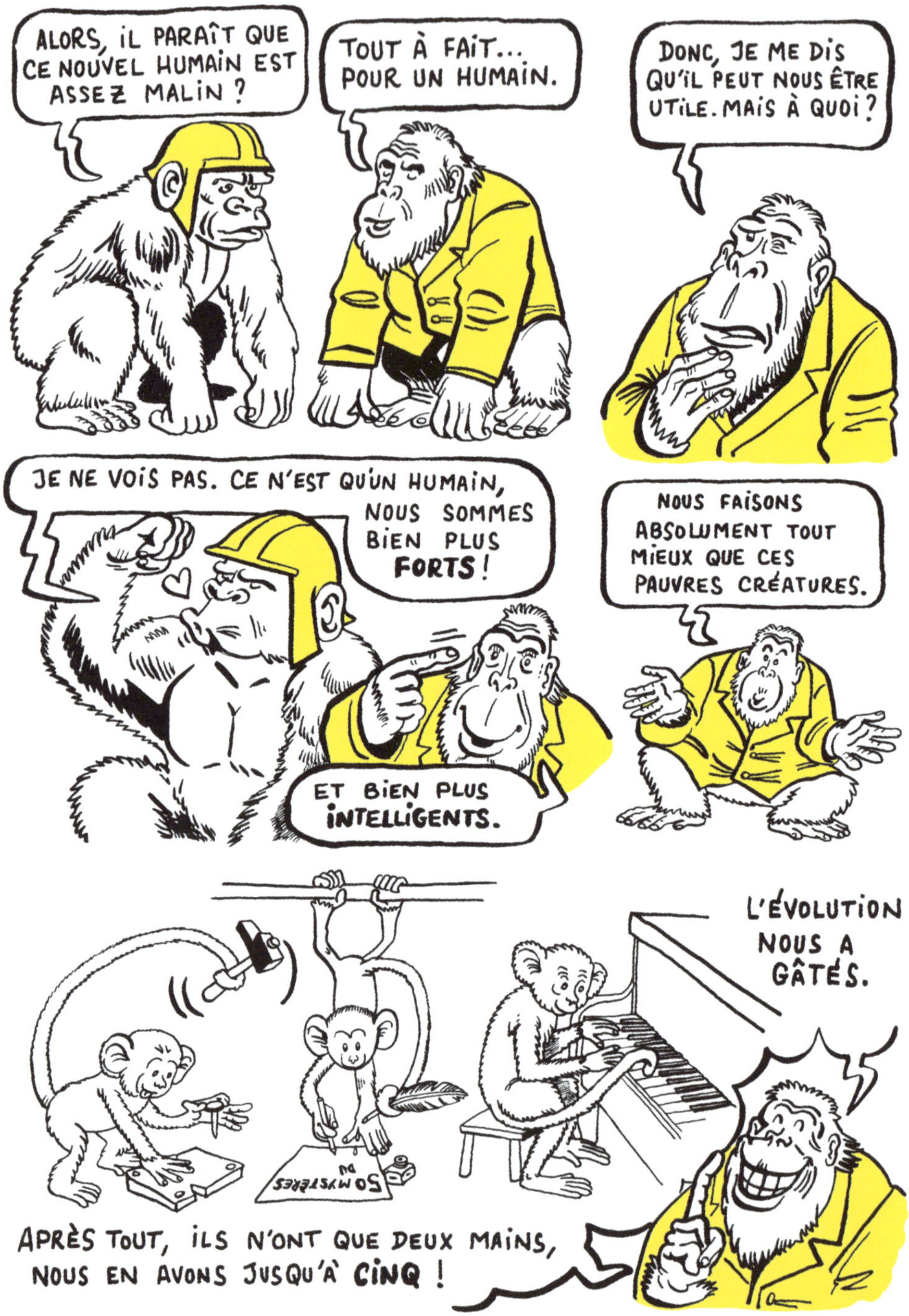
ALORS, IL PARAÎT QUE CE NOUVEL HUMAIN EST ASSEZ MALIN ?
TOUT À FAIT... POUR UN HUMAIN.
DONC, JE ME DIS QU'IL PEUT NOUS ÊTRE UTILE. MAIS À QUOI ?
JE NE VOIS PAS. CE N'EST QU'UN HUMAIN, NOUS SOMMES BIEN PLUS **FORTS** !
ET BIEN PLUS **INTELLIGENTS**.
NOUS FAISONS ABSOLUMENT TOUT MIEUX QUE CES PAUVRES CRÉATURES.
L'ÉVOLUTION NOUS A GÂTÉS.
APRÈS TOUT, ILS N'ONT QUE DEUX MAINS, NOUS EN AVONS JUSQU'À **CINQ** !

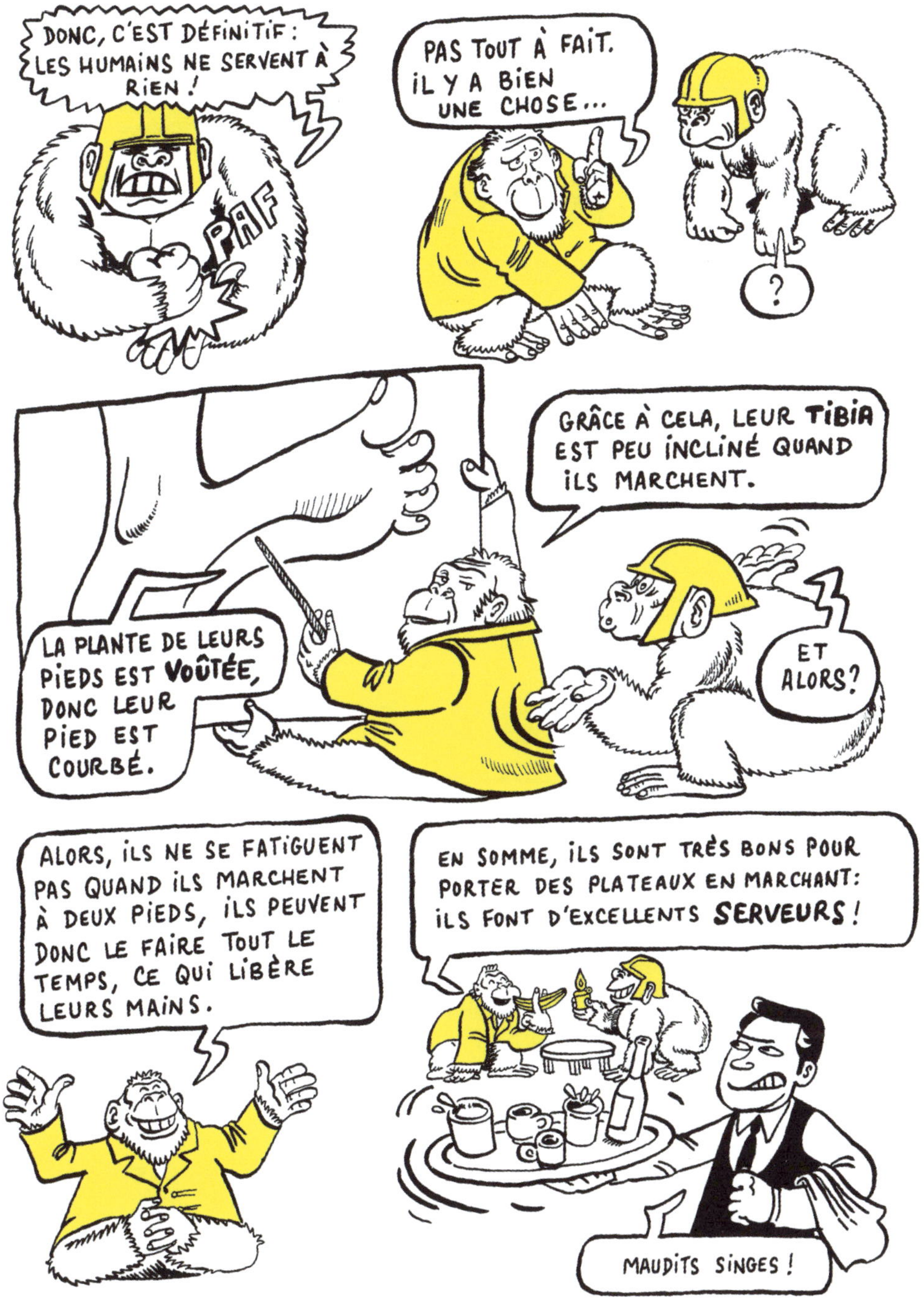
DONC, C'EST DÉFINITIF : LES HUMAINS NE SERVENT À RIEN !
PAF
PAS TOUT À FAIT. IL Y A BIEN UNE CHOSE...
?
LA PLANTE DE LEURS PIEDS EST VOÛTÉE, DONC LEUR PIED EST COURBÉ.
GRÂCE À CELA, LEUR TIBIA EST PEU INCLINÉ QUAND ILS MARCHENT.
ET ALORS?
ALORS, ILS NE SE FATIGUENT PAS QUAND ILS MARCHENT À DEUX PIEDS, ILS PEUVENT DONC LE FAIRE TOUT LE TEMPS, CE QUI LIBÈRE LEURS MAINS.
EN SOMME, ILS SONT TRÈS BONS POUR PORTER DES PLATEAUX EN MARCHANT: ILS FONT D'EXCELLENTS SERVEURS !
MAUDITS SINGES !

Des branchies aux oreilles : l'incroyable héritage génétique venu des poissons

Petites ou grandes, collées ou décollées, pointues, en feuilles de chou ou en colimaçon… personnellement, je considérerais les oreilles parmi les parties du corps les moins agréables à regarder. Si elles se fichent bien d'être observées et jugées, c'est parce que ce qui leur importe, c'est l'ouïe. Quelle que soit leur forme, on est bien content de les avoir. Mais d'où nous viennent ces protubérances cartilagineuses ? La réponse est : de très, très loin.

L'évolution adore le recyclage ! C'est une experte de la réutilisation de ressources. Par exemple, les mêmes structures osseuses ont donné les mains chez les humains, les ailes chez les chauves-souris et les nageoires chez les dauphins. La corne des narvals est issue d'une dent. Et que dire des poils, qui sont sur nous de beaux cheveux ? Le processus évolutif n'est rien d'autre qu'un constant renouvellement, qui part des mêmes éléments de base. Après tout, il n'y a que quatre *acides nucléiques* dans l'ADN, c'est la recombinaison acharnée de ces quatre « lettres » (les fameuses A, T, C, G) qui a permis la création de tous les gènes existants, et qui permettra l'apparition de ceux qui n'existent pas encore.

C'est grâce à ce genre de recyclage que nos oreilles ont vu le jour. Ces protubérances sur les côtés de notre tête sont extrêmement utiles : elles aident à capter les sons extérieurs et à les diriger vers l'oreille interne, améliorant l'ouïe pour nous autres, mammifères (seuls animaux pourvus de ces excroissances). Certains animaux, comme les chiens et les chats, peuvent même les bouger et les orienter vers l'endroit d'où vient le son. Nos oreilles à nous, les humains, ne sont plus aussi mobiles, bien que nous ayons encore les muscles nécessaires pour les mettre en mouvement – muscles que nous tentons d'ailleurs d'activer quand nous nous concentrons sur un son[2].

La science a récemment fait une découverte fantastique au sujet des oreilles, levant le mystère de leur origine. À votre avis, quelles ressources l'évolution a-t-elle bien pu utiliser pour les créer ? En fait, une fois qu'on se pose la question, la réponse semble évidente. Quelles autres ouvertures sur les côtés de la tête possèdent des excroissances mobiles ? Bien entendu : les branchies des poissons ! Selon une étude publiée dans *Nature* par des chercheurs de l'université de Californie du Sud, à Los Angeles, la fabrication des oreilles repose sur le même programme génétique que celui utilisé pour fabriquer les branchies – un programme légèrement bricolé pour répondre à deux besoins bien spécifiques, mais qui conserve les mêmes éléments essentiels[3].

Le cartilage qui forme les branchies des poissons et celui qui compose les oreilles des mammifères ont pour origine les mêmes cellules embryonnaires. De plus, la formation de ces deux organes, apparemment si différents, met en œuvre les mêmes séquences régulatrices des gènes : chez l'humain, 14 séquences génétiques ont été identifiées comme nécessaires au développement du cartilage des oreilles. Parmi elles, 5 sont également actives dans la formation des branchies.

Malgré les millions d'années qui nous séparent de l'apparition des poissons, ces séquences génétiques sont si bien « conservées » par l'évolution (c'est-à-dire qu'elles se sont perpétuées sans trop changer) que les versions humaines fonctionnent chez le poisson, et les versions « poissonnes » fonctionnent chez la souris – on comprend bien qu'on ne les a pas testées directement sur des humains... En d'autres termes, les programmations génétiques essentielles à la formation des branchies et des oreilles sont presque identiques.

Pour vérifier qu'il ne s'agit pas d'une coïncidence, les chercheurs ont testé ces séquences régulatrices chez des espèces intermédiaires, entre les poissons et les mammifères, à savoir les amphibiens et les reptiles. Chez les amphibiens, les séquences humaines nécessaires pour former les oreilles se sont activées uniquement dans les branchies des têtards, comme chez les poissons. Mais chez les reptiles, qui n'ont plus de branchies, ces séquences se sont activées au niveau du canal de l'oreille. La preuve est donc faite que ces séquences génétiques se perpétuent chez les reptiles, même s'ils n'ont pas d'oreilles externes.

Pensez-y la prochaine fois que vous irez à la plage : si vous entendez l'agréable va-et-vient des vagues, c'est en partie grâce aux animaux qui y nagent. Merci les poissons !

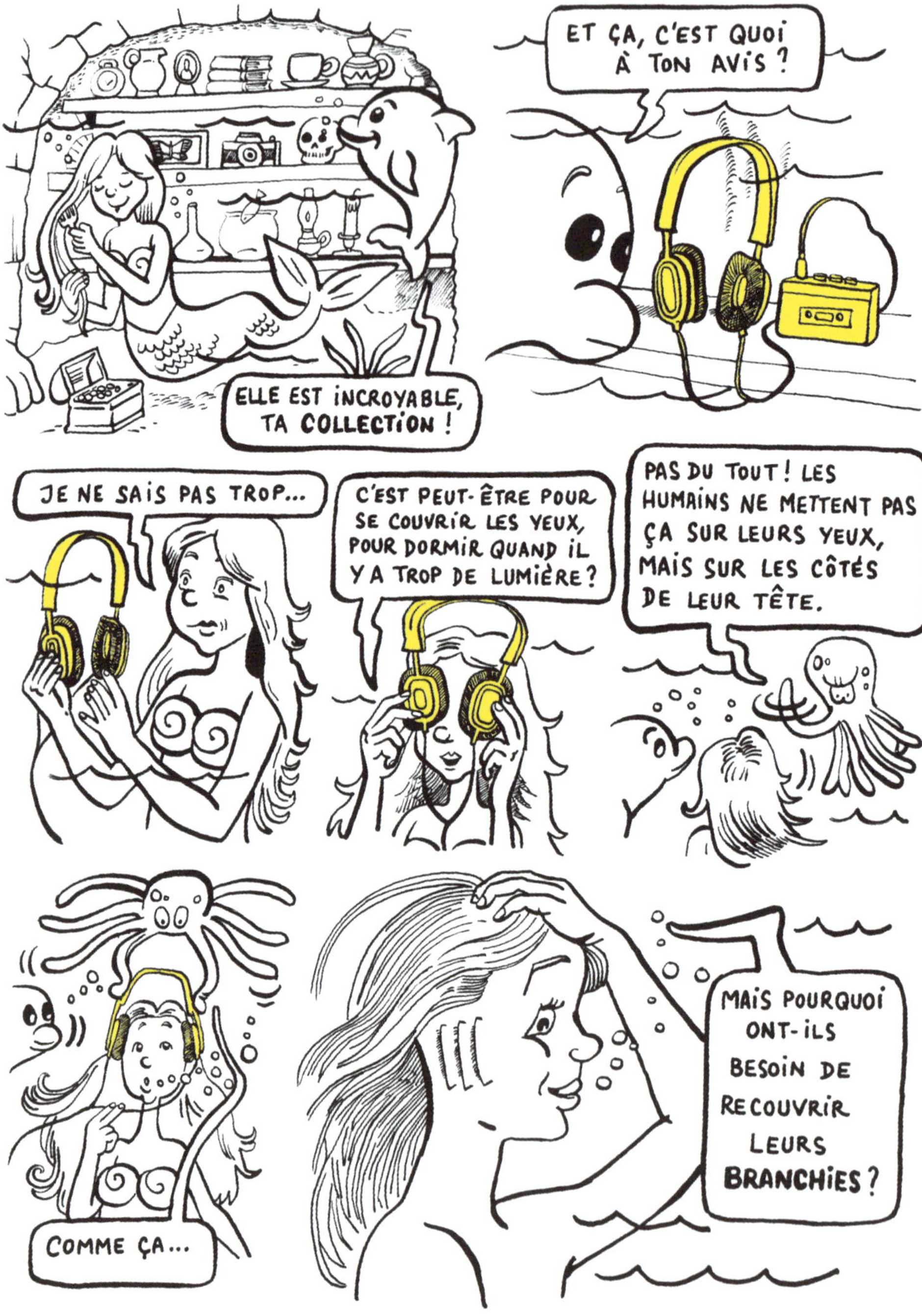
ELLE EST INCROYABLE, TA COLLECTION !
ET ÇA, C'EST QUOI À TON AVIS ?
JE NE SAIS PAS TROP...
C'EST PEUT-ÊTRE POUR SE COUVRIR LES YEUX, POUR DORMIR QUAND IL Y A TROP DE LUMIÈRE ?
PAS DU TOUT ! LES HUMAINS NE METTENT PAS ÇA SUR LEURS YEUX, MAIS SUR LES CÔTÉS DE LEUR TÊTE.
COMME ÇA...
MAIS POURQUOI ONT-ILS BESOIN DE RECOUVRIR LEURS BRANCHIES ?

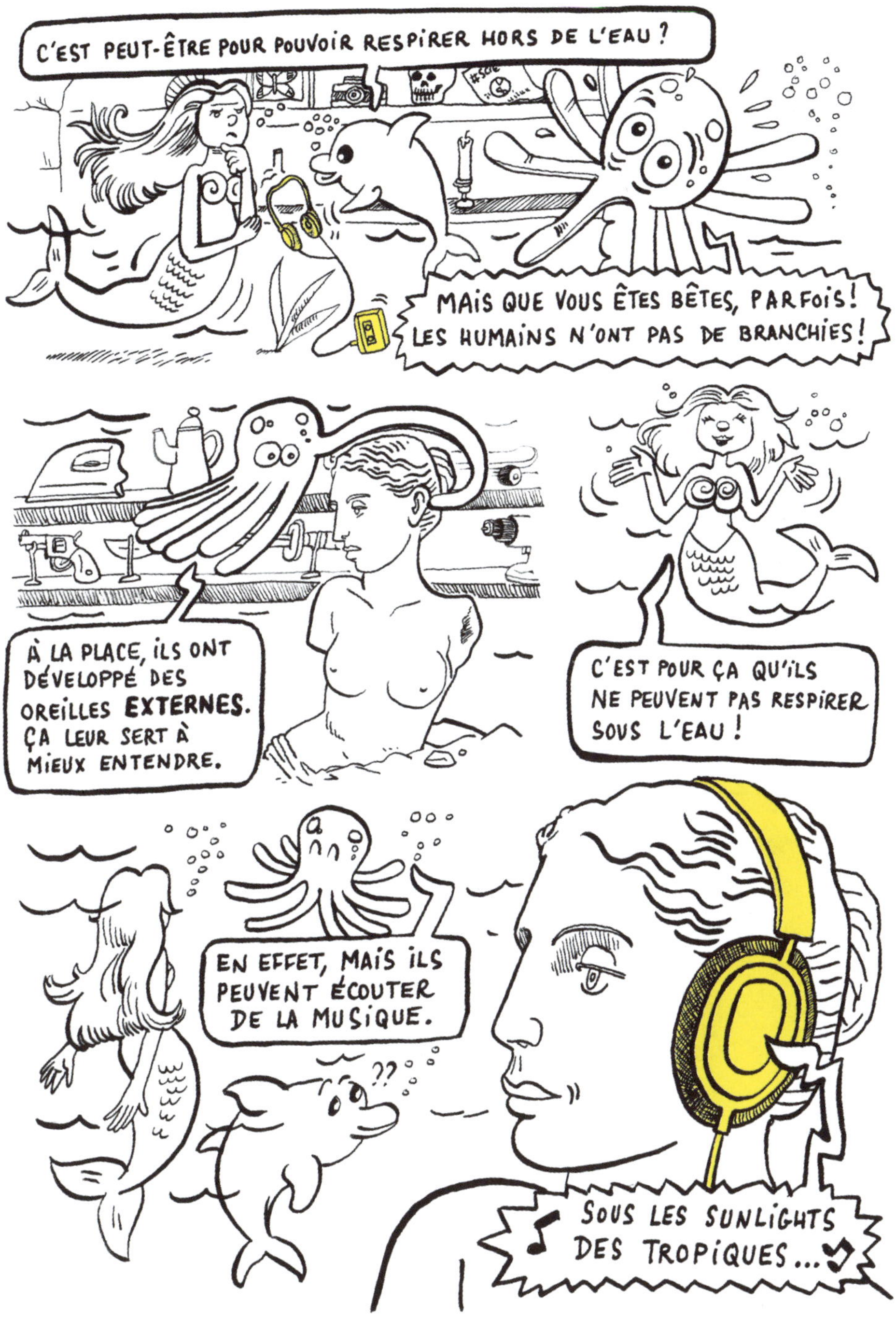
C'EST PEUT-ÊTRE POUR POUVOIR RESPIRER HORS DE L'EAU ?
MAIS QUE VOUS ÊTES BÊTES, PARFOIS ! LES HUMAINS N'ONT PAS DE BRANCHIES !
À LA PLACE, ILS ONT DÉVELOPPÉ DES OREILLES **EXTERNES**. ÇA LEUR SERT À MIEUX ENTENDRE.
C'EST POUR ÇA QU'ILS NE PEUVENT PAS RESPIRER SOUS L'EAU !
EN EFFET, MAIS ILS PEUVENT ÉCOUTER DE LA MUSIQUE.
??
SOUS LES SUNLIGHTS DES TROPIQUES...

Tous douillets ? Le cadeau empoisonné signé Néandertal

La douleur est extrêmement subjective. On est tous d'accord que se prendre une brique sur l'orteil est très douloureux (d'où la nécessité de porter des chaussures de sécurité), mais il y a des douleurs moins fortes que certains ressentent, et d'autres pas du tout. Pourquoi ? Il se pourrait que la cause de cette différence de sensibilité nous vienne de nos ancêtres... mais pas ceux auxquels vous pensez...

Nous ne sommes pas égaux face à la douleur. Notre sensibilité dépend d'un grand nombre de facteurs contextuels : l'état de santé, la fatigue, le manque de sommeil, l'heure de la journée, entre autres. Mais une partie de cette susceptibilité à la douleur est inscrite dans nos gènes, nous rendant, en soi, plus ou moins chochottes, peu importe le contexte. Et c'est là que vient la surprise : ce bagage génétique serait un héritage, du moins en partie, des Néandertaliens, qui étaient pourtant plus trapus et avaient l'air bien plus costauds que nous, les Homo sapiens.

Il y a environ 50 000 ans, des populations de Sapiens ont croisé des Néandertaliens en Europe et en Asie. Puisqu'ils n'étaient pas si différents de nous, certains de nos ancêtres ont été séduits par ces cousins lointains et l'inévitable est arrivé. Ces rencontres ont laissé des traces qui sont encore visibles dans le génome des humains actuels, représentant entre 1 et 4 % du génome des populations non africaines (car ces croisements ont eu lieu après la sortie d'Homo sapiens du continent africain).

Certaines de ces reliques génétiques ont encore des conséquences sur l'anatomie et la santé des hommes et des femmes. Et en particulier sur notre sensibilité à la douleur, fortement influencée par des mutations héritées de Néandertal. Ces modifications génétiques altèrent le gène *SCN9A*, qui code pour une protéine impliquée dans la transmission du stimulus douloureux à travers la moelle épinière jusqu'au cerveau. En 2020, des chercheurs de l'Institut Max Planck en Allemagne ont montré que les Britanniques portant ces mutations (présentes chez environ 0,4 % des personnes étudiées) ressentaient plus vivement la douleur que le reste de la population[4].

Intrigués par cette découverte, des chercheurs de l'University College de Londres et de l'université d'Oxford ont voulu étudier le mécanisme se cachant derrière cette sensibilité accrue. Pour cela, ils ont cherché des populations où ces mutations auraient été beaucoup plus communes, et ont ainsi trouvé qu'environ 31 % des Latino-Américains portent la plus fréquente de ces mutations, issue de leur héritage amérindien (leurs ancêtres auraient côtoyé Néandertal en Asie avant d'arriver sur le continent américain). Ils ont ensuite étudié le seuil de douleur chez près de 2000 Colombiens, en torturant gentiment mes chers compatriotes. Ils ont enduit leur peau d'huile de moutarde (pour l'irriter et ainsi activer les récepteurs de la douleur) et ont exposé la zone irritée à plusieurs stimuli désagréables. Selon leur étude, publiée en 2023 dans *Communications Biology*[5], cette mutation n'exerçait aucune influence sur la sensation de froid ou de chaud, mais augmentait la sensation de douleur après un stimulus mécanique sur la peau irritée.

On dirait un cadeau empoisonné, mais si ces mutations ont été retenues par la sélection naturelle, il est probable que cette plus grande sensibilité à la douleur ait plutôt représenté un avantage évolutif. Peut-être a-t-elle permis d'aiguiser le sens du toucher pour échapper plus rapidement aux situations potentiellement douloureuses… ou peut-être que ces mutations agissent aussi sur un autre aspect de notre biologie encore inconnu des scientifiques. Ça ne serait pas la première fois qu'un trait qui semble nuisible s'avère bénéfique dans un autre contexte. Par exemple, une autre de ces séquences génétiques d'origine néandertalienne rend son porteur plus vulnérable au covid, selon une étude publiée dans *Nature* en 2020[6]. Mais cette même séquence protège un peu du VIH, virus responsable du sida, selon une étude de 2022[7].

Quoi qu'il en soit, notre héritage néandertalien ne se fait pas discret. Il a au contraire un impact encore visible sur les humains actuels. Impossible donc de nier ces anciennes amourettes entre notre espèce et nos cousins disparus. Qui, certes, nous ont rendus un peu plus douillets, mais qui nous ont aussi sûrement laissé quelques atouts… qui restent à découvrir.

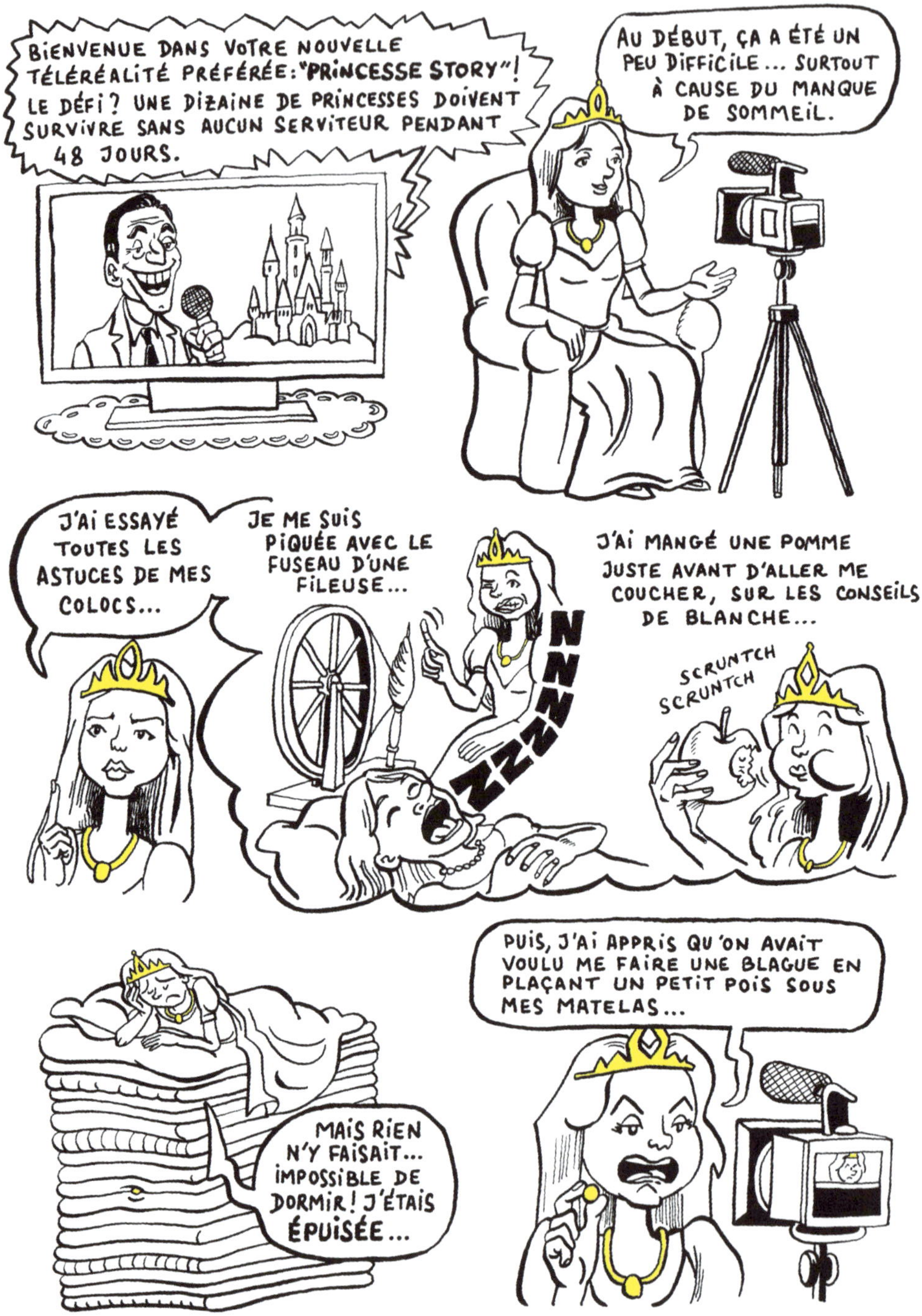

BIENVENUE DANS VOTRE NOUVELLE TÉLÉRÉALITÉ PRÉFÉRÉE : "PRINCESSE STORY" ! LE DÉFI ? UNE DIZAINE DE PRINCESSES DOIVENT SURVIVRE SANS AUCUN SERVITEUR PENDANT 48 JOURS.
AU DÉBUT, ÇA A ÉTÉ UN PEU DIFFICILE... SURTOUT À CAUSE DU MANQUE DE SOMMEIL.
J'AI ESSAYÉ TOUTES LES ASTUCES DE MES COLOCS...
JE ME SUIS PIQUÉE AVEC LE FUSEAU D'UNE FILEUSE...
NNNZZZZZ
J'AI MANGÉ UNE POMME JUSTE AVANT D'ALLER ME COUCHER, SUR LES CONSEILS DE BLANCHE...
SCRUNTCH SCRUNTCH
MAIS RIEN N'Y FAISAIT... IMPOSSIBLE DE DORMIR ! J'ÉTAIS ÉPUISÉE...
PUIS, J'AI APPRIS QU'ON AVAIT VOULU ME FAIRE UNE BLAGUE EN PLAÇANT UN PETIT POIS SOUS MES MATELAS...

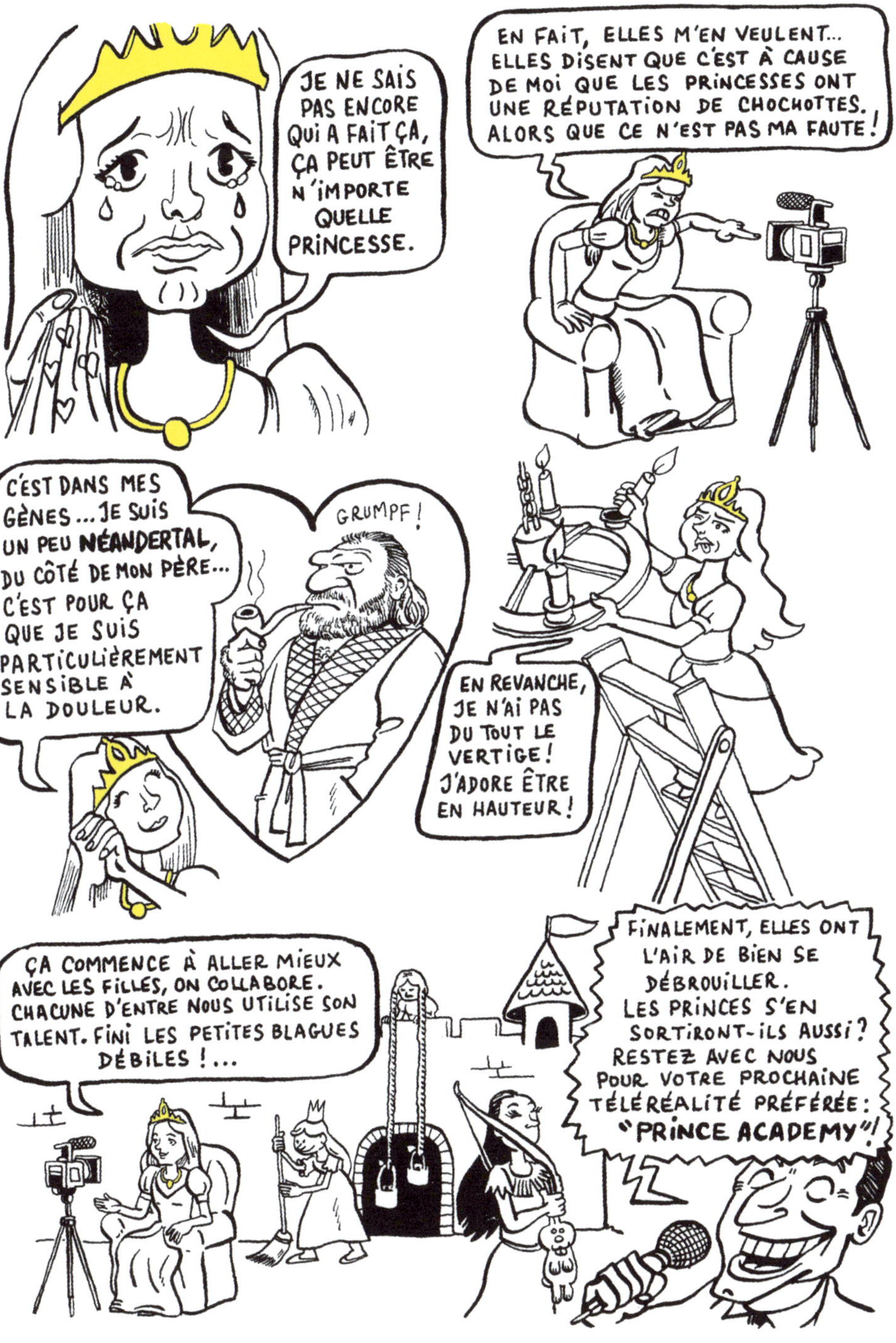
JE NE SAIS PAS ENCORE QUI A FAIT ÇA, ÇA PEUT ÊTRE N'IMPORTE QUELLE PRINCESSE.
EN FAIT, ELLES M'EN VEULENT... ELLES DISENT QUE C'EST À CAUSE DE MOI QUE LES PRINCESSES ONT UNE RÉPUTATION DE CHOCHOTTES. ALORS QUE CE N'EST PAS MA FAUTE !
C'EST DANS MES GÈNES... JE SUIS UN PEU **NÉANDERTAL**, DU CÔTÉ DE MON PÈRE... C'EST POUR ÇA QUE JE SUIS PARTICULIÈREMENT SENSIBLE À LA DOULEUR.
GRUMPF !
EN REVANCHE, JE N'AI PAS DU TOUT LE VERTIGE ! J'ADORE ÊTRE EN HAUTEUR !
ÇA COMMENCE À ALLER MIEUX AVEC LES FILLES, ON COLLABORE. CHACUNE D'ENTRE NOUS UTILISE SON TALENT. FINI LES PETITES BLAGUES DÉBILES !...
FINALEMENT, ELLES ONT L'AIR DE BIEN SE DÉBROUILLER. LES PRINCES S'EN SORTIRONT-ILS AUSSI ? RESTEZ AVEC NOUS POUR VOTRE PROCHAINE TÉLÉRÉALITÉ PRÉFÉRÉE : "PRINCE ACADEMY" !

Quelle est cette protéine qui détient le secret du langage humain ?

Si les autres animaux pouvaient parler, ils se plaindraient sûrement de nos bavardages ! Car s'il y a bien quelque chose qui nous distingue d'eux, c'est notre penchant pour parler, parler, parler encore et toujours... de tout et de rien, pour philosopher ou pour ne rien dire, parler de choses sérieuses ou juste pour rire. Mais comment avons-nous acquis cette capacité inouïe à la parlotte ?

La parole est probablement la caractéristique qui nous différencie le plus de tous les autres êtres vivants sur Terre. Certes, d'autres espèces peuvent communiquer, mais aucun de leurs langages ne parvient au niveau de complexité de nos langues, qui mélangent voyelles, consonnes, tonalité et tempo pour nous permettre d'exprimer à peu près tout ce qui nous passe par la tête.

Même nos cousins les plus proches, les primates, sont à des années-lumière de notre aptitude à communiquer. Pourtant, nous avons à peu près la même anatomie orale que les autres primates : une langue, des dents, des lèvres, un palais, un larynx, etc. Cependant, ces grandes similitudes cachent de petites distinctions... qui font toute la différence.

C'est notamment le cas d'une petite mutation dans la protéine *NOVA1*. Cette protéine est produite par les neurones chez les mammifères et les oiseaux, et jouerait un rôle très important dans le développement (les souris modifiées génétiquement pour ne pas la produire décèdent peu après leur naissance). Elle agit de fait sur le contrôle moteur : cette protéine a été identifiée chez des malades atteints du syndrome d'opsoclonie-myoclonie, un trouble neurologique caractérisé par des mouvements oculaires et musculaires brefs et involontaires ; elle serait aussi impliquée dans le contrôle des mouvements nécessaires à la parole.

Des chercheurs de l'université Rockefeller à New York ont fait cette découverte en remplaçant chez des souris leur gène NOVA1 par sa version humaine. Surprise : les souris modifiées se mettaient à couiner différemment des autres ! Le tout à cause d'une petite mutation au milieu de la protéine, qui change un acide aminé d'*isoleucine* en une *valine*. Ce qu'il y a d'exceptionnel avec cette modification génétique, c'est qu'on ne la retrouve que chez les humains modernes : aucun autre animal, pas même les autres lignées humaines aujourd'hui disparues (Néandertal, Dénisova, etc.), ne porte cette mutation.

En effet, il s'agit d'une région génétique extrêmement « bien conservée », c'est-à-dire ayant très peu changé durant l'évolution, sûrement à cause de son importance. Comme toute modification génétique nuisible est supprimée par la sélection naturelle, on peut en déduire que celle-ci est au contraire bénéfique. D'ailleurs, c'est peut-être grâce à elle (du moins en partie) que notre espèce s'est différenciée des autres membres du genre Homo.

La protéine NOVA1 interagit avec des *ARN messagers* (copies mobiles des gènes qui permettent la fabrication des protéines). Ainsi, elle régule l'activité des gènes impliqués dans le contrôle moteur. Notre version de NOVA1 s'associe à tous les ARN ciblés par les versions des autres animaux, mais en plus, grâce à cette petite mutation, elle s'associe aussi aux ARN de plusieurs gènes impliqués dans la parole. Dans leur étude, publiée en février 2025 dans *Nature Communications*[8], les chercheurs expliquent que ces nouvelles fonctions de notre NOVA1 s'activent principalement au niveau du *mésencéphale*, région du tronc cérébral qui régule la respiration, la coordination, la durée et l'amplitude de la vocalisation, ainsi que des parties du cortex qui modulent la hauteur et la fréquence de la voix.

Grâce à l'action de NOVA1 sur ces régions cérébrales, les souris pourvues de la version humaine de la protéine « parlaient » différemment. Évidemment, elles ne sont pas devenues bavardes d'un coup, mais leur couinement était plus complexe. On pourrait donc imaginer que cette même mutation a eu un effet similaire chez nos ancêtres, permettant une complexification de leurs vocalisations et, à terme, une communication plus élaborée et plus variée, qui aurait abouti aux langues hypercomplexes actuelles – tout le monde sait à quel point il est galère de maîtriser la langue française...

À plus court terme, cette complexification des sons produits avec la voix aurait pu avoir un autre bénéfice... Chez les souris, comme chez les humains, les mâles et les femelles se parlent beaucoup au moment de la parade amoureuse. Or, il a été démontré chez les rongeurs que les femelles sont plus attirées par les mâles qui émettent des sons plus complexes.

Peut-être que notre version de NOVA1 nous a permis de mieux draguer ! On comprend mieux pourquoi cette petite mutation a été gardée au fil des millénaires.

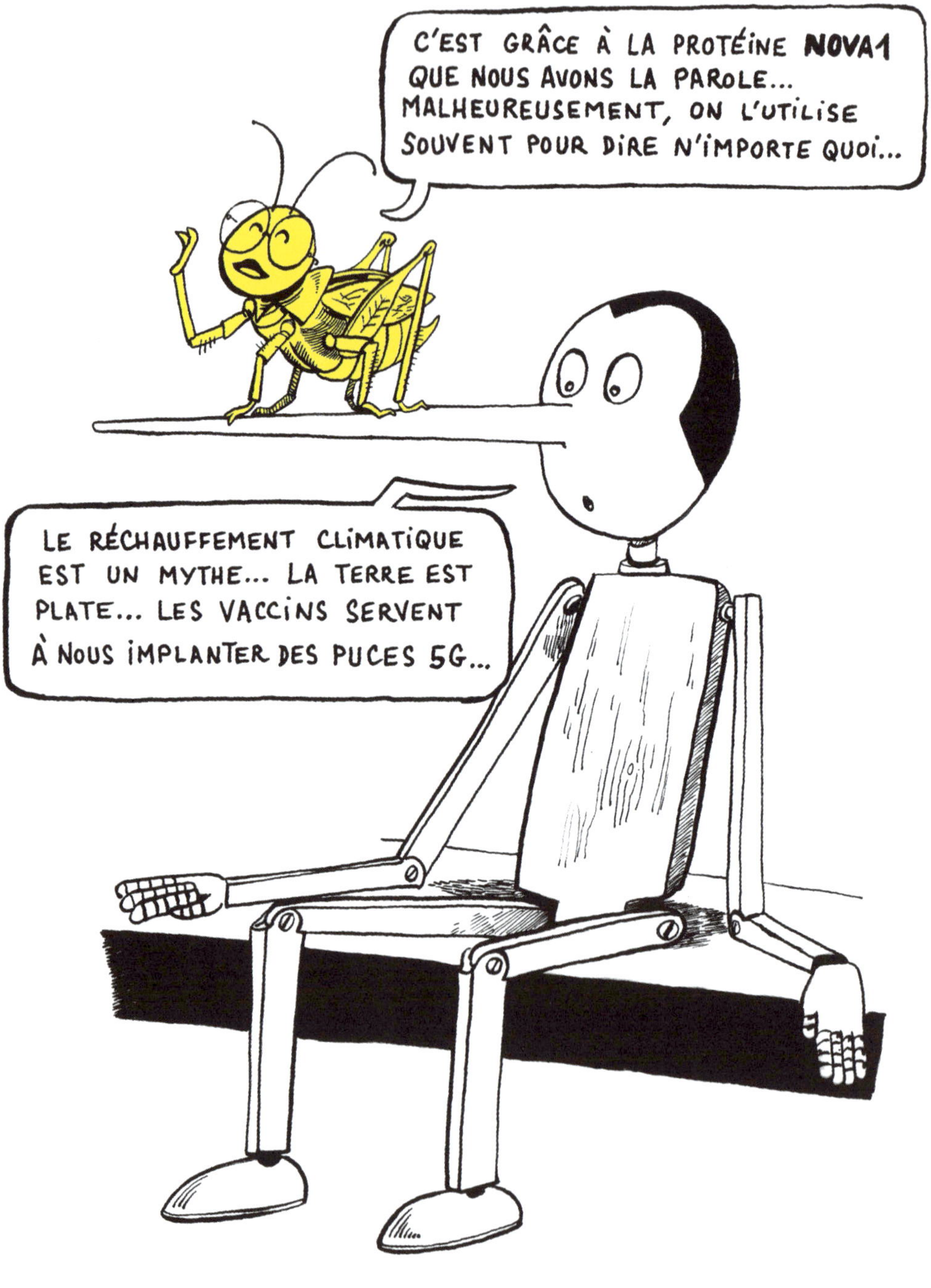
C'EST GRÂCE À LA PROTÉINE **NOVA1** QUE NOUS AVONS LA PAROLE... MALHEUREUSEMENT, ON L'UTILISE SOUVENT POUR DIRE N'IMPORTE QUOI...
LE RÉCHAUFFEMENT CLIMATIQUE EST UN MYTHE... LA TERRE EST PLATE... LES VACCINS SERVENT À NOUS IMPLANTER DES PUCES 5G...

La peste noire a modifié notre génome !

Il est évident que les événements du passé ont un impact sur notre présent. Si les nazis avaient gagné la guerre, le monde ressemblerait davantage à celui décrit par Philip K. Dick dans *Le Maître du Haut Château*. Et si la Révolution n'avait pas eu lieu, nous aurions probablement encore un roi. Mais qu'en est-il des maladies d'antan ? Ont-elles aujourd'hui des répercussions sur notre santé ? Il semble que oui, du moins pour une des plus terribles d'entre elles : la peste noire ! Comment a-t-elle conservé son pouvoir de nuisance sur des siècles et des siècles ?

Depuis la nuit des temps, des microbes tentent de nous tuer. Pas tous, évidemment, ne généralisons pas, mais une grande partie d'entre eux ne cessent d'essayer de nous infecter. Notre corps se défend, bien sûr, grâce à un système immunitaire très performant. Néanmoins, de temps en temps, il est pris au dépourvu, confronté à de nouveaux microbes qu'il ne parvient pas à arrêter. Récemment, ça a été le cas du coronavirus, responsable du covid, qui a causé la plus grande pandémie du siècle en cours. Mais celle-ci, malgré ses millions de décès, n'est rien par rapport à la peste noire du XIVe siècle, la plus grande pandémie de notre histoire.

Causée par la bactérie *Yersinia pestis,* venue d'Asie centrale (l'actuel Kirghizistan), cette maladie était tellement mortifère qu'elle a entraîné la mort de 30 à 50 % de la population européenne en moins de dix ans[9]. Vous imaginez bien qu'une telle mortalité a mis une sacrée pression à la sélection naturelle : les personnes les plus sensibles à la bactérie mouraient, alors que les plus résistants survivaient et se reproduisaient. Un tri effectué selon la robustesse du système immunitaire des gens, tout simplement.

Pour vérifier cela, une équipe internationale menée par des chercheurs de l'université de Chicago a analysé l'ADN de 206 personnes de cette époque, ayant vécu avant, pendant et après l'épidémie. Plus spécifiquement, ils ont regardé les gènes impliqués dans la réponse immunitaire, pour voir s'il y avait une différence de « représentation » avant et après la peste, c'est-à-dire si certains traits génétiques étaient plus fréquents après l'épidémie qu'avant – ce qui pourrait suggérer qu'ils étaient protecteurs. L'objectif était de savoir si certains traits génétiques avaient permis aux survivants de survivre et, à l'inverse, si certains autres, nuisibles, avaient entraîné le décès de ceux qui sont morts.

Leur étude, publiée en 2022 dans *Nature*, souligne l'importance d'une mutation dans le *gène ERAP2*, qui code pour une protéine essentielle à la reconnaissance des pathogènes[10]. Je vous entends d'ici vous interroger sur le rapport entre une épidémie d'il y a des siècles et notre corps, là, maintenant ? Faites-moi confiance, il y a un lien ! D'ailleurs, ce qui a été bénéfique jadis est aujourd'hui une cause de maladies.

La protéine codée par *ERAP2* existe sous deux formes : schématiquement, une courte qui fonctionne mal, et une plus longue qui fonctionne mieux. La mutation en question favorise la production de la forme longue, donc fonctionnelle, de la protéine. Les cellules immunitaires qui ont ces formes longues neutralisent plus efficacement la bactérie. Les personnes portant cette mutation étaient donc mieux protégées contre la peste, survivaient, et passaient leur information génétique (dont cette mutation) à leur descendance.

Alors, comment une meilleure protection jadis peut-elle être devenue une mauvaise chose de nos jours ? Il est vrai que cela peut paraître contre-intuitif, mais, en pratique, cette mutation qui a sauvé la vie de nos ancêtres nous rend aujourd'hui plus susceptibles de développer des maladies auto-immunes, comme celle de Crohn, qui touche les intestins. Au XIVe siècle, un système immunitaire très réactif était bien évidemment un avantage, puisque les conditions d'hygiène étaient horribles et la médecine balbutiante. Mais aujourd'hui, dans notre monde hyperaseptisé, notre exposition aux microbes est bien moindre. Par conséquent, les processus inflammatoires, qui nous aidaient auparavant à tuer la bactérie, s'attaquent désormais à notre propre corps.

C'est ça, l'évolution ! Ce n'est pas la survie du plus fort, mais du mieux adapté à un contexte donné. Et si ce contexte change, les privilégiés d'un jour ne sont pas forcément ceux de demain. Ainsi est fait notre corps, d'un assemblage de traits sélectionnés il y a très longtemps, qui ne sont pas nécessairement ceux qui nous seraient les plus utiles actuellement.

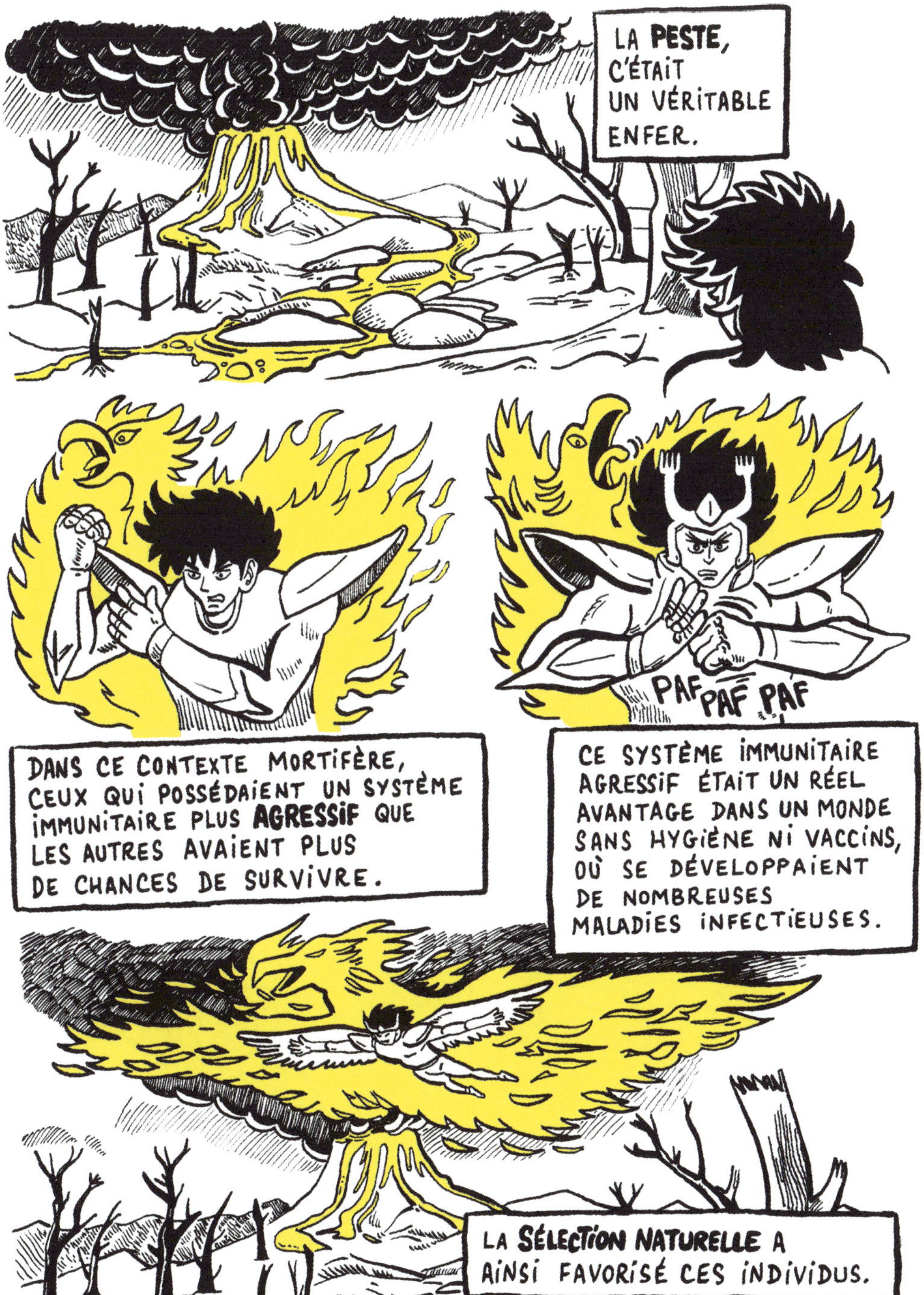
LA PESTE, C'ÉTAIT UN VÉRITABLE ENFER.
PAF PAF PAF
DANS CE CONTEXTE MORTIFÈRE, CEUX QUI POSSÉDAIENT UN SYSTÈME IMMUNITAIRE PLUS AGRESSIF QUE LES AUTRES AVAIENT PLUS DE CHANCES DE SURVIVRE.
CE SYSTÈME IMMUNITAIRE AGRESSIF ÉTAIT UN RÉEL AVANTAGE DANS UN MONDE SANS HYGIÈNE NI VACCINS, OÙ SE DÉVELOPPAIENT DE NOMBREUSES MALADIES INFECTIEUSES.
LA SÉLECTION NATURELLE A AINSI FAVORISÉ CES INDIVIDUS.

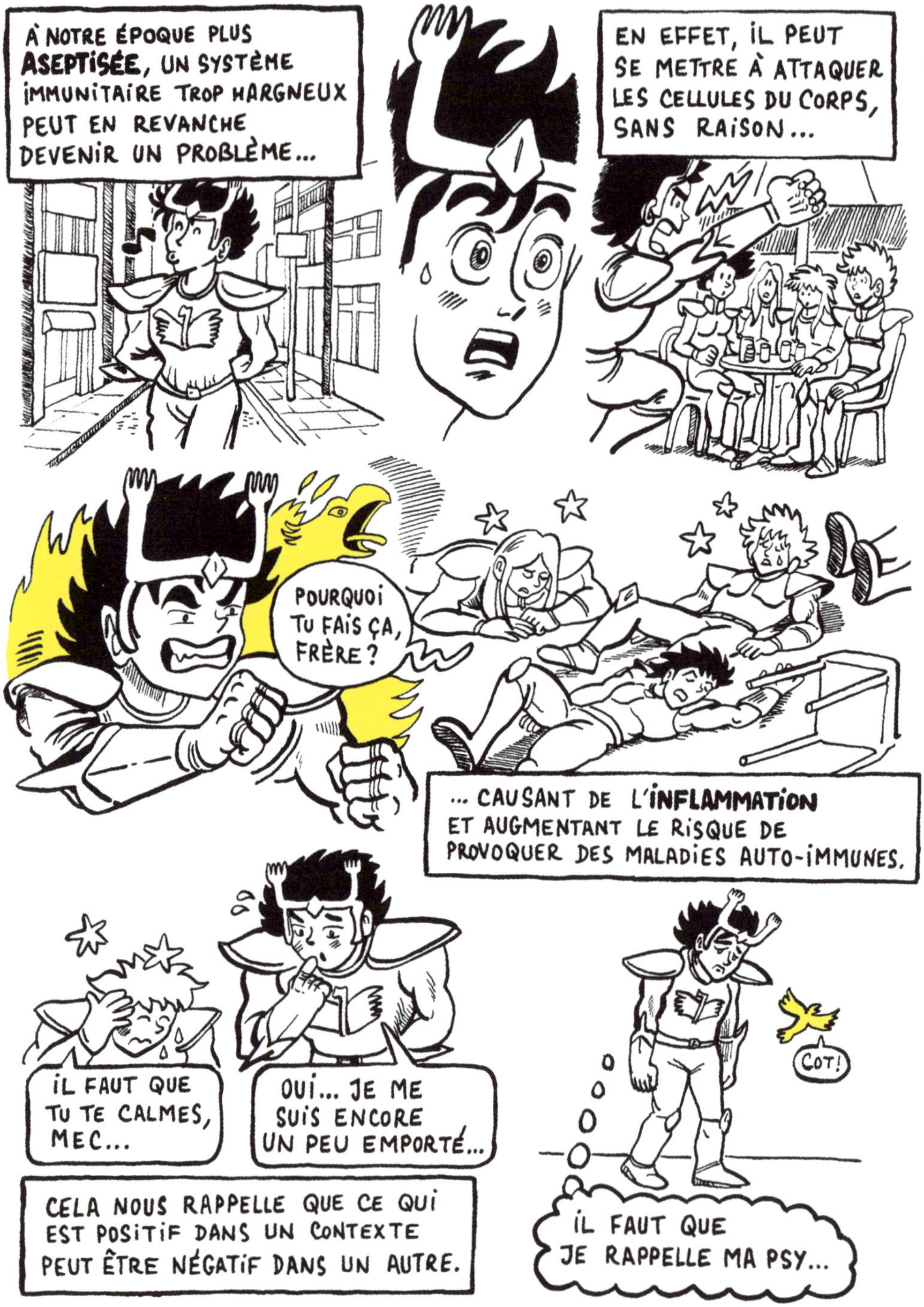
À NOTRE ÉPOQUE PLUS **ASEPTISÉE**, UN SYSTÈME IMMUNITAIRE TROP HARGNEUX PEUT EN REVANCHE DEVENIR UN PROBLÈME...
EN EFFET, IL PEUT SE METTRE À ATTAQUER LES CELLULES DU CORPS, SANS RAISON...
POURQUOI TU FAIS ÇA, FRÈRE ?
... CAUSANT DE L'**INFLAMMATION** ET AUGMENTANT LE RISQUE DE PROVOQUER DES MALADIES AUTO-IMMUNES.
IL FAUT QUE TU TE CALMES, MEC...
OUI... JE ME SUIS ENCORE UN PEU EMPORTÉ...
CELA NOUS RAPPELLE QUE CE QUI EST POSITIF DANS UN CONTEXTE PEUT ÊTRE NÉGATIF DANS UN AUTRE.
COT !
IL FAUT QUE JE RAPPELLE MA PSY...

Les mutations synonymes sortent du silence

C'est pareil ou pas pareil ? Ce qui est similaire est-il identique ? Au pays des mutations génétiques, il existe des mutations dites « synonymes », que les chercheurs ont longtemps pensées totalement neutres et sans conséquences sur l'organisme. Un peu comme des mots qui ont la même signification et ne changent pas le sens d'une phrase. Toutefois, si j'écris « le corps humain est fantastique », par exemple, et « le corps humain est supercalifragilisticexpidélilicieux », avouez que, même si cela veut dire la même chose, l'une de ces phrases est beaucoup plus difficile à lire que l'autre… Et s'il en était de même pour les mutations synonymes ?

Les mutations synonymes changent la séquence d'un gène, le bout d'ADN qui code pour une protéine, sans pour autant modifier la protéine codée par ce gène.

Expliquons cela en détail… L'ADN est fait d'*acides nucléiques* (ou *nucléotides*) : les fameux ATCG (adénine, thymine, cytosine et guanine). Chaque gène est une séquence de ces « lettres ». Une mutation génétique modifie justement l'une d'entre elles, en remplaçant par exemple une adénine par une guanine.

Les gènes sont comme des instructions, qui disent aux cellules comment fabriquer des outils : les protéines. Ces instructions sont d'abord retranscrites dans une copie mobile, l'*ARN messager*. Comme son nom l'indique, il fait office de « messager » entre le grand livre d'instructions qu'est l'ADN (à l'abri à l'intérieur du noyau de la cellule) et la fabrique de protéines de la cellule (à l'extérieur du noyau) : le *ribosome*. Le ribosome « lit » l'ARN messager et le décode, trois lettres par trois lettres ; chaque trio forme les mots du gène, que l'on nomme les *codons*. Et chacun de ces codons a un équivalent dans la langue des protéines, qui ne s'écrit pas avec des acides nucléiques comme l'ADN et l'ARN, mais avec des *acides aminés*. Le ribosome doit donc traduire d'une langue à l'autre, en trouvant l'acide aminé équivalent à chaque codon d'acides nucléiques.

Or, des codons différents peuvent se traduire par un même acide aminé. C'est par exemple le cas des codons AAA et AAG (où une adénine est remplacée par une guanine) : tous les deux correspondent à l'acide aminé *lysine*. Le changement d'un A en un G dans la séquence génétique ne change rien à la séquence de la protéine. C'est une mutation synonyme : elle modifie un mot (codon) par un autre qui veut dire la même chose.

Pendant des lustres, on pensait que ces mutations n'avaient aucune conséquence biologique, puisque la protéine restait inchangée. La sélection naturelle semblait le confirmer : ces mutations synonymes ont survécu à travers les âges et se sont accumulées dans notre ADN, alors que la majorité des mutations non synonymes (qui modifient la séquence de la protéine) ont été éliminées par l'évolution, sûrement à cause des dégâts qu'elles causent. Et de fait, on n'étudiait même pas ces mutations synonymes, puisqu'elles ne changeaient rien à rien, croyait-on...

Mais récemment, des chercheurs ont mis en évidence qu'elles avaient bien des conséquences, et qu'elles pouvaient même causer des maladies. L'équipe de l'institut de génétique et développement de Rennes a découvert que des mutations synonymes dans un gène impliqué dans le développement étaient fréquentes chez des personnes ayant une malformation cérébrale (appelée *holoprosencéphalie*). Dans un article publié dans *Brain*[11] le 7 juillet 2020, elle a montré que ces mutations causaient une diminution de la quantité de protéine codée par le gène muté, au point qu'il n'y avait plus assez de cette protéine pour assurer sa fonction. Donc, la protéine elle-même ne change pas, mais sa quantité chute, affectant sa fonction et causant des problèmes dans la cellule. Un peu comme lorsqu'on construit une maison sans avoir assez de briques... Il va y avoir des problèmes...

L'importance des mutations synonymes a été confirmée le 8 juin 2022 dans un article publié dans *Nature*[12] par des chercheurs de l'université du Michigan, aux États-Unis. Ils ont étudié plus de 8000 de ces mutations dans des levures, montrant que trois quarts d'entre elles affectaient la croissance de ces champignons unicellulaires. Comment ? En entraînant une diminution de la quantité de protéine produite par les gènes mutés.

Tout se passe en fait au moment de la traduction, quand le ribosome traduit de la langue des gènes vers la langue des protéines. Pour réaliser cette tâche, il utilise des *ARN de transfert* (ARNt), qui correspondent à chaque codon. Revenons à nos codons AAA et AAG. Tous les deux ont leurs propres ARNt. La différence n'est pas dans l'acide aminé (lysine pour tous les deux), mais dans ces ARNt dont la quantité peut différer (entre celui pour AAA et celui pour AAG). S'il y a beaucoup moins d'ARNt pour le codon AAG que pour le codon originel AAA, le ribosome aura plus de mal à les trouver, ce qui peut ralentir son travail. Et ainsi diminuer la quantité de protéine fabriquée.

Comme tout bon traducteur, le ribosome sait donc très bien qu'une mutation synonyme n'est pas forcément neutre : ce n'est pas parce que deux mots veulent dire la même chose qu'ils sont interchangeables. Si l'un d'entre eux rend la lecture plus difficile, le lecteur peut se décourager... même si la phrase est supercalifragilisticexpidélilicieuse.

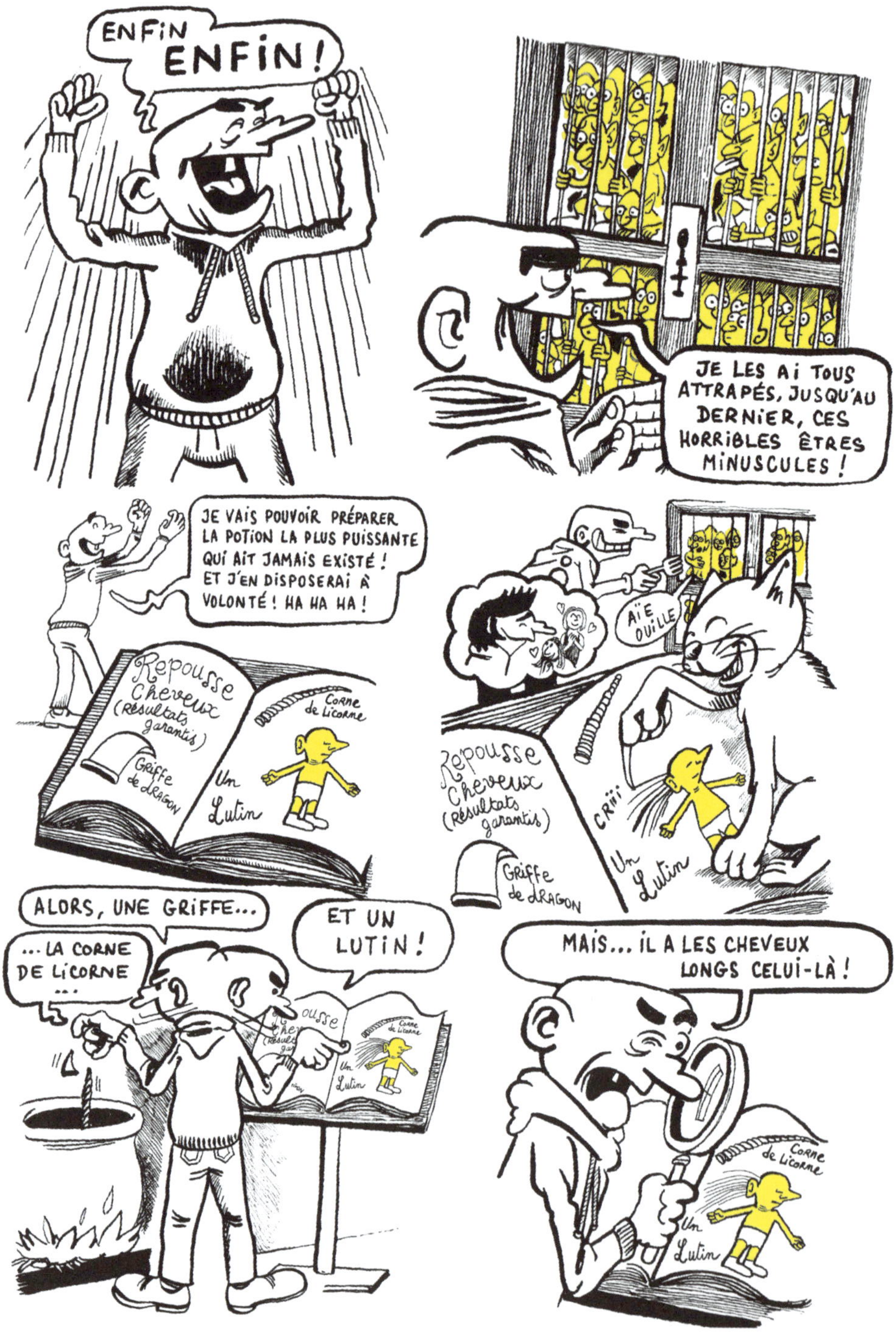

ENFIN ENFIN !
JE LES AI TOUS ATTRAPÉS, JUSQU'AU DERNIER, CES HORRIBLES ÊTRES MINUSCULES !
JE VAIS POUVOIR PRÉPARER LA POTION LA PLUS PUISSANTE QUI AIT JAMAIS EXISTÉ ! ET J'EN DISPOSERAI À VOLONTÉ ! HA HA HA !
Repousse Cheveux (Résultats garantis)
Griffe de dragon
Corne de Licorne
Un Lutin
AÏE OUILLE
CRiii
Repousse Cheveux (Résultats garantis)
Griffe de dragon
Un Lutin
ALORS, UNE GRIFFE...
... LA CORNE DE LICORNE ...
ET UN LUTIN !
MAIS... IL A LES CHEVEUX LONGS CELUI-LÀ !
Corne de Licorne
Un Lutin

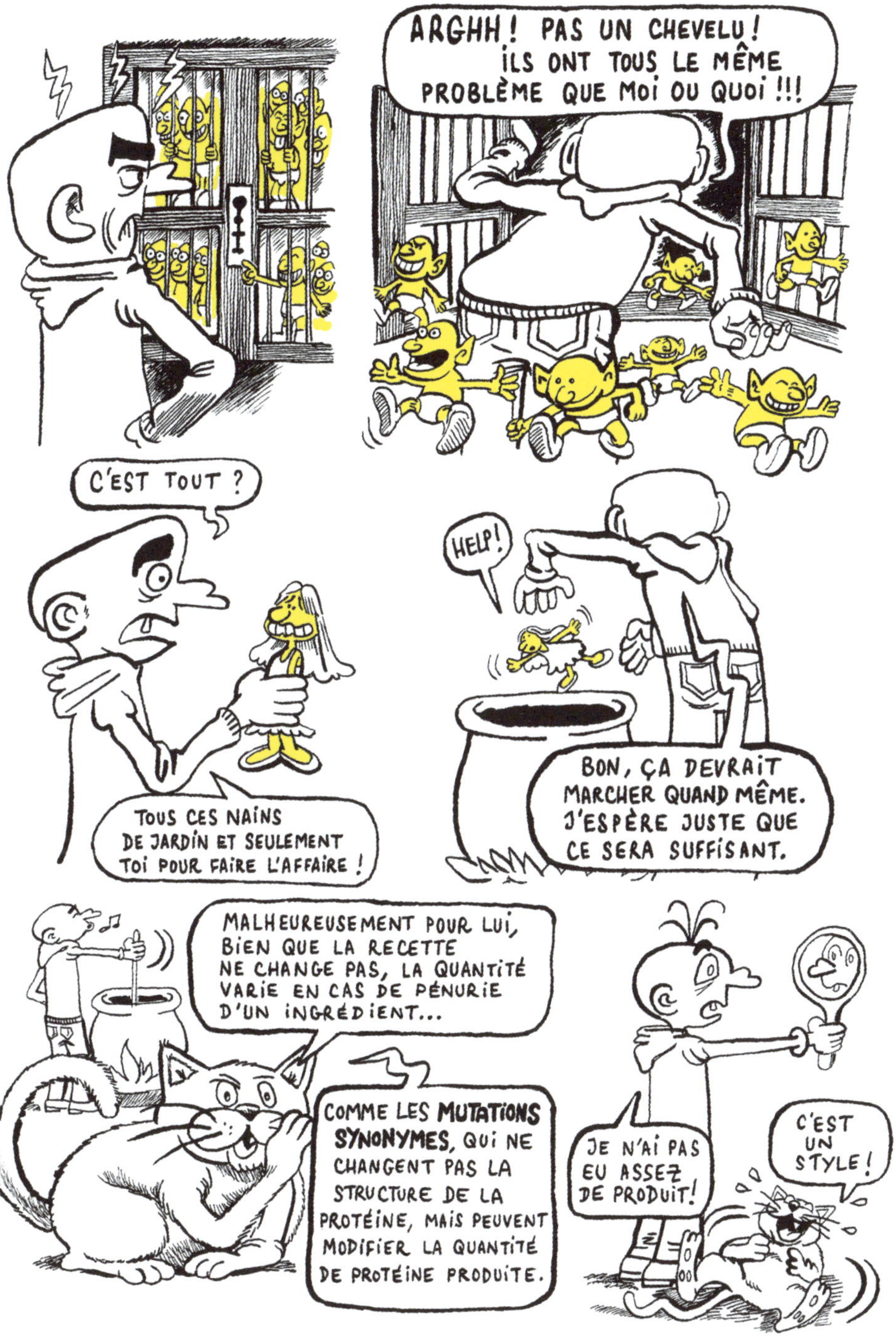
ARGHH ! PAS UN CHEVELU ! ILS ONT TOUS LE MÊME PROBLÈME QUE MOI OU QUOI !!!
C'EST TOUT ?
TOUS CES NAINS DE JARDIN ET SEULEMENT TOI POUR FAIRE L'AFFAIRE !
HELP !
BON, ÇA DEVRAIT MARCHER QUAND MÊME. J'ESPÈRE JUSTE QUE CE SERA SUFFISANT.
MALHEUREUSEMENT POUR LUI, BIEN QUE LA RECETTE NE CHANGE PAS, LA QUANTITÉ VARIE EN CAS DE PÉNURIE D'UN INGRÉDIENT...
COMME LES **MUTATIONS SYNONYMES**, QUI NE CHANGENT PAS LA STRUCTURE DE LA PROTÉINE, MAIS PEUVENT MODIFIER LA QUANTITÉ DE PROTÉINE PRODUITE.
JE N'AI PAS EU ASSEZ DE PRODUIT !
C'EST UN STYLE !

L'ADN que seules les mères peuvent nous transmettre

Tout être humain est issu d'un mélange génétique, composé à parts égales de sa mère et de son père. C'est vrai pour les chromosomes, qui sont constitués d'ADN et compilent toutes les instructions nécessaires au fonctionnement de chaque cellule. On trouve ce matériel génétique dans le noyau cellulaire, mais ailleurs dans la cellule, dans la mitochondrie plus précisément, il y a un autre ADN, fort logiquement appelé mitochondrial (ADNmt). Sa particularité ? Il nous vient uniquement de nos mères ! L'évolution serait-elle féministe ?

L'*ADNmt* est plus spécialisé que l'ADN tout court : il comporte uniquement les instructions d'une poignée de protéines de la mitochondrie, l'usine énergétique de la cellule. Les spermatozoïdes débordent de mitochondries, car ils ont besoin d'énormément d'énergie dans leur course effrénée vers l'ovule. Pour vous donner une idée, c'est un peu comme si vous deviez traverser la Manche à la nage, et que la mer n'était pas composée d'eau, mais de miel ! On estime qu'un spermatozoïde porte en lui une centaine de mitochondries lors de sa rencontre avec l'ovule. Mais, chez l'enfant né de cette union : pas la moindre trace d'ADNmt du père !

Plusieurs mécanismes ont été proposés pour expliquer ce paradoxe. En 2011, deux laboratoires (l'un français[13] et l'autre japonais[14]) ont montré dans le journal *Science* que l'embryon opère un « nettoyage », en détruisant spécifiquement les mitochondries issues du spermatozoïde, ce qui aurait comme conséquence l'élimination de leur ADNmt.

Plus récemment, une étude de l'université américaine Thomas Jefferson a ajouté une pièce essentielle au puzzle : ce n'est pas seulement l'embryon qui élimine cet ADNmt du père, le spermatozoïde lui facilite la tâche en supprimant lui-même son propre ADN mitochondrial[15] !

Selon les chercheurs américains, la quantité d'ADNmt dans les cellules qui deviendront des spermatozoïdes diminue au fur et à mesure de leur maturation. Au stade de cellules souches (*spermatogonies*), ces cellules ont encore une quantité normale de cet ADN. Puis, elles se différencient en *spermatocytes*, qui eux en comportent déjà un peu moins. Et, à l'étape finale, les spermatozoïdes n'ont plus du tout d'ADNmt détectable. Cette disparition serait due à l'absence, dans les spermatozoïdes, de certaines protéines nécessaires à la réplication du matériel génétique mitochondrial. Un facteur de transcription essentiel (le TFAM) se modifie lors de leur maturation, ce qui le rend progressivement incapable de rejoindre l'intérieur de la mitochondrie. En son absence, l'expression de ces protéines n'est plus déclenchée.

Le troisième argument massue a été dévoilé en octobre 2024, par des chercheurs de l'université de Jinan, en Chine[16]. Leur article met en lumière le rôle joué par une *endonucléase* (Endonucléase G), une enzyme qui détruit l'ADN mitochondrial dans les spermatozoïdes.

Pour résumer, les cellules qui deviendront des spermatozoïdes font tout ce qu'elles peuvent pour se vider de leur ADNmt : elles arrêtent leur production et suppriment l'ADNmt déjà produit. Et l'embryon pousse le vice jusqu'à détruire les mitochondries du père, pour éliminer la moindre trace de cet ADN. Ensemble, ils s'assurent que le futur bébé n'aura que l'ADNmt de sa mère.

Mais pourquoi autant d'acharnement ? Il y a deux hypothèses : la première est que l'embryon cherche à éviter d'avoir deux ADNmt différents dans ses mitochondries. Ce phénomène, appelé l'*hétéroplasmie*, est connu pour causer des problèmes dans le fonctionnement mitochondrial. Sachant que les mitochondries produisent l'essentiel de l'énergie utilisée par les cellules, il est compréhensible que l'évolution ait tout fait pour éviter ce risque. La seconde hypothèse est que cette élimination de l'ADNmt paternel puisse avoir pour but d'assurer un ADNmt tout frais dans l'embryon. C'est tout simple : les mitochondries produisent de l'énergie, mais aussi du stress oxydatif, qui peut affecter l'ADN, surtout l'ADNmt qui est à l'intérieur de la mitochondrie et donc tout proche de la source de ce stress. Vu que les spermatozoïdes doivent nager comme des fous pour atteindre l'ovule, il est possible que cette suractivité mitochondriale endommage l'ADNmt de ces cellules, causant des mutations. Si cet ADN n'était pas éliminé, ces mutations seraient ensuite transmises à l'ensemble de l'organisme du bébé, ce qui pourrait être lourd de conséquences sur sa santé. L'ADNmt de l'ovocyte, lui, est beaucoup moins sollicité (car il puise son énergie des cellules environnantes) et reste donc en meilleure forme.

Donc, messieurs, ne le prenez pas personnellement. Dites-vous que c'est pour le bien de votre progéniture qu'il faut détruire cet héritage paternel. Ah, quels sacrifices ne faut-il pas faire pour ses enfants ?...

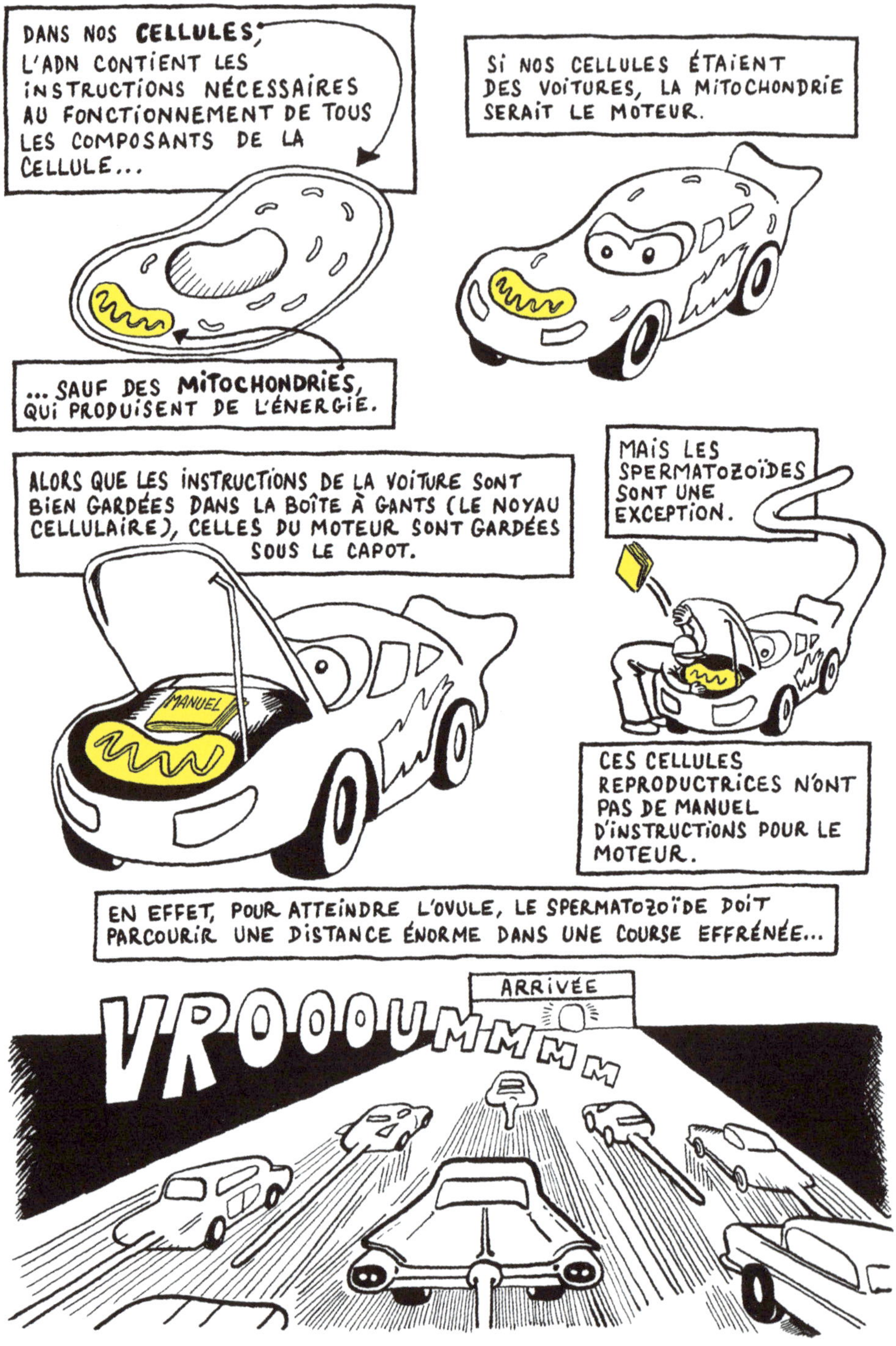
DANS NOS CELLULES, L'ADN CONTIENT LES INSTRUCTIONS NÉCESSAIRES AU FONCTIONNEMENT DE TOUS LES COMPOSANTS DE LA CELLULE...
... SAUF DES MITOCHONDRIES, QUI PRODUISENT DE L'ÉNERGIE.
SI NOS CELLULES ÉTAIENT DES VOITURES, LA MITOCHONDRIE SERAIT LE MOTEUR.
ALORS QUE LES INSTRUCTIONS DE LA VOITURE SONT BIEN GARDÉES DANS LA BOÎTE À GANTS (LE NOYAU CELLULAIRE), CELLES DU MOTEUR SONT GARDÉES SOUS LE CAPOT.
MANUEL
MAIS LES SPERMATOZOÏDES SONT UNE EXCEPTION.
CES CELLULES REPRODUCTRICES N'ONT PAS DE MANUEL D'INSTRUCTIONS POUR LE MOTEUR.
EN EFFET, POUR ATTEINDRE L'OVULE, LE SPERMATOZOÏDE DOIT PARCOURIR UNE DISTANCE ÉNORME DANS UNE COURSE EFFRÉNÉE...
ARRIVÉE
VROOOUMMMMM

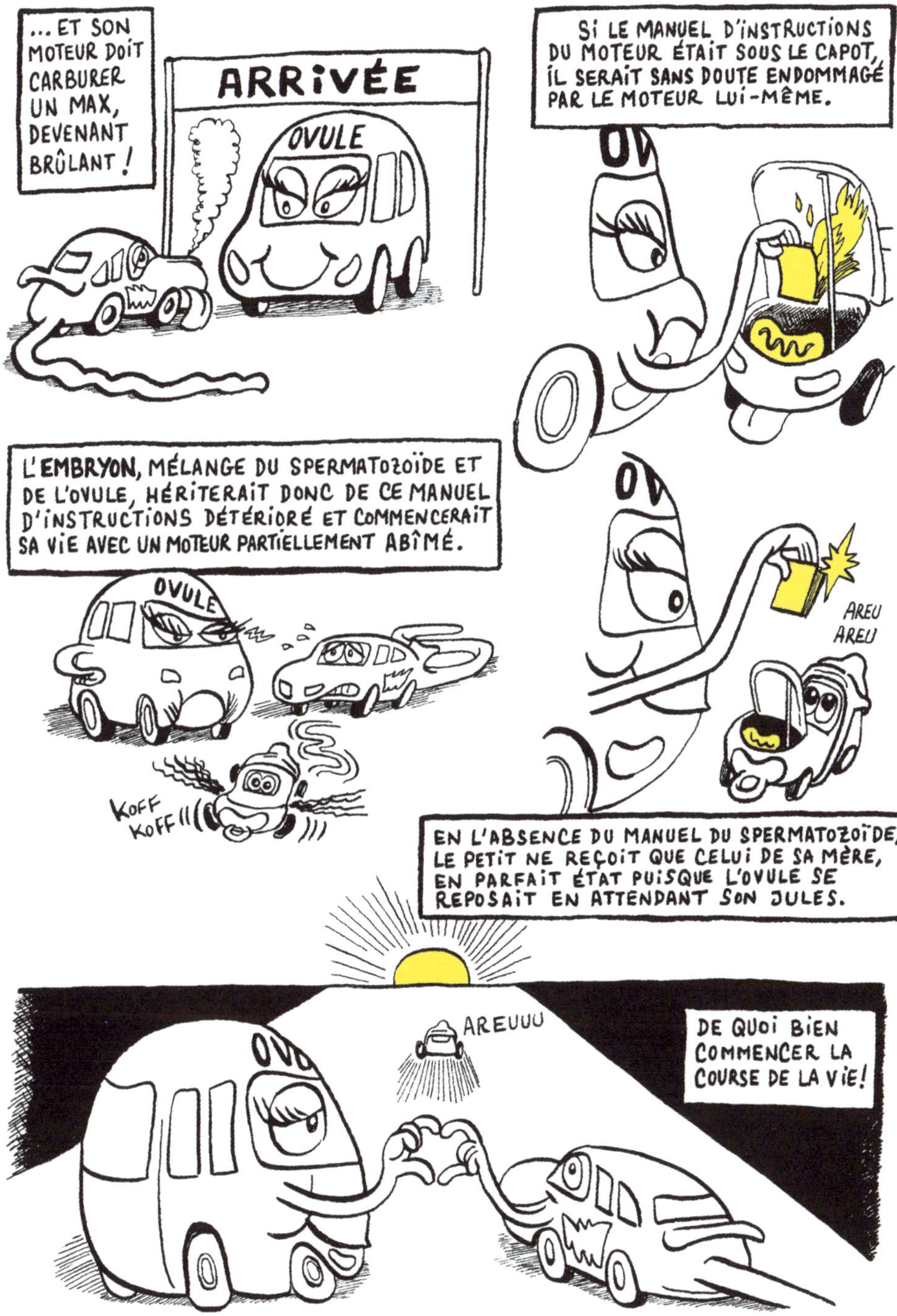
... ET SON MOTEUR DOIT CARBURER UN MAX, DEVENANT BRÛLANT !
ARRIVÉE
OVULE
SI LE MANUEL D'INSTRUCTIONS DU MOTEUR ÉTAIT SOUS LE CAPOT, IL SERAIT SANS DOUTE ENDOMMAGÉ PAR LE MOTEUR LUI-MÊME.
L'**EMBRYON**, MÉLANGE DU SPERMATOZOÏDE ET DE L'OVULE, HÉRITERAIT DONC DE CE MANUEL D'INSTRUCTIONS DÉTÉRIORÉ ET COMMENCERAIT SA VIE AVEC UN MOTEUR PARTIELLEMENT ABÎMÉ.
OVULE
KOFF KOFF !!
AREU AREU
EN L'ABSENCE DU MANUEL DU SPERMATOZOÏDE, LE PETIT NE REÇOIT QUE CELUI DE SA MÈRE, EN PARFAIT ÉTAT PUISQUE L'OVULE SE REPOSAIT EN ATTENDANT SON JULES.
AREUUU
DE QUOI BIEN COMMENCER LA COURSE DE LA VIE !

Quand nos repas d'aujourd'hui écrivent l'histoire de notre descendance

Devenir parent est une sacrée responsabilité. Cela fait réfléchir à tout un tas de choses, et notamment à ce qu'on souhaite transmettre à nos enfants : nos valeurs, notre histoire familiale, nos goûts musicaux ou cinématographiques, par exemple. Cela fait aussi réfléchir, à l'inverse, à ce que l'on ne veut surtout pas leur transmettre ! En haut de la pile figurent nos défauts, nos angoisses, et nos maladies… À ce titre, la science nous délivre un petit conseil : avant même d'être parents, penchez-vous sur votre assiette et observez ce que vous mangez ! Excès de précaution ? Pas tout à fait… Mais que se cache-t-il derrière cette curieuse recommandation ?

On sait tous que notre santé dépend en grande partie de ce que nous mangeons. Une alimentation variée et équilibrée a des vertus protectrices, alors qu'une nourriture trop grasse ou trop sucrée cause des dérèglements métaboliques potentiellement graves. Cependant, libre à chacun, me direz-vous, de profiter des chips et des biscuits, car ça n'affecte que lui. Je suis désolé de vous répondre que vous auriez tort…

De plus en plus d'études montrent que la santé des parents au moment de la conception de l'enfant a une influence sur la future santé du nouveau-né à venir. Déjà, en 2016, une équipe de l'université Washington de Saint-Louis, aux États-Unis, avait montré que l'obésité de la souris cause des dysfonctionnements au niveau de ses *mitochondries* (les usines énergétiques des cellules)... et que ceux-ci sont ensuite « légués » aux générations suivantes ! Leur étude, publiée dans le journal *Cell*, décrivait les risques liés à ces problèmes énergétiques dans la cellule : ils créeraient une insuffisance cardiaque, pouvant mener à terme au développement d'une maladie cardiovasculaire[17]. Trois années plus tard, en 2019, la même équipe de chercheurs a constaté que les déficiences cardiaques étaient moins sévères chez la maman souris obèse elle-même que chez sa progéniture, même quand les petits mangeaient correctement et avaient un poids normal[18].

Cependant, pour faire un enfant, chez les humains comme chez les souris, il faut une génitrice mais aussi un géniteur. On pourrait imaginer que les risques décrits ci-dessus concernent uniquement la mère, car c'est elle qui porte l'enfant pendant neuf mois. Que nenni : le père parvient lui aussi à transmettre à l'embryon une partie de son information métabolique, et cela peut être lourd de conséquences pour le futur bambin !

Chez l'homme comme chez la femme, une mauvaise alimentation nuit au métabolisme, en causant des changements épigénétiques qui modifient l'activité de certains gènes. Ces changements peuvent ensuite être transmis par l'ovule, mais aussi par le spermatozoïde et peuvent donc modifier l'expression des gènes du futur embryon – ce qui n'est pas une bonne nouvelle pour son métabolisme !

En juin 2024, des chercheurs du centre allemand de recherche Helmholtz Zentrum à Munich et de l'université de Leipzig ont conclu qu'une alimentation trop grasse pendant deux semaines était suffisante pour dérégler le métabolisme des souris mâles. Ainsi, plusieurs gènes nécessaires à la production d'énergie dans la mitochondrie étaient moins exprimés[19]. Cette dérégulation était également visible au niveau de leurs testicules, affectant la maturation des spermatozoïdes.

Pourtant, ces derniers ne se laissent pas faire, car ils ont besoin d'énormément d'énergie pour leur course vers l'ovule. Pour pallier cette baisse d'activité des gènes essentiels au métabolisme énergétique, les spermatozoïdes réagissent en appuyant à fond sur l'accélérateur et en changeant leur programmation épigénétique pour augmenter l'expression de ces gènes importants pour la mitochondrie.

Or, les molécules qui régulent cette reprogrammation voyagent dans le spermatozoïde jusqu'à l'ovule, et sont donc transmises au futur embryon. En conséquence, les petits des souris mal alimentées manifestaient aussi une expression trop élevée de ces gènes (comme les spermatozoïdes), ce qui augmentait chez eux le risque de développer un dérèglement métabolique pouvant causer, par exemple, du diabète, même s'ils se nourrissaient normalement.

Pour résumer, n'oubliez pas d'ajouter votre alimentation à la liste des choses auxquelles il faut veiller avant d'avoir des enfants. Cela comptera autant que votre aptitude pour le rangement et le ménage, et votre capacité à rester zen... Vous en aurez besoin ! Surtout si le chocolat et les bonbons sont vos moyens de compensation habituels pour déstresser...

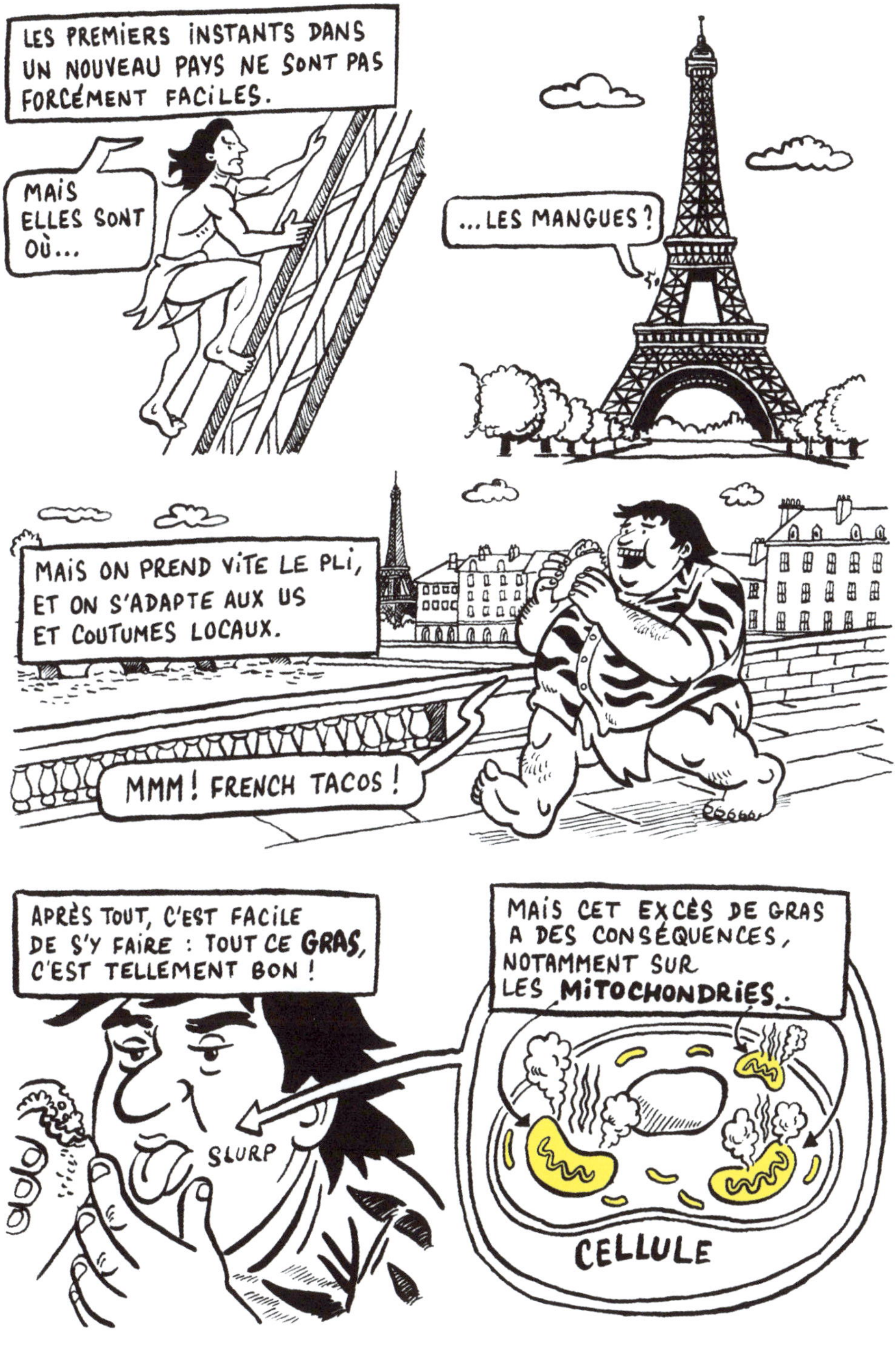
LES PREMIERS INSTANTS DANS UN NOUVEAU PAYS NE SONT PAS FORCÉMENT FACILES.
MAIS ELLES SONT OÙ...
...LES MANGUES ?
MAIS ON PREND VITE LE PLI, ET ON S'ADAPTE AUX US ET COUTUMES LOCAUX.
MMM ! FRENCH TACOS !
APRÈS TOUT, C'EST FACILE DE S'Y FAIRE : TOUT CE GRAS, C'EST TELLEMENT BON !
SLURP
MAIS CET EXCÈS DE GRAS A DES CONSÉQUENCES, NOTAMMENT SUR LES MITOCHONDRIES.
CELLULE

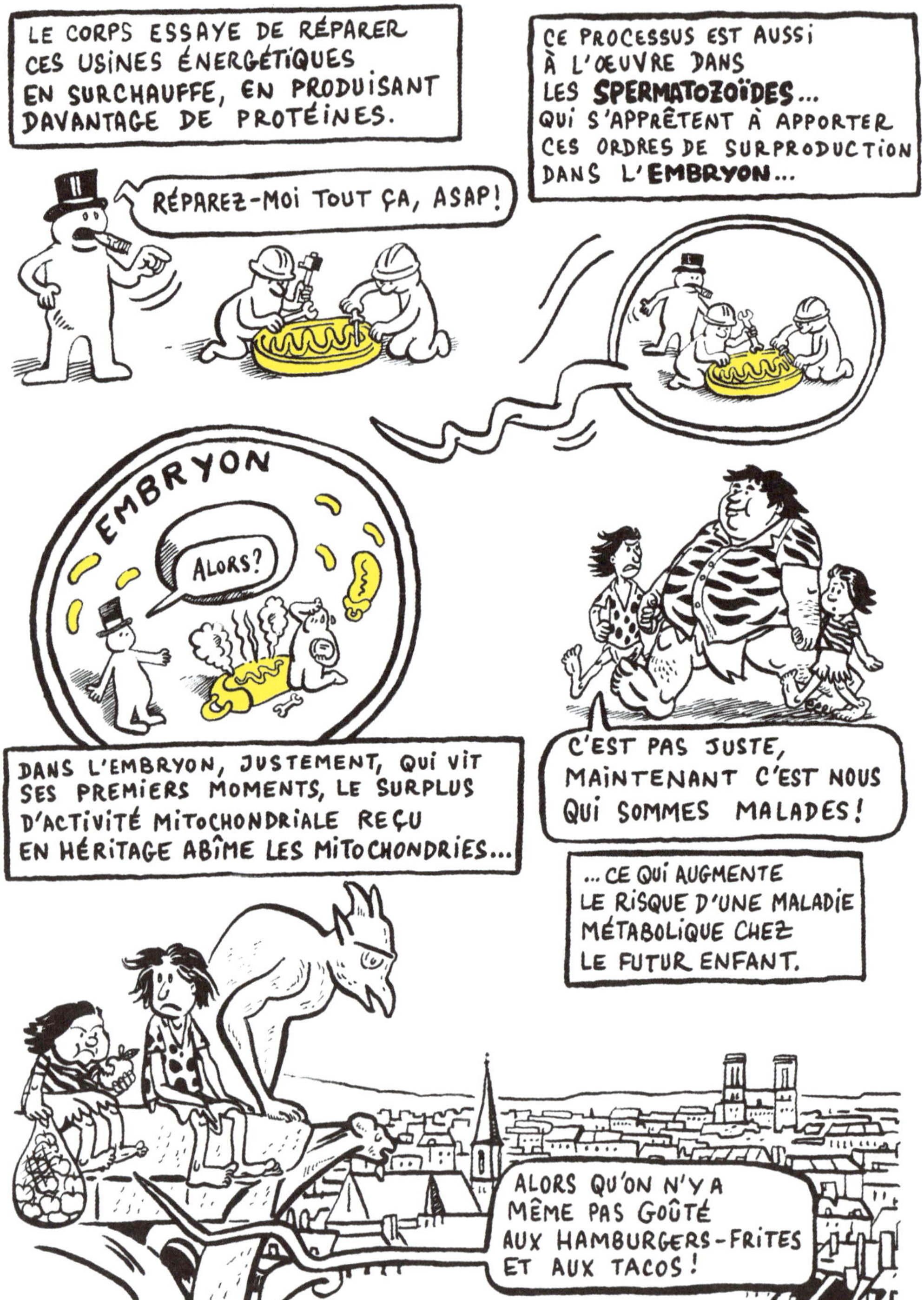
LE CORPS ESSAYE DE RÉPARER CES USINES ÉNERGÉTIQUES EN SURCHAUFFE, EN PRODUISANT DAVANTAGE DE PROTÉINES.
RÉPAREZ-MOI TOUT ÇA, ASAP!
CE PROCESSUS EST AUSSI À L'ŒUVRE DANS LES **SPERMATOZOÏDES**... QUI S'APPRÊTENT À APPORTER CES ORDRES DE SURPRODUCTION DANS L'**EMBRYON**...
EMBRYON
ALORS?
DANS L'EMBRYON, JUSTEMENT, QUI VIT SES PREMIERS MOMENTS, LE SURPLUS D'ACTIVITÉ MITOCHONDRIALE REÇU EN HÉRITAGE ABÎME LES MITOCHONDRIES...
C'EST PAS JUSTE, MAINTENANT C'EST NOUS QUI SOMMES MALADES!
...CE QUI AUGMENTE LE RISQUE D'UNE MALADIE MÉTABOLIQUE CHEZ LE FUTUR ENFANT.
ALORS QU'ON N'Y A MÊME PAS GOÛTÉ AUX HAMBURGERS-FRITES ET AUX TACOS!

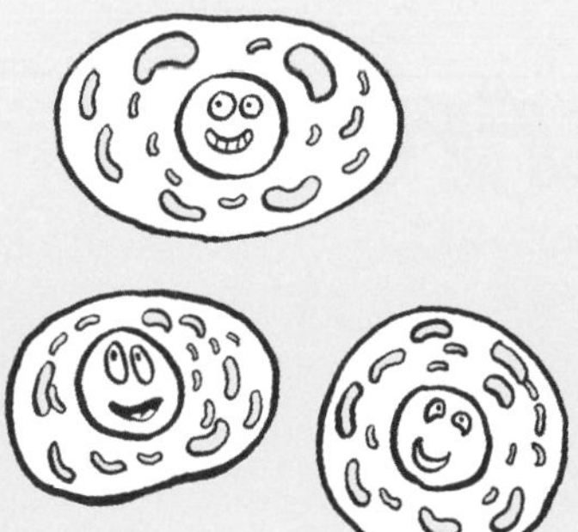

Les mystères cachés dans nos cellules

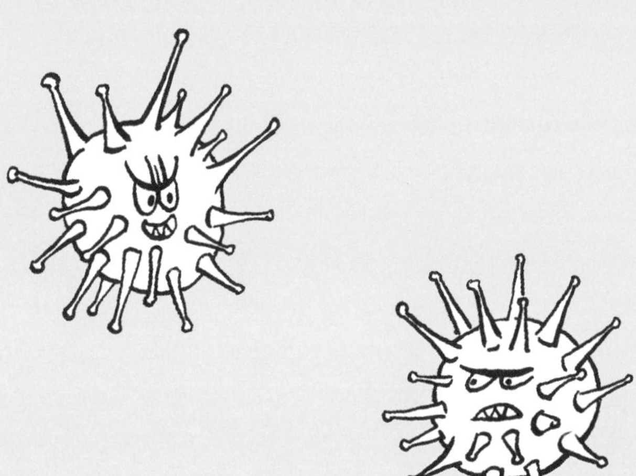

Comment les virus du passé veillent sur nous

Les virus ont beau être minuscules, ils sont capables des pires massacres ! Ce sont eux qui ont causé la pandémie de covid, la grippe espagnole, le sida… Malgré leur petite taille, ils sont impitoyables ! Heureusement, ils ne parviennent pas à nous tuer à chaque fois. Il arrive même que ce qui ne nous tue pas nous rende plus forts…

Le monde est recouvert de microbes : champignons, bactéries, virus… ils sont partout, même si on ne les voit pas. Mais les plus pénibles sont sans aucun doute les virus. Les autres, au moins, peuvent avoir un semblant de vie normale sans nous : ils mangent, ils grandissent, ils se reproduisent… Ils peuvent chercher à nous infecter, mais ils sont quand même plus ou moins autonomes. À l'inverse, les virus ne peuvent pas assurer leur propre métabolisme, ils ne peuvent pas se reproduire isolément, ils ont besoin d'un hôte pour absolument tout ! Et, bien évidemment, dans pas mal de cas, les hôtes, c'est nous… et ce depuis que nous existons.

Pour se reproduire, le virus doit détourner la machinerie cellulaire de son hôte, pour la simple et bonne raison qu'il n'en possède pas lui-même. Son matériel génétique est hyperbasique et ne compte que les instructions permettant de construire les éléments qui lui sont essentiels (comme son enveloppe), rien de plus. Il doit donc s'introduire dans une cellule et voler sa machinerie pour fabriquer ces éléments à partir de son propre matériel génétique. C'est ainsi qu'il se multiplie, en créant des copies de lui-même à l'intérieur de la cellule… jusqu'à la faire exploser pour ensuite s'attaquer aux cellules environnantes et recommencer son manège.

Souvent, la cellule hôte survit à l'infection : le virus est contrôlé par la réponse immunitaire, ne peut plus se reproduire et finit par être éliminé. Cependant, il n'est pas forcément supprimé entièrement… Il laisse parfois des traces de son passage, cachées dans l'ADN de la cellule. C'est notamment le cas des *rétrovirus* (comme le VIH, responsable du sida). Ces derniers ont la capacité de produire de l'ADN à partir de l'ARN (qui contient leur information génétique) – un processus appelé *rétrotranscription*, à l'opposé de la transcription qui génère de l'ARN à partir d'ADN. Ces séquences d'ADN viral peuvent ensuite s'insérer dans le génome de la cellule infectée. Si, par hasard, l'infection se produit dans une *cellule germinale* (de laquelle émanent les ovules et les spermatozoïdes), le fragment de gène viral est transmis à la descendance, devenant ainsi un élément intégré au génome des individus (et des espèces) qui en découlent.

Heureusement pour nous, certains de ces bouts d'ADN viral nous sont désormais utiles. Des chercheurs de l'université Cornell aux États-Unis ont étudié de près certaines de ces séquences génétiques, spécifiquement celles codant pour des parties de l'enveloppe des virus. Ces membranes ne servent pas seulement à préserver l'information génétique du virus, elles peuvent aussi contenir des protéines capables de se lier à des récepteurs situés à la surface des cellules hôtes, facilitant ainsi l'infection. Une de ces protéines a particulièrement titillé leur attention. Son nom : *Suppressyn* (prononcer « suppréssine »). Dans une étude publiée dans la revue *Science* en 2022, les savants ont montré que cette Suppressyn s'exprime spécifiquement lors du développement embryonnaire[1]. Si elle s'exprime, c'est probablement qu'elle a une utilité, mais laquelle ? Défendre l'embryon contre d'autres virus !

En effet, cette protéine d'origine virale est aujourd'hui utilisée par le corps humain pour éviter des infections virales. À la base, cette Suppressyn était l'une de ces protéines qui reconnaissaient un récepteur cellulaire pour permettre au virus de s'accrocher à son hôte et de l'attaquer. Désormais, cette protéine reconnaît encore un récepteur cellulaire et s'y accroche... empêchant d'autres virus de s'y accrocher ! Grâce à elle, l'embryon est protégé de certains rétrovirus. Et il suffirait de bloquer la production de cette protéine pour anéantir cette protection.

Ce cadeau merveilleux nous viendrait d'un rétrovirus ayant infecté l'ancêtre des grands singes (l'être humain et les autres primates sans queue) il y a une trentaine de millions d'années. La séquence génétique codant pour cette protéine a très peu changé depuis (elle est très similaire entre tous ces grands singes), montrant à quel point la Suppressyn est devenue un avantage énorme, au point d'être gardée telle quelle, tout au long de notre évolution, et de résister à tout changement (qui aurait été nuisible pour l'embryon, donc pour la reproduction).

Encore une preuve que l'évolution est experte pour transformer une mauvaise situation en une très bonne opportunité. Un mal pour un bien, en somme.

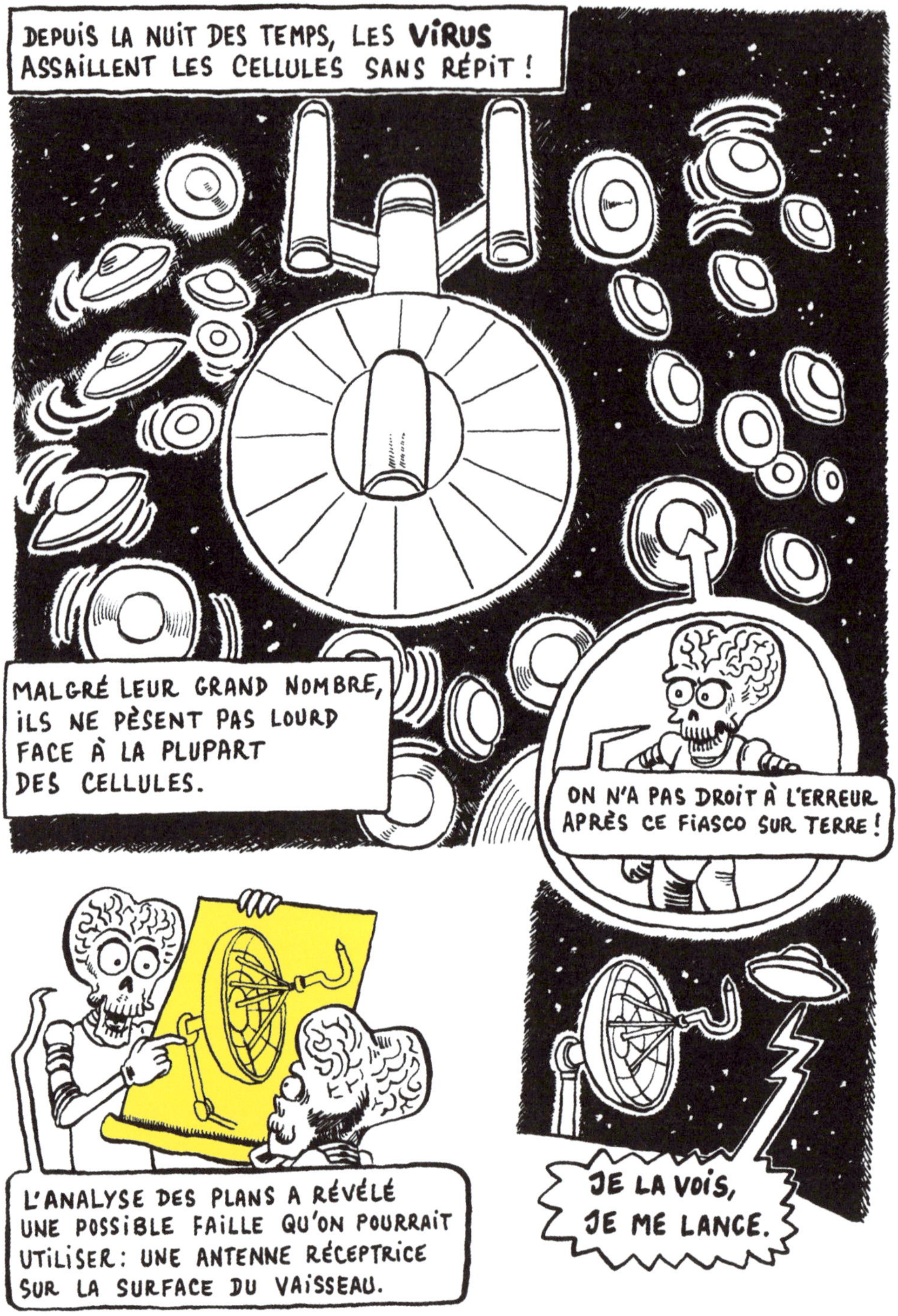

DEPUIS LA NUIT DES TEMPS, LES **VIRUS** ASSAILLENT LES CELLULES SANS RÉPIT !
MALGRÉ LEUR GRAND NOMBRE, ILS NE PÈSENT PAS LOURD FACE À LA PLUPART DES CELLULES.
ON N'A PAS DROIT À L'ERREUR APRÈS CE FIASCO SUR TERRE !
L'ANALYSE DES PLANS A RÉVÉLÉ UNE POSSIBLE FAILLE QU'ON POURRAIT UTILISER : UNE ANTENNE RÉCEPTRICE SUR LA SURFACE DU VAISSEAU.
JE LA VOIS, JE ME LANCE.

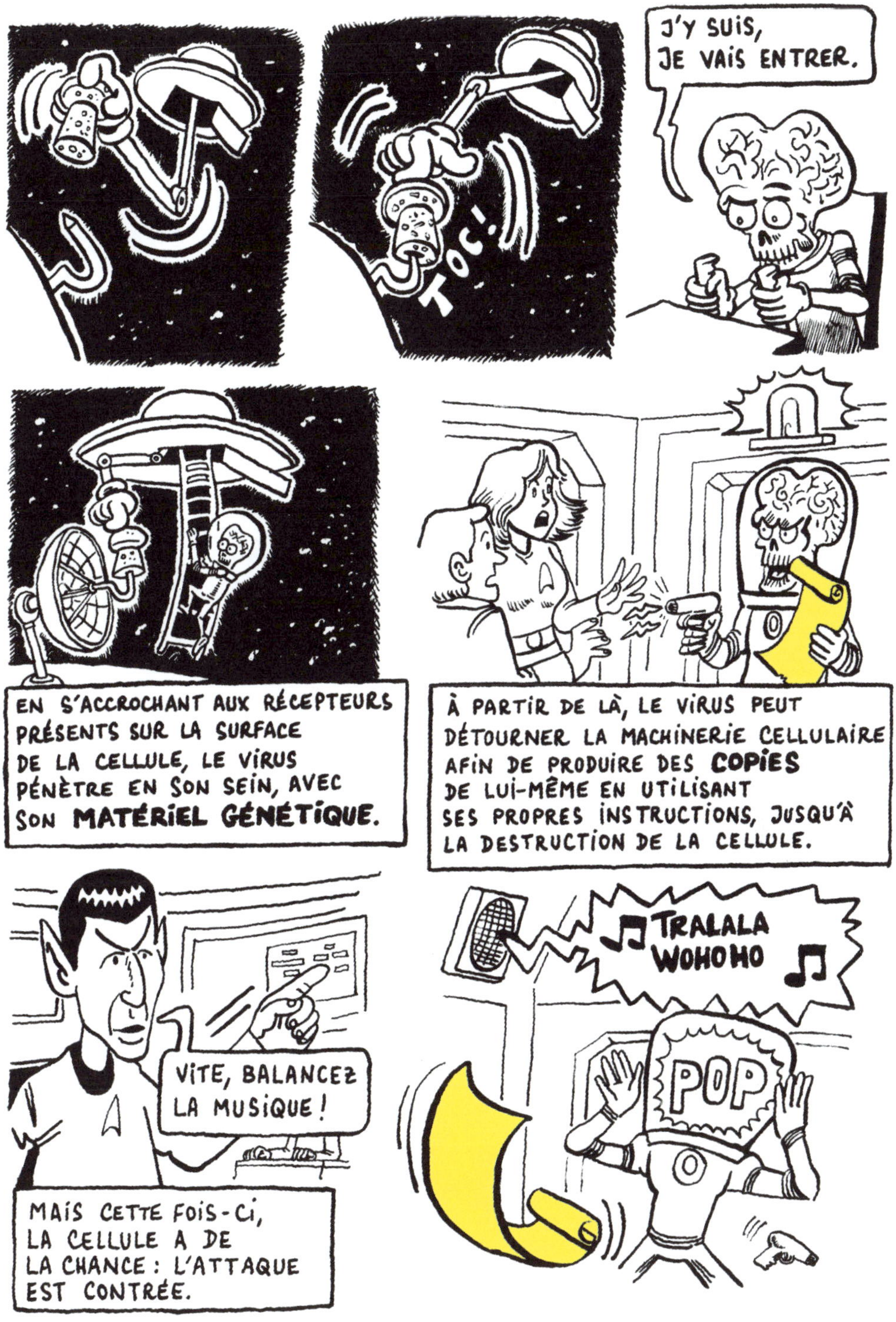

TOC!
J'Y SUIS, JE VAIS ENTRER.
EN S'ACCROCHANT AUX RÉCEPTEURS PRÉSENTS SUR LA SURFACE DE LA CELLULE, LE VIRUS PÉNÈTRE EN SON SEIN, AVEC SON **MATÉRIEL GÉNÉTIQUE**.
À PARTIR DE LÀ, LE VIRUS PEUT DÉTOURNER LA MACHINERIE CELLULAIRE AFIN DE PRODUIRE DES **COPIES** DE LUI-MÊME EN UTILISANT SES PROPRES INSTRUCTIONS, JUSQU'À LA DESTRUCTION DE LA CELLULE.
VITE, BALANCEZ LA MUSIQUE !
MAIS CETTE FOIS-CI, LA CELLULE A DE LA CHANCE : L'ATTAQUE EST CONTRÉE.
TRALALA WOHOHO
POP

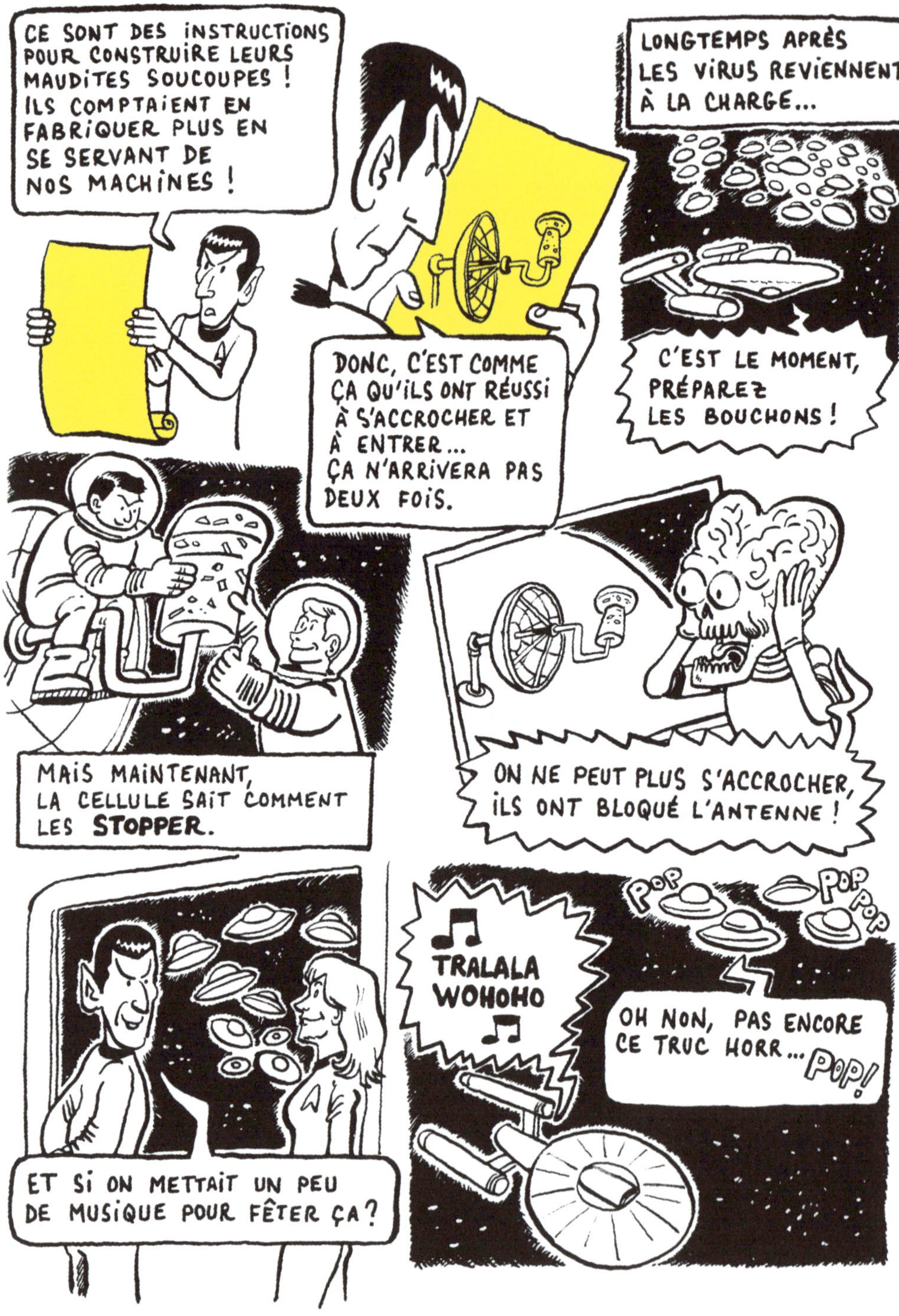
CE SONT DES INSTRUCTIONS POUR CONSTRUIRE LEURS MAUDITES SOUCOUPES ! ILS COMPTAIENT EN FABRIQUER PLUS EN SE SERVANT DE NOS MACHINES !
DONC, C'EST COMME ÇA QU'ILS ONT RÉUSSI À S'ACCROCHER ET À ENTRER... ÇA N'ARRIVERA PAS DEUX FOIS.
LONGTEMPS APRÈS LES VIRUS REVIENNENT À LA CHARGE...
C'EST LE MOMENT, PRÉPAREZ LES BOUCHONS !
MAIS MAINTENANT, LA CELLULE SAIT COMMENT LES STOPPER.
ON NE PEUT PLUS S'ACCROCHER, ILS ONT BLOQUÉ L'ANTENNE !
ET SI ON METTAIT UN PEU DE MUSIQUE POUR FÊTER ÇA ?
TRALALA WOHOHO
POP POP POP
OH NON, PAS ENCORE CE TRUC HORR... POP!

La stratégie radicale des cellules face au cancer

Tout a une fin, on n'y peut rien. Cependant, pour certaines cellules, il est plus difficile d'accepter cette cruelle fatalité. Le problème est que ces cellules qui refusent de passer l'arme à gauche risquent de devenir cancéreuses et de se multiplier de façon incontrôlée. Heureusement, la nature a tout prévu, même ces cas de rébellion cellulaire. Et, comme dans toute dictature (car le corps n'est vraiment pas une démocratie), la délation est un excellent outil pour identifier les récalcitrants. Mais qui dénonce qui, dans l'intérêt de tous ?

C'est le cycle de la vie : les anciens laissent leur place aux plus jeunes, dans un éternel renouvellement qui permet la survie de l'espèce. Cela s'applique aussi aux cellules – enfin, pas ce qui concerne l'éternel renouvellement, puisqu'on n'est pas immortels... pour le moment (mais ça, c'est un autre livre). Les plus vieilles cellules meurent et sont remplacées par des plus jeunes, pour que l'organe en question puisse continuer de fonctionner normalement, et surtout pour éviter les cancers ! Plus une cellule vieillit, plus elle accumule des mutations génétiques, et plus le risque qu'elle devienne cancéreuse à cause de ces mutations est important.

Alors, comment le corps fait-il pour savoir quelles cellules sont devenues trop vieilles ? Selon une étude de l'Institut Salk en Californie, publiée en février 2023 dans la revue *Nature*, elles se dénoncent elles-mêmes : en somme, elles lèvent la main pour que le système immunitaire puisse les identifier et les éliminer[2]. Ce sacrifice, qui est tout à leur honneur, est rendu possible par des sortes d'horloges internes qui leur indiquent leur âge : les *télomères*.

Ces télomères sont comme des capuchons, faits de séquences d'ADN très répétitives entourées de protéines, qui protègent le bout des chromosomes. À chaque division cellulaire, lorsque la totalité de l'ADN est dupliquée (une copie pour chaque cellule résultante), les télomères rétrécissent. Pourquoi ? C'est assez simple : la machine de réplication de l'ADN ne parvient pas à aller jusqu'à l'extrémité du chromosome, donc une partie de chaque télomère n'est pas recopiée et se perd à chaque réplication. Ainsi, la taille des télomères donne une idée du nombre de divisions cellulaires qu'une cellule a connu dans sa vie et renseigne sur son âge. Au bout d'un moment, les capuchons deviennent tellement courts que le processus de réplication pourrait commencer à entamer le chromosome. Pour éviter toute perte d'information génétique, la cellule arrête de se diviser et entre dans une étape nommée *sénescence*, qui précède la mort cellulaire.

Pourtant, certaines cellules sénescentes se rebellent, contournent ce premier mécanisme de protection et continuent de se multiplier, au risque de devenir cancéreuses. C'est alors que les télomères de ces cellules tirent la sonnette d'alarme, en activant l'expression de bouts d'ARN codés par ces capuchons. Cet ARN est reconnu ensuite par une protéine immunitaire (nommée ZBP1, pour *Z-DNA-binding protein 1* en anglais), qui pense qu'il s'agit d'une infection et déclenche un processus inflammatoire.

Et, pour être sûr que la menace est prise au sérieux, ZBP1 déclenche une deuxième voie immunitaire : plusieurs molécules de ZBP1 s'agglutinent ensemble et forment des filaments qui vont se coller sur les parois des mitochondries.

Les mitochondries sont les usines énergétiques de la cellule. En plus de produire de l'énergie, elles participent aussi à la défense immunitaire et peuvent causer de l'inflammation et même la mort cellulaire. Quand les filaments de ZBP1 sont au contact des mitochondries, ils sont reconnus par une protéine antivirale présente sur la surface de celles-ci, nommée MAVS (pour *mitochondrial antiviral ignaling protein*). Et son activation déclenche une nouvelle vague inflammatoire. Grâce à ces deux processus, la cellule interpelle les cellules immunitaires, qui vont venir la détruire.

Ainsi, la nature a mis en place un système d'alerte pour lutter contre les cellules qui se refusent à mourir. Et, surprise, ce sont les rebelles elles-mêmes qui mobilisent le système immunitaire pour qu'on vienne les supprimer. Un curieux procédé d'autodélation qui nous protège (un peu) contre le cancer.

LES CELLULES **CANCÉREUSES** SONT UN PEU COMME DES MORTS-VIVANTS QUI REFUSENT DE MOURIR.

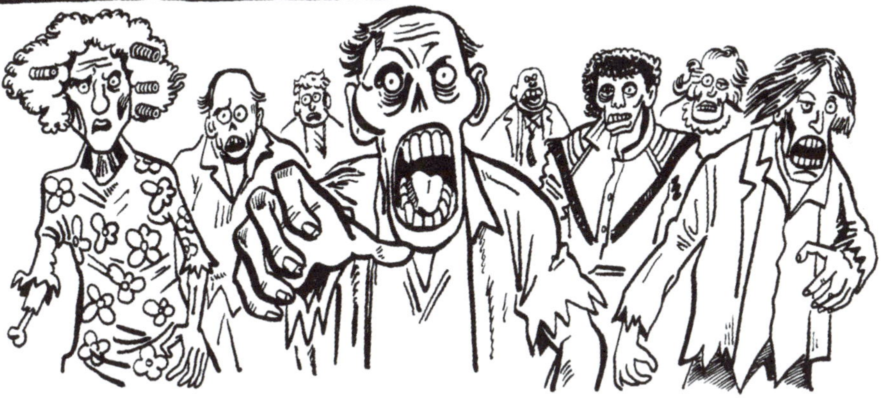

LES ZOMBIES, COMME LES CELLULES CANCÉREUSES, C'EST PLUS QUE PÉNIBLE.

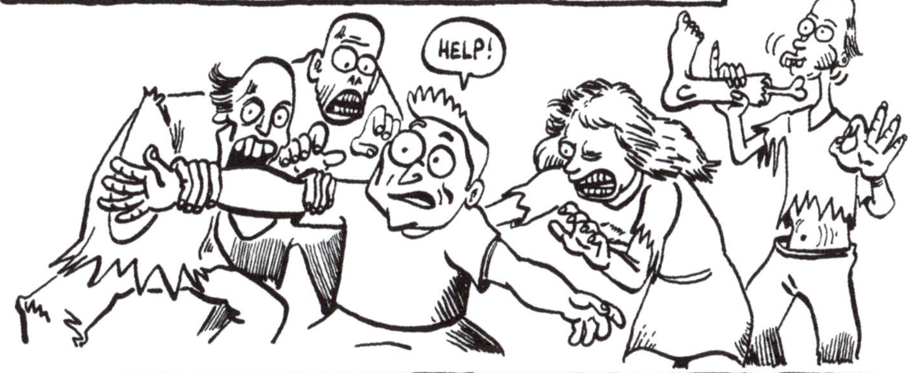

POUR ÉVITER DE DEVENIR CANCÉREUSES, LES CELLULES ONT UN SYSTÈME DE SÉCURITÉ INTÉGRÉ : LES **TÉLOMÈRES**. COMME DES BOUGIES, CES DERNIERS RACCOURCISSENT AU FIL DU TEMPS (ET DU VIEILLISSEMENT DE LA CELLULE).

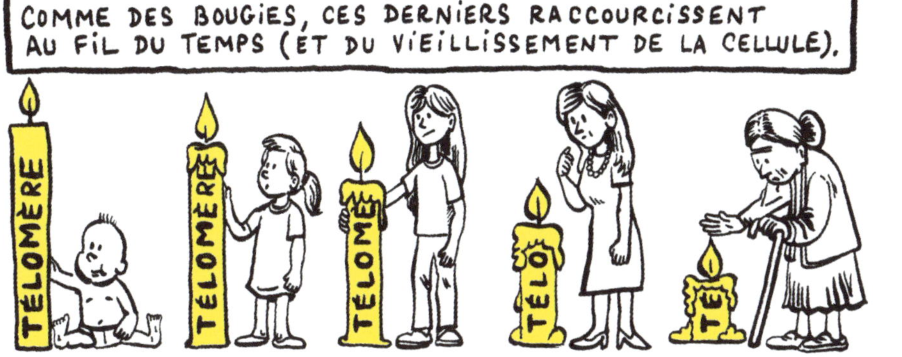

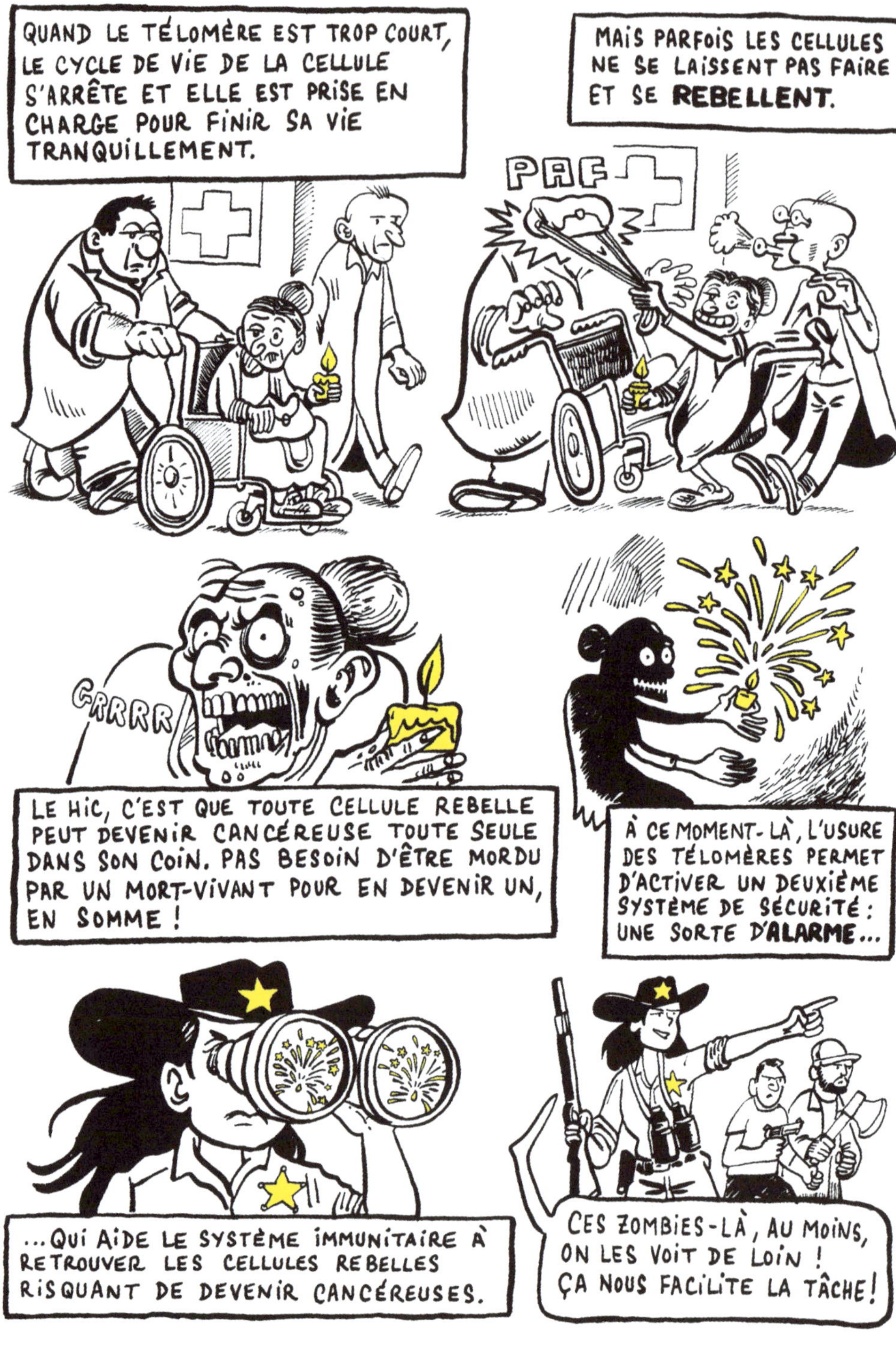
QUAND LE TÉLOMÈRE EST TROP COURT, LE CYCLE DE VIE DE LA CELLULE S'ARRÊTE ET ELLE EST PRISE EN CHARGE POUR FINIR SA VIE TRANQUILLEMENT.
MAIS PARFOIS LES CELLULES NE SE LAISSENT PAS FAIRE ET SE **REBELLENT**.
PAF
GRRRR
LE HIC, C'EST QUE TOUTE CELLULE REBELLE PEUT DEVENIR CANCÉREUSE TOUTE SEULE DANS SON COIN. PAS BESOIN D'ÊTRE MORDU PAR UN MORT-VIVANT POUR EN DEVENIR UN, EN SOMME !
À CE MOMENT-LÀ, L'USURE DES TÉLOMÈRES PERMET D'ACTIVER UN DEUXIÈME SYSTÈME DE SÉCURITÉ : UNE SORTE D'**ALARME**...
...QUI AIDE LE SYSTÈME IMMUNITAIRE À RETROUVER LES CELLULES REBELLES RISQUANT DE DEVENIR CANCÉREUSES.
CES ZOMBIES-LÀ, AU MOINS, ON LES VOIT DE LOIN ! ÇA NOUS FACILITE LA TÂCHE !

Nos embryons sous l'influence…
d'un virus préhistorique

Le développement embryonnaire est l'étape la plus complexe de la vie humaine. C'est là, pendant les premiers jours de notre existence, qu'une grande partie de notre avenir se joue. La moindre erreur peut causer des malformations, des retards du développement, voire la mort de l'embryon. C'est pour ça qu'il faut une synchronicité exceptionnelle : les cellules doivent savoir avec exactitude à quel moment se diviser et à quel moment se spécialiser dans les différents types cellulaires qui formeront l'embryon. Pour assurer ce tempo sans accrocs, on a trouvé un maître des horloges sans pareil… Mais de qui s'agit-il ?

Les virus sont nos meilleurs ennemis. Ils tentent sans cesse de nous tuer, mais, sans eux, on ne serait même pas en vie. Durant les milliards d'années d'évolution qui ont mené à l'émergence de notre espèce, les virus ont toujours été là, à nos côtés. Mais à force de cohabiter aussi longtemps, à force de subir leurs attaques sans répit, nous avons fini par intégrer un peu de ces virus en nous, les détournant pour utiliser leurs armes à notre avantage.

C'est le cas par exemple du placenta, qui nourrit le fœtus, et qui n'existerait pas sans une protéine d'origine virale : la *syncytine*[3]. Le gène codant pour cette protéine n'est qu'un exemple parmi des milliers d'autres : il existe énormément de séquences génétiques d'origine virale dans notre génome. La plupart de ces reliques génétiques ne font plus grand-chose, mais certaines fonctionnent encore et codent pour des protéines nécessaires au développement du corps humain.

Des chercheurs du Centre espagnol de recherche sur le cancer, à Madrid, ont trouvé une autre de ces protéines essentielles. Dans une étude publiée dans *Science Advances* en janvier 2024, ils ont mis en lumière le rôle de la protéine *MERVL* chez la souris, qui s'avère crucial pour le développement embryonnaire des mammifères[4]. Cette protéine fait partie d'un groupe de séquences génétiques virales présentes chez tous les mammifères placentaires, issues d'infections virales vieilles d'au moins 70 millions d'années. Son rôle : jouer au maître des horloges et indiquer aux cellules embryonnaires le moment précis où elles doivent entamer leur spécialisation.

Rappelez-vous : au début, tout l'embryon vient d'une seule cellule, issue de la rencontre entre l'ovule et le spermatozoïde. Ensuite, cette cellule se divise en deux, puis en quatre, puis en huit, et ainsi de suite, jusqu'à former le futur bébé. Au commencement, ces premières cellules sont *totipotentes*, c'est-à-dire qu'elles peuvent devenir n'importe quel type de cellule, ce qui est logique puisque toutes les cellules du corps viennent de ces premières cellules. Mais au bout d'un moment elles doivent commencer à se spécialiser : certaines donneront les structures extra-embryonnaires qui protègent et nourrissent l'embryon, comme le placenta, et d'autres donneront les différents organes de l'embryon.

La difficulté est que ces spécialisations doivent être faites à un moment précis. La première d'entre elles intervient pendant le passage de deux à quatre cellules. Les deux cellules sont encore totipotentes, mais quand elles deviennent quatre, elles doivent choisir leur destinée : faire partie de l'embryon ou composer les tissus extra-embryonnaires. À cet instant, les cellules qui formeront l'embryon deviennent *pluripotentes*; elles peuvent ensuite se transformer (toujours par division) en n'importe quel type cellulaire de l'embryon, mais il leur est désormais interdit de changer d'avis et de former les tissus extra-embryonnaires.

Ce passage à la pluripotence est guidé par deux protéines : *OCT4* et *SOX2*. Généralement, elles sont toutes deux inactives, car elles sont détruites très rapidement par le *protéasome*, un complexe enzymatique qui dégrade les protéines inutiles ou endommagées. Pour éviter cela, une autre protéine, *URI*, les protège. Donc, tant qu'URI est là, OCT4 et SOX2 ne sont pas dégradées et peuvent déclencher le passage à la pluripotence des cellules embryonnaires. Mais, comme nous l'avons dit, il ne faut pas que cela arrive avant le stade de quatre cellules. C'est là où la protéine d'origine virale, MERVL, entre en jeu.

MERVL est active dès le début de la vie de l'embryon, et son rôle est de « distraire » URI, en l'accrochant pour l'empêcher d'aller protéger OCT4 et SOX2. Tant que MERVL est dans les parages, OCT4 et SOX2 ne pourront pas déclencher le passage vers la pluripotence. Ainsi, les cellules embryonnaires restent totipotentes jusqu'au stade de deux cellules. Puis, à ce moment précis, l'expression de MERVL diminue. Cela libère URI, qui peut enfin aller protéger OCT4 et SOX2, lesquelles vont à leur tour activer la programmation cellulaire spécifique à la pluripotence.

Grâce à ce petit rôle discret dans le développement embryonnaire, MERVL permet à l'embryon de faire cette transition entre totipotence et pluripotence tout en douceur. Parfois, les outils les plus performants sont les plus inattendus.

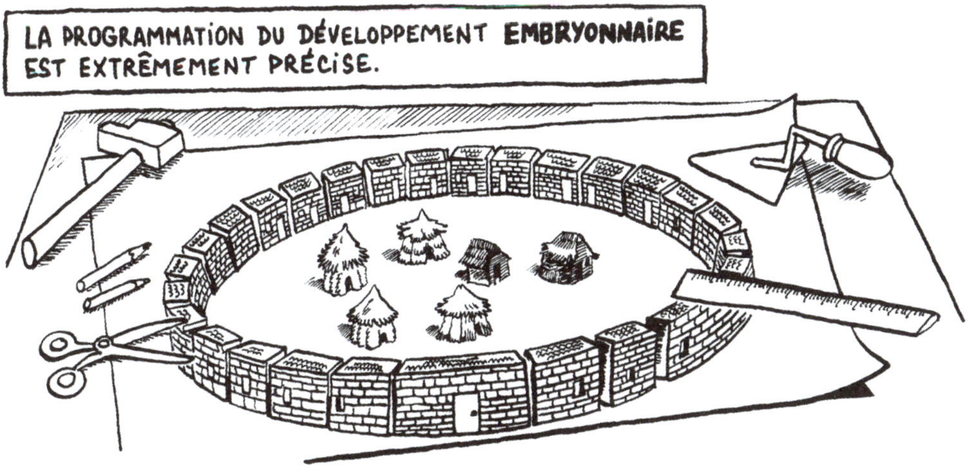
LA PROGRAMMATION DU DÉVELOPPEMENT **EMBRYONNAIRE** EST EXTRÊMEMENT PRÉCISE.

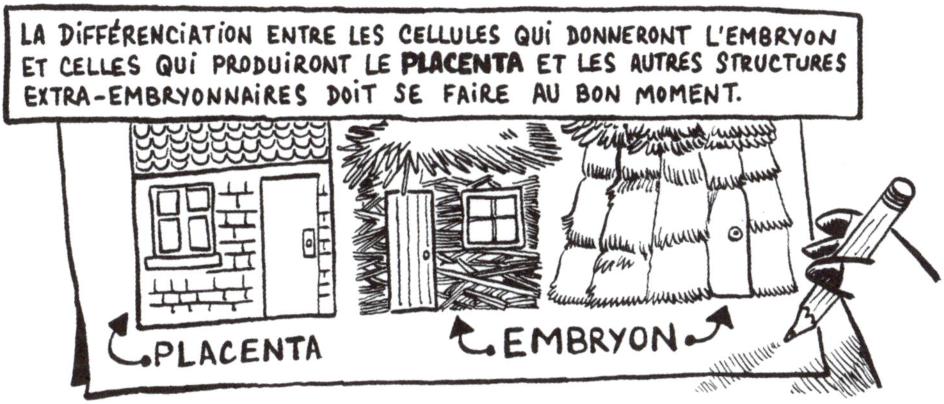
LA DIFFÉRENCIATION ENTRE LES CELLULES QUI DONNERONT L'EMBRYON ET CELLES QUI PRODUIRONT LE **PLACENTA** ET LES AUTRES STRUCTURES EXTRA-EMBRYONNAIRES DOIT SE FAIRE AU BON MOMENT.
PLACENTA
EMBRYON

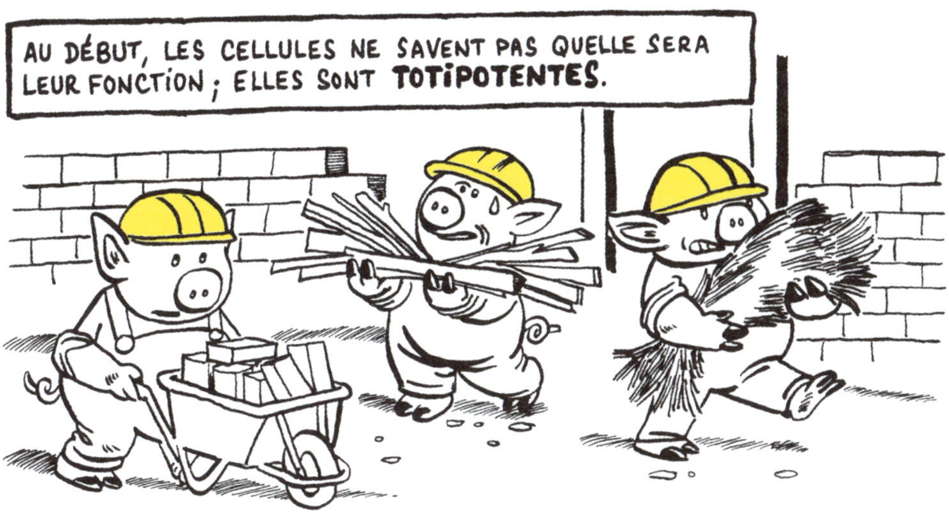
AU DÉBUT, LES CELLULES NE SAVENT PAS QUELLE SERA LEUR FONCTION ; ELLES SONT **TOTIPOTENTES**.

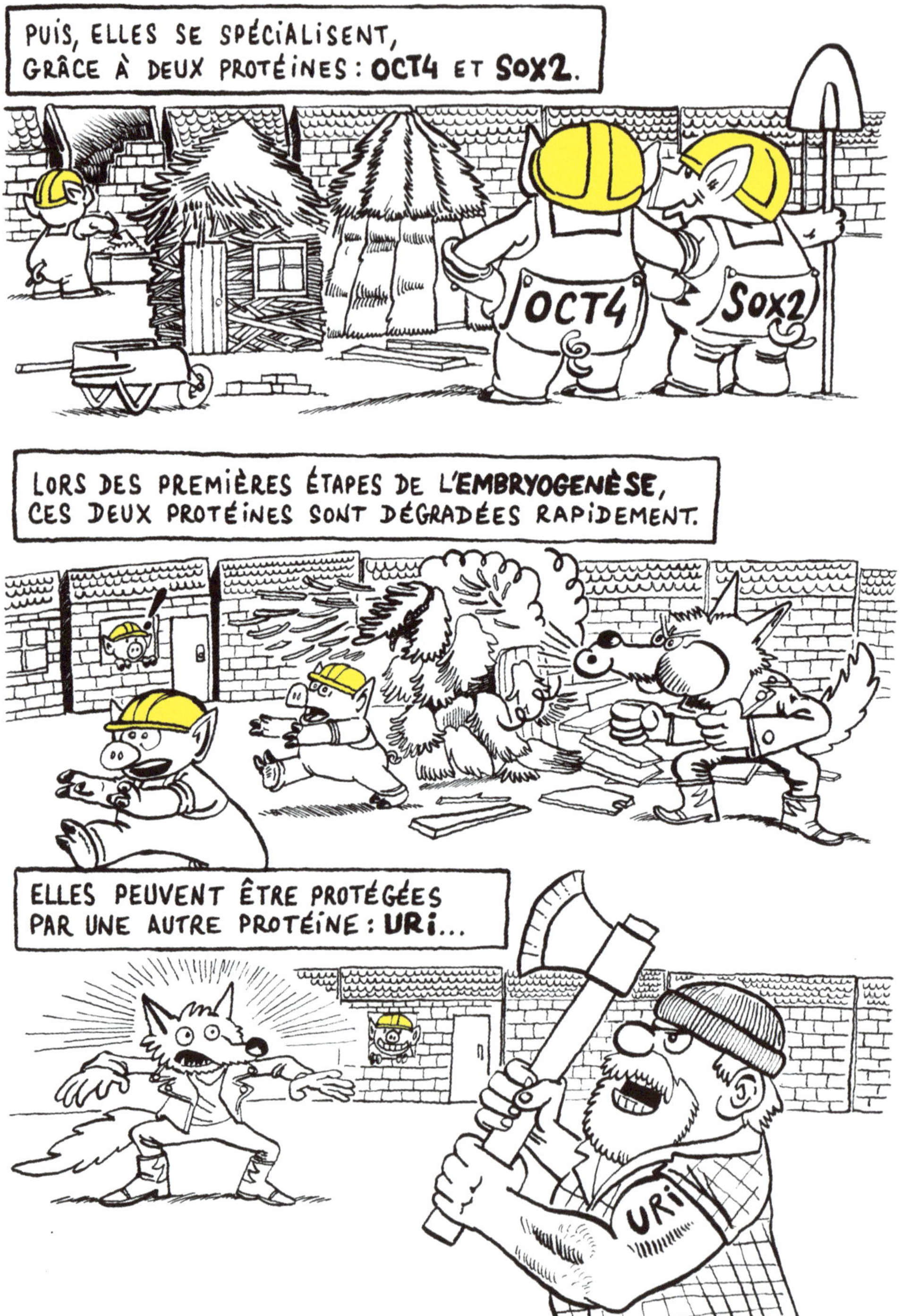
PUIS, ELLES SE SPÉCIALISENT, GRÂCE À DEUX PROTÉINES : OCT4 ET SOX2.
OCT4
SOX2
LORS DES PREMIÈRES ÉTAPES DE L'EMBRYOGENÈSE, CES DEUX PROTÉINES SONT DÉGRADÉES RAPIDEMENT.
ELLES PEUVENT ÊTRE PROTÉGÉES PAR UNE AUTRE PROTÉINE : URI...
URI

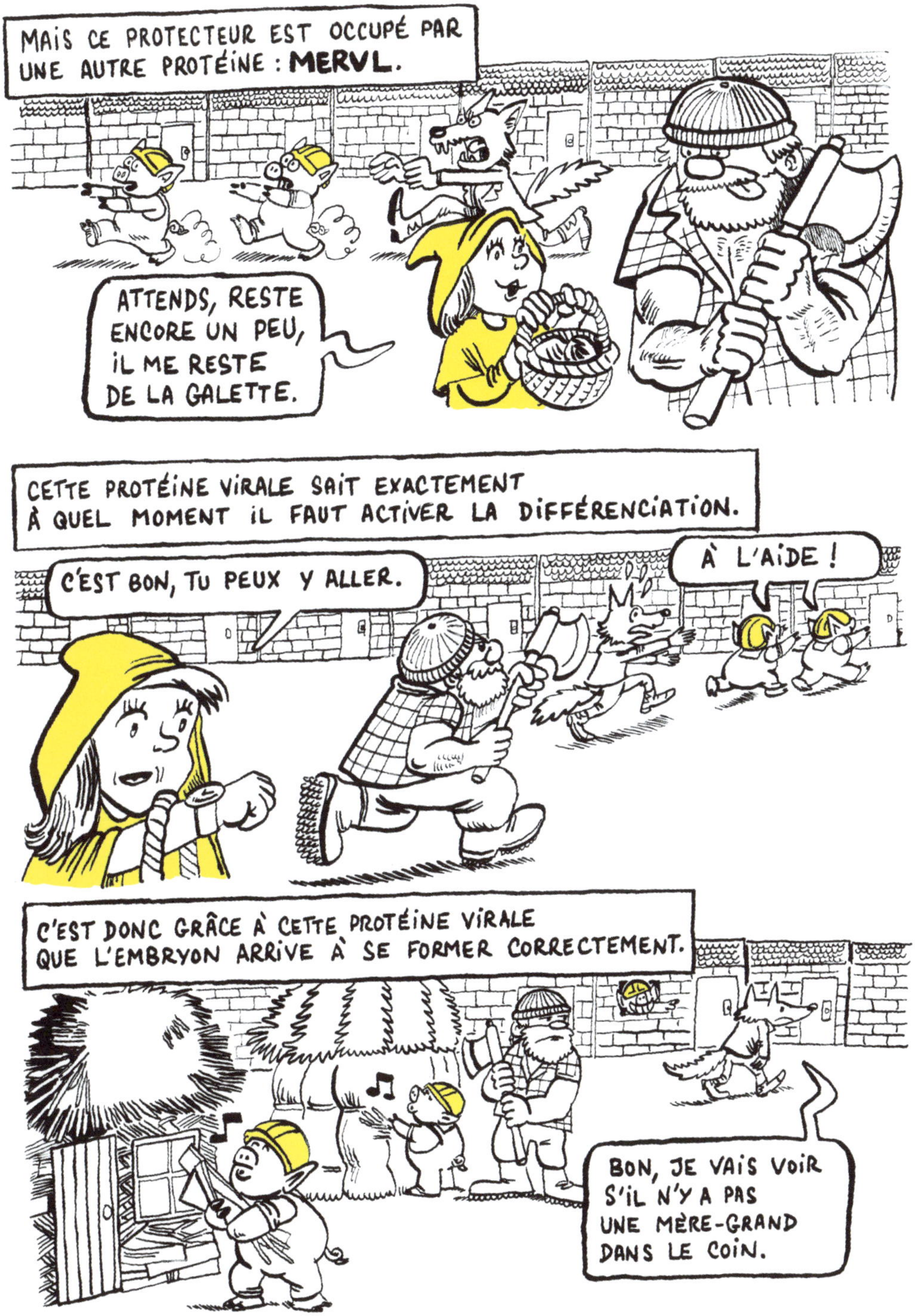
MAIS CE PROTECTEUR EST OCCUPÉ PAR UNE AUTRE PROTÉINE : MERVL.
ATTENDS, RESTE ENCORE UN PEU, IL ME RESTE DE LA GALETTE.
CETTE PROTÉINE VIRALE SAIT EXACTEMENT À QUEL MOMENT IL FAUT ACTIVER LA DIFFÉRENCIATION.
C'EST BON, TU PEUX Y ALLER.
À L'AIDE !
C'EST DONC GRÂCE À CETTE PROTÉINE VIRALE QUE L'EMBRYON ARRIVE À SE FORMER CORRECTEMENT.
BON, JE VAIS VOIR S'IL N'Y A PAS UNE MÈRE-GRAND DANS LE COIN.

Le sacrifice ultime des cellules infectées

Une infection est comme une invasion de zombies. Il suffit qu'un de ces envahisseurs parvienne à entrer dans le village pour que tous les habitants soient contaminés peu après. En effet, toute personne mordue par ledit zombie est rapidement et naturellement recrutée pour faire partie de son armée. Et c'est ainsi que se multiplie de façon exponentielle le nombre d'assaillants. Certes, la police du village peut aider un peu, mais elle est vite débordée par la quantité toujours croissante de zombies. Pour éviter toute collaboration avec l'envahisseur, une personne qui vient d'être mordue n'a qu'une seule option : le suicide. Si les virus ressemblent aux zombies, qui alors se suicide pour sauver le malade ?

Lors d'une infection, le virus utilise nos cellules pour se multiplier et agrandir son armée. En effet, il ne possède pas de machinerie cellulaire pour assurer sa propre multiplication, c'est d'ailleurs une des raisons pour lesquelles un virus n'est pas considéré comme réellement « vivant » par une partie de la communauté scientifique. Pour se reproduire, il a donc besoin de pénétrer dans une cellule hôte afin de détourner sa machinerie et de l'utiliser pour fabriquer des copies de lui-même. Une cellule infectée devient donc un danger pour celles qui l'entourent, car elle va se mettre à produire davantage de virus. Heureusement, nos cellules sont très altruistes, et prêtes à se sacrifier pour le bien de la communauté.

Ce genre de suicide cellulaire s'appelle *pyroptose*, littéralement « chute par le feu » en grec (composé de *pyr*, « feu », et *ptose*, « chute ») : la cellule infectée déclenche de fait un processus inflammatoire qui finit par la faire exploser. Sachant que le plus grand danger qui la guette (avec la survenue d'un cancer) est l'infection, la cellule compte diverses façons de détecter un virus, par exemple en reconnaissant comme étranger son information génétique. Cette détection génère une réponse de l'immunité innée et active l'*inflammasome*, un complexe de protéines qui met en place un processus inflammatoire dans la cellule menant à sa destruction. Comme si la cellule mettait le feu pour tuer le virus, mais qu'elle finissait par se supprimer elle-même. Évidemment, elle ne s'immole pas réellement, pas plus qu'elle n'explose... C'est plutôt comme si elle se suicidait volontairement en se découpant de l'intérieur avec un poignard moléculaire, une protéine au nom de ninja suicidaire, nommée *Ninjurin 1*. Cette découverte, réalisée par des chercheurs des universités suisses de Bâle et de Lausanne, a été publiée en mai 2023 dans le journal *Nature*[5].

Ninjurin 1 se localise dans la membrane cellulaire, un peu comme un clou enfoncé dans le mur de la cellule. En temps normal, c'est purement décoratif - peut-être la cellule l'utilise-t-elle pour y accrocher un tableau. Mais lorsqu'un envahisseur - un virus ou une bactérie - est détecté à l'intérieur de la cellule, cette protéine a pour tâche d'entailler la membrane, causant la mort de ladite cellule.

Ici, on ne parle pas de petites coupures ! Une fois activées, toutes les copies de Ninjurin 1 s'associent entre elles et se mettent en file, créant de longs filaments qui peuvent mesurer plusieurs micromètres de long (sachant que la plupart des cellules font entre 10 et 100 micromètres de diamètre). Mieux, ces filaments s'assemblent deux par deux, telle une file d'enfants qui se tiennent par la main en binôme lors d'une sortie scolaire, puis se lâchent la main et se séparent comme une fermeture Éclair qui s'ouvre, écartant la membrane cellulaire et causant l'éclatement de la cellule.

Ce suicide n'a donc rien d'accidentel. Au contraire, c'est un acte prémédité, dont le but est d'empêcher l'élément pathogène d'avoir le temps de se multiplier. Une aide précieuse pour contrôler l'infection et sauver l'organisme. Ça, c'est du courage !

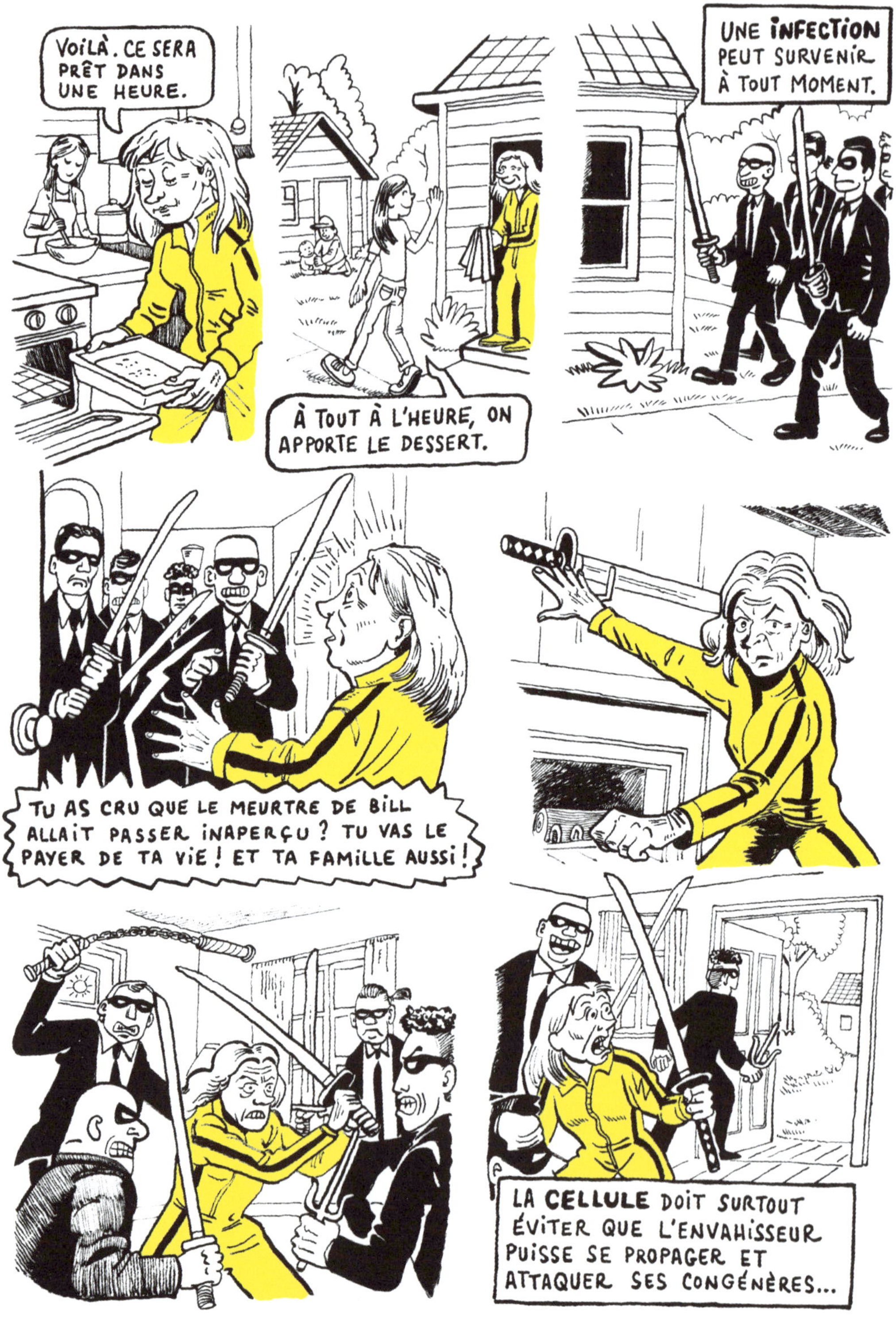

VOiLÀ. CE SERA PRÊT DANS UNE HEURE.
À TOUT À L'HEURE, ON APPORTE LE DESSERT.
UNE INFECTION PEUT SURVENIR À TOUT MOMENT.
TU AS CRU QUE LE MEURTRE DE BILL ALLAIT PASSER INAPERÇU ? TU VAS LE PAYER DE TA VIE ! ET TA FAMILLE AUSSI !
LA CELLULE DOIT SURTOUT ÉVITER QUE L'ENVAHISSEUR PUISSE SE PROPAGER ET ATTAQUER SES CONGÉNÈRES...

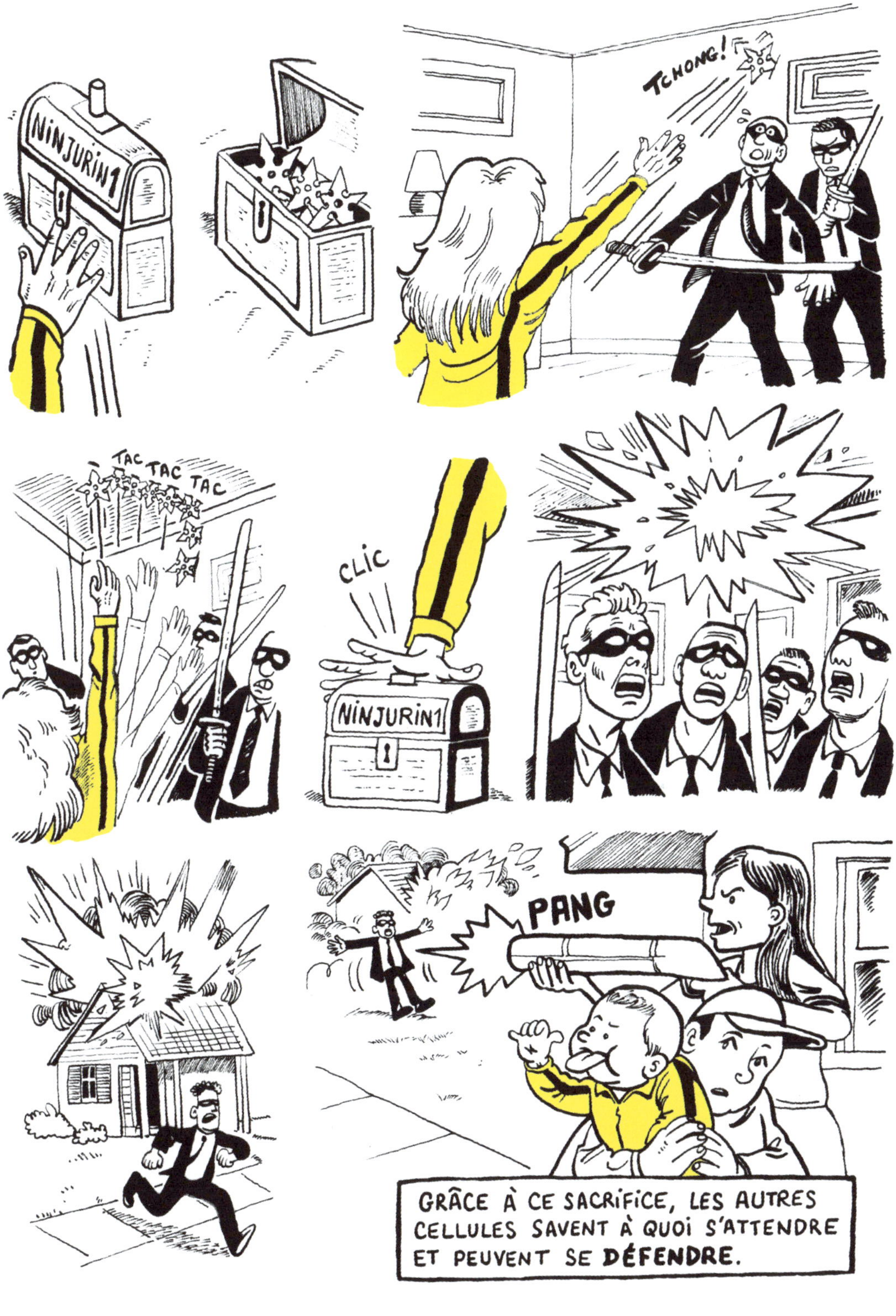
NINJURIN1
TCHONG!
TAC TAC TAC
CLIC
NINJURIN1
PANG
GRÂCE À CE SACRIFICE, LES AUTRES CELLULES SAVENT À QUOI S'ATTENDRE ET PEUVENT SE **DÉFENDRE**.

Sommes-nous à moitié virus ?

On entend souvent que l'être humain est le nec plus ultra de la biologie, le sommet de l'évolution, le couronnement de la sélection naturelle, tellement supérieur à tous les autres animaux. Sur l'autre extrémité de ce continuum de la vie se trouvent les virus, des créatures tellement basiques qu'elles ne sont même pas considérées comme des êtres vivants ! Pourtant, l'humain et le virus ont beaucoup en commun…

Les virus font partie des habitants les plus anciens de la Terre. Depuis la nuit des temps, ils côtoient les êtres vivants, s'attaquant littéralement à tout ce qui bouge, et même à ce qui ne bouge pas… Tant qu'il y a une étincelle de vie, les virus tentent de l'infecter. Résultat, depuis l'apparition de la vie, le nombre d'infections virales est tout bonnement incalculable. Certaines de ces infections ont causé le décès de leurs cibles, mais une grande partie des victimes ont, un temps, survécu… et parfois en gardant des souvenirs du passage du virus.

De fait, certains virus ont la capacité d'insérer leur matériel génétique (donc leurs gènes) dans le génome des cellules infectées. C'est notamment le cas des *rétrovirus*, des virus dont le matériel génétique est fait d'ARN, qui normalement est utilisé pour réaliser des copies mobiles de séquences d'ADN ; ces virus « rétro » font le chemin inverse, et peuvent utiliser cet ARN pour en fabriquer des copies en ADN, le même matériel que notre génome. Parmi leurs gènes, il en existe un qui code pour une *transcriptase inverse*, une enzyme qui écrit au format ADN ce qui est écrit en ARN. Une fois dans la cellule, les virus peuvent donc produire une copie ADN de tous leurs gènes. Et ces copies peuvent ensuite jouer des coudes et se faire une place dans le génome de la cellule.

Ces intégrations se font au hasard. Parfois, ces bouts de virus s'insèrent en plein milieu d'un gène, causant de graves problèmes, souvent létaux pour la cellule. Mais le génome n'est pas composé que de gènes. Lorsque ces bouts de virus s'incrustent dans une de ces zones non codantes, ils entraînent des répercussions moins graves pour la cellule et affectent peu la survie – par conséquent, la pression exercée par la sélection naturelle est moindre : ces tronçons d'ADN viral peuvent donc rester bien au chaud dans le noyau de la cellule, qui transmettra ces squatteurs à sa descendance, à chaque division cellulaire. Chez les organismes plus complexes, comme les humains, il faut que cette intégration se fasse dans les cellules sexuelles pour être transmise de génération en génération.

En outre, ces intrus ne se contentent pas de s'intégrer dans le génome. Au lieu de se faire tout petits, certains d'entre eux se croient tout permis et prennent de plus en plus de place. Certains utilisent même une transcriptase inverse pour se multiplier : lorsque leur ADN est transcrit en ARN (lorsqu'un gène est lu, son information va être utilisée pour fabriquer une protéine), cette enzyme le transforme à nouveau en ADN, qui peut s'insérer à un nouvel endroit du génome, doublant le nombre de copies de cet ADN d'origine viral. D'autres utilisent une autre enzyme, la *transposase*, qui coupe un bout d'ADN et l'insère ailleurs, sans passer par la case ARN.

Grâce à ces deux astuces, le matériel génétique issu d'infections virales n'a cessé de se multiplier. Au point que la majorité du génome humain aurait une origine virale ! Selon une étude publiée par des chercheurs de l'École polytechnique fédérale de Lausanne, en Suisse, en février 2024, notre génome est issu de ces éléments transposables qui nous viennent des virus à plus de 60 %[6].

On dit que ce qui ne tue pas rend plus fort, et c'est en partie vrai en ce qui concerne ces reliques d'infections passées. Cette capacité à se multiplier et à créer des copies a été un véritable moteur pour l'évolution, permettant de dédoubler le nombre de gènes sur lesquels la sélection naturelle pouvait faire ses expériences. Cela a créé de nouveaux outils et des fonctions inédites, qui ont favorisé l'émergence de la diversité et la complexité que l'on observe dans la nature. Aussi, certains de ces bouts d'ADN viraux ont donné lieu à des gènes essentiels pour l'humain. Le meilleur exemple de ces bienfaits est le placenta, organe qui nourrit le fœtus durant la grossesse et qui a fait son apparition grâce à une protéine virale reconvertie. Ces traces de virus anciens jouent aussi un rôle dans le développement embryonnaire, dans notre système immunitaire, notre cognition... Bref, sans les virus, on ne serait même pas là !

Donc, restons humbles. On peut s'extasier en étudiant la complexité du corps humain, mais on ne doit pas oublier qu'une grande partie de cette œuvre d'art de la nature est due aux êtres les plus méprisés de la planète : ces pauvres virus à qui on doit tant.

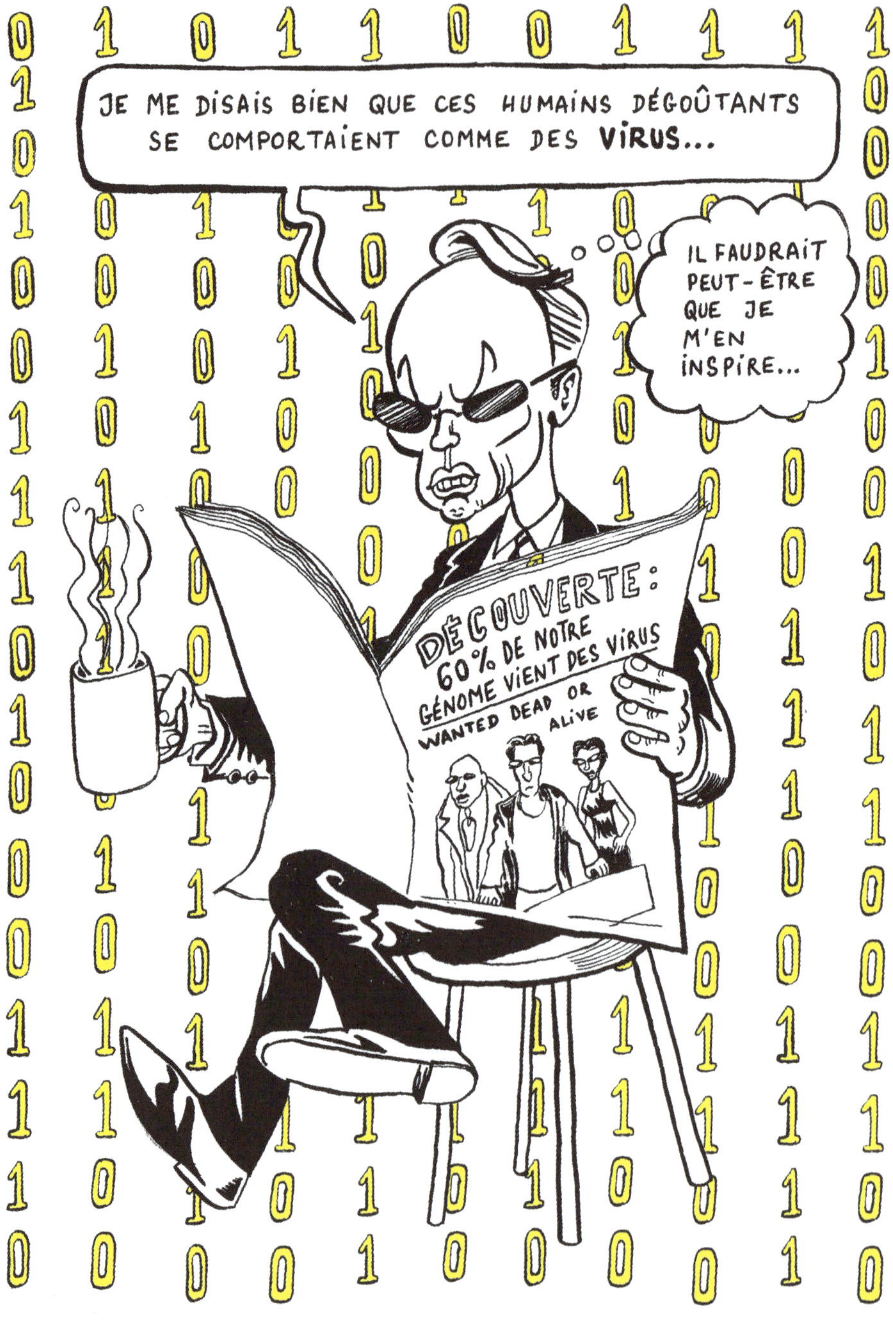
JE ME DISAIS BIEN QUE CES HUMAINS DÉGOÛTANTS SE COMPORTAIENT COMME DES VIRUS...
IL FAUDRAIT PEUT-ÊTRE QUE JE M'EN INSPIRE...
DÉCOUVERTE : 60% DE NOTRE GÉNOME VIENT DES VIRUS
WANTED DEAD OR ALIVE

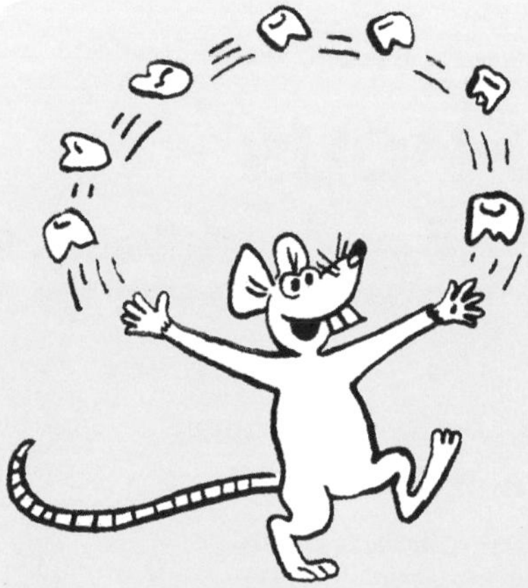

Les mystères du petit et du grand âge

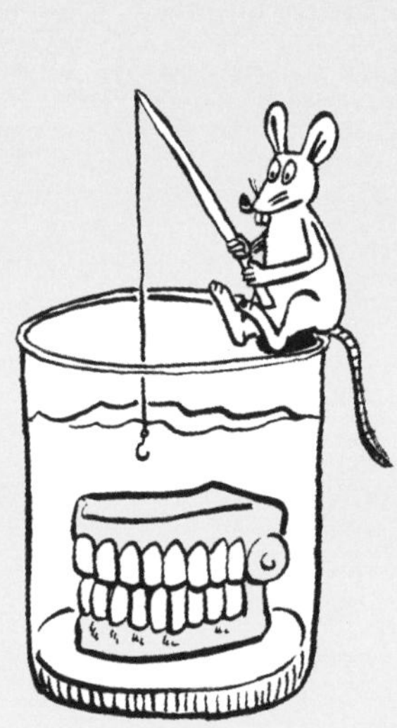

Pourquoi oublions-nous nos souvenirs de bébé ?

Ah, que la vie est douce quand on est tout petit. Pas un souci au monde, tout est nouveau, tout est merveilleux... Mais qu'est-ce qu'on en sait, en fait ? Nous imaginons en réalité la vie des bébés de notre point de vue d'adulte, sans en avoir aucune idée puisque sur le moment ils ne peuvent pas nous raconter ce qui se passe dans leur tête, et que, quand ils sont suffisamment grands pour communiquer, ils ne gardent aucun souvenir de leur période bébé. Voilà un étrange mystère : les tout-petits sont-ils incapables de se forger des souvenirs, ou bien oublient-ils en grandissant comment y accéder ?

Impossible de se rappeler nos premiers pas ou notre première compote. Ce phénomène hyperbizarre a un nom : l'amnésie infantile. Elle concerne les souvenirs de nos trois premières années de vie. Il y a un siècle, Freud a qualifié cette perte de mémoire de mécanisme de protection pour sauvegarder notre esprit : se souvenir de nos premiers jours reviendrait à se remémorer notre naissance (en passant par les parties intimes de maman), la période de l'allaitement (quand nous étions collés aux seins de maman)... Bref, tout un tas de souvenirs « inappropriés », qu'il vaut bien mieux refouler.

Aujourd'hui, sa théorie n'est plus trop prise au sérieux. Jusque très récemment, les experts penchaient plutôt pour une autre explication : cette amnésie de la petite enfance serait causée par un manque de maturité du cerveau, qui n'arriverait pas encore à former des souvenirs durables. Pourtant, des chercheurs des universités américaines de Yale et de Columbia ont montré en mars 2025 que les cerveaux des bébés sont bien capables de créer des souvenirs, annulant ainsi cette hypothèse[1].

Ils ont analysé l'activité cérébrale de 26 enfants en bas âge (de 4 mois à 2 ans – la moitié avait moins de 12 mois), pendant qu'ils effectuaient une tâche impliquant la mémoire.

Ils ont surtout scruté ce qui se passait au niveau de l'*hippocampe*, structure cérébrale essentielle pour l'encodage des souvenirs, avec une technique nommée *imagerie par résonance magnétique fonctionnelle* (IRMf), qui permet de visualiser les flux sanguins et de savoir quelles régions du cerveau s'activent à un moment donné.

Les chercheurs ont d'abord montré aux enfants des images de visages, d'objets ou de paysages. Quelques minutes plus tard, ils ont réaffiché une des images déjà vues, accompagnée d'une nouvelle image. Si l'enfant regardait davantage le cliché qu'il avait vu précédemment, cela voulait probablement dire qu'il s'en souvenait. Et, en effet, les bébés semblaient bien reconnaître les images en question, même si les enfants plus âgés réussissaient mieux le test. Les chercheurs ont remarqué que plus l'activité de l'hippocampe était élevée au moment où l'image était vue pour la première fois, plus l'enfant parvenait à se souvenir de cette image après. Cela prouve que l'hippocampe parvient à former des souvenirs, et que le cerveau est capable d'aller chercher ce souvenir quand il en a besoin.

Les chercheurs ont comparé les enfants en fonction de leur âge et en ont déduit que cette structure s'activait davantage chez les bambins de plus de 12 mois, signe que cette capacité à former des souvenirs se consolide autour de la fin de la première année. Tout porte à croire que le mécanisme de mémorisation est le même chez le tout-petit que chez l'adulte, car la partie de l'hippocampe qui s'active en enregistrant les images (la partie postérieure, vers l'arrière de la tête) est la même que celle que les adultes mobilisent pour la mémoire épisodique (les souvenirs d'événements spécifiques, comme le dernier repas de Noël ou la fois où votre maillot de bain a glissé alors que vous plongiez dans la piscine, l'été dernier).

En 2021, dans *Current Biology*, la même équipe de scientifiques avait démontré que les bébés de 3 mois pouvaient déjà former un autre type de mémoire, nommée *apprentissage statistique*, qui leur sert à rassembler des informations communes à plusieurs événements pour mieux comprendre le monde – par exemple, identifier à quoi ressemble une voiture et se souvenir qu'on s'assoit dedans, sur les sièges, et pas sur le capot[2]. Ce type de mémoire n'utilise pas les mêmes voies neuronales que la mémoire épisodique, et active plutôt la partie frontale de l'hippocampe. Les bébés peuvent donc enregistrer ces deux types de souvenirs ; s'ils les zappent par la suite, c'est sans doute qu'au fil des années le cerveau oublie comment accéder à ces souvenirs. D'ailleurs, une étude de 2023 a révélé qu'il était possible de faire retrouver à une souris ses souvenirs d'enfance, par *optogénétique* (en utilisant la lumière pour activer les neurones impliqués dans le souvenir)[3].

Mais ils sont là, ces souvenirs, quelque part. Peut-être pourra-t-on un jour mettre la main dessus et ainsi voir comment nous percevions le monde de tout en bas, quand nous étions à quatre pattes.

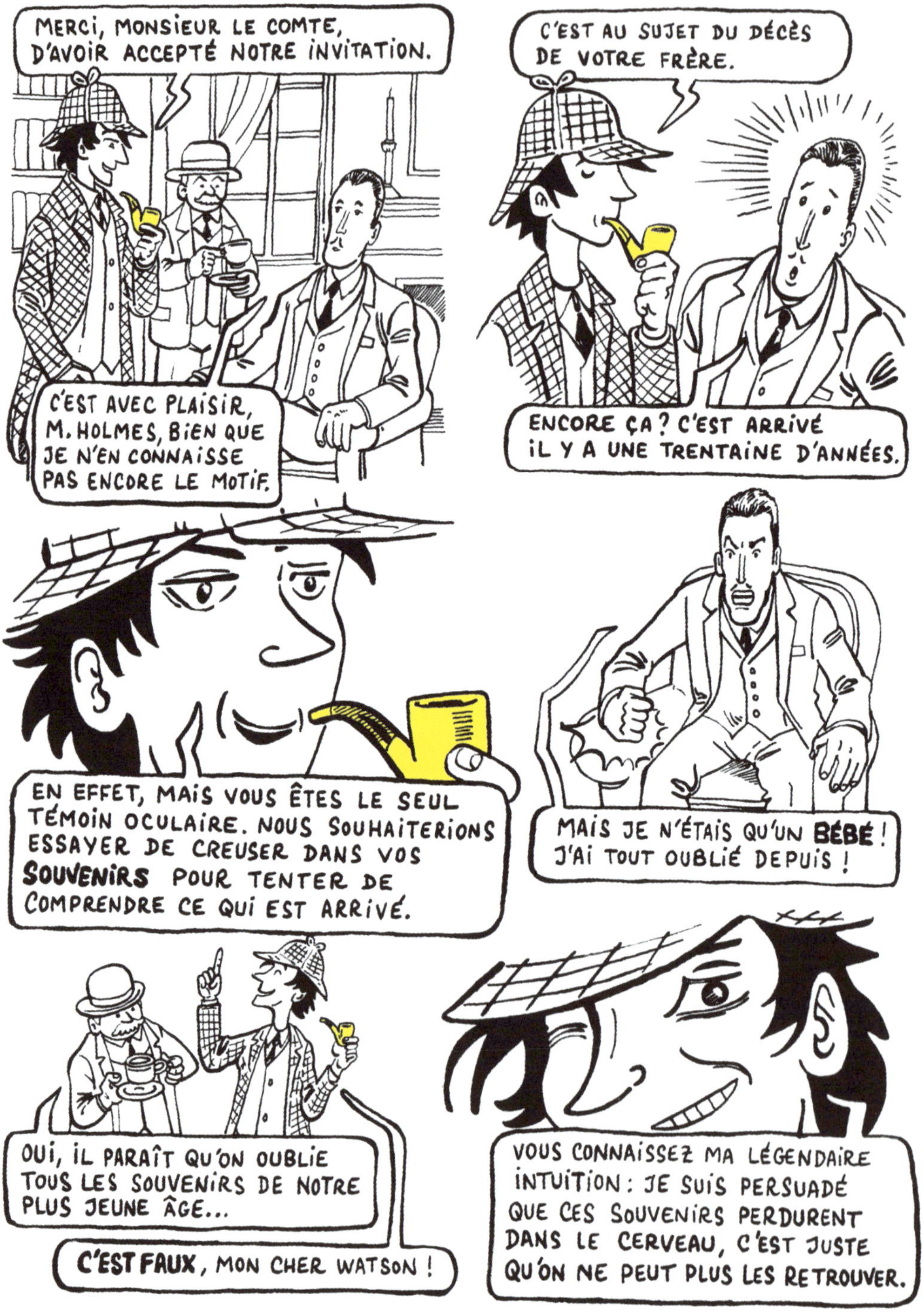
MERCI, MONSIEUR LE COMTE, D'AVOIR ACCEPTÉ NOTRE INVITATION.
C'EST AVEC PLAISIR, M. HOLMES, BIEN QUE JE N'EN CONNAISSE PAS ENCORE LE MOTIF.
C'EST AU SUJET DU DÉCÈS DE VOTRE FRÈRE.
ENCORE ÇA ? C'EST ARRIVÉ IL Y A UNE TRENTAINE D'ANNÉES.
EN EFFET, MAIS VOUS ÊTES LE SEUL TÉMOIN OCULAIRE. NOUS SOUHAITERIONS ESSAYER DE CREUSER DANS VOS **SOUVENIRS** POUR TENTER DE COMPRENDRE CE QUI EST ARRIVÉ.
MAIS JE N'ÉTAIS QU'UN **BÉBÉ** ! J'AI TOUT OUBLIÉ DEPUIS !
OUI, IL PARAÎT QU'ON OUBLIE TOUS LES SOUVENIRS DE NOTRE PLUS JEUNE ÂGE...
C'EST FAUX, MON CHER WATSON !
VOUS CONNAISSEZ MA LÉGENDAIRE INTUITION : JE SUIS PERSUADÉ QUE CES SOUVENIRS PERDURENT DANS LE CERVEAU, C'EST JUSTE QU'ON NE PEUT PLUS LES RETROUVER.

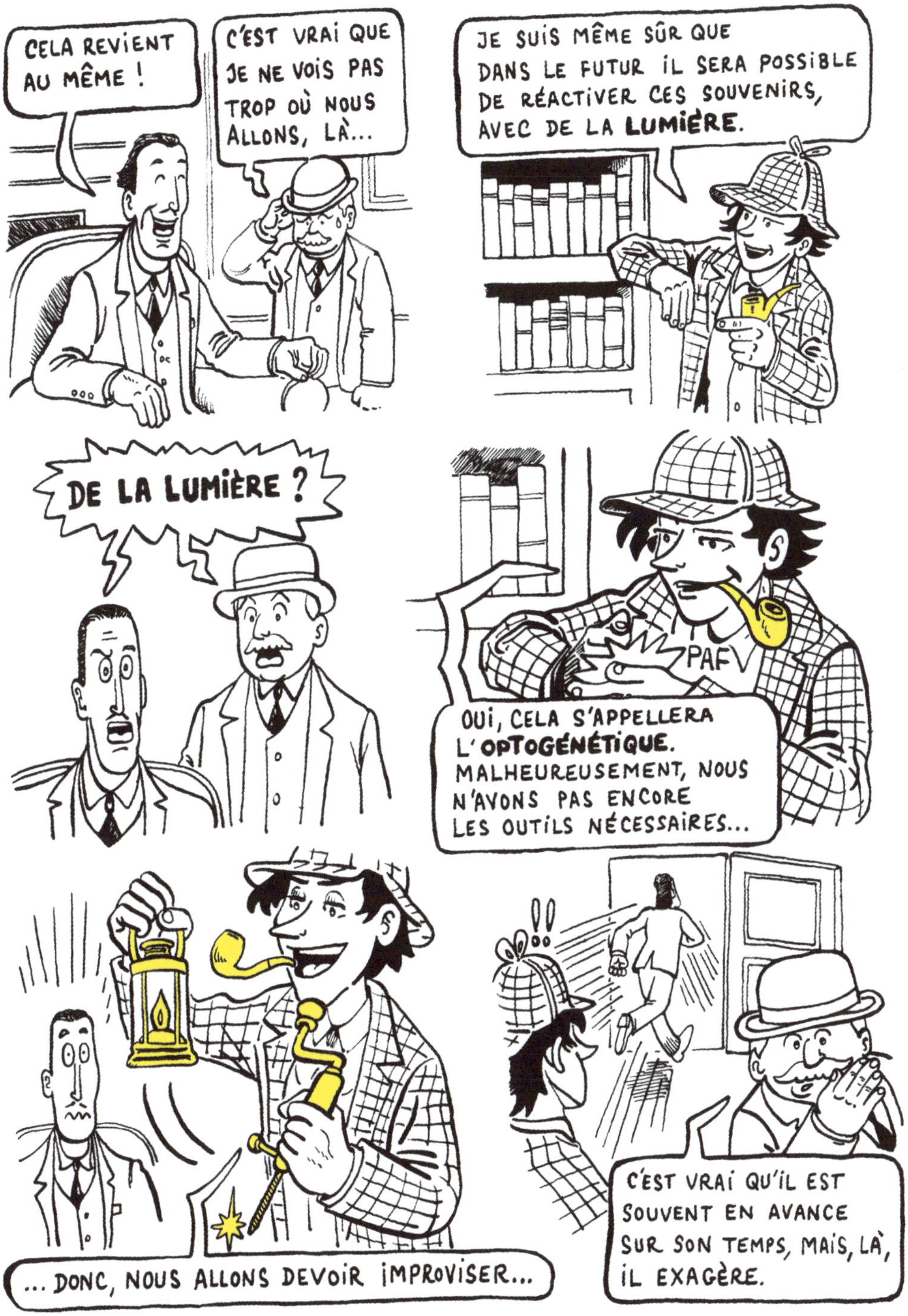
CELA REVIENT AU MÊME !
C'EST VRAI QUE JE NE VOIS PAS TROP OÙ NOUS ALLONS, LÀ...
JE SUIS MÊME SÛR QUE DANS LE FUTUR IL SERA POSSIBLE DE RÉACTIVER CES SOUVENIRS, AVEC DE LA **LUMIÈRE**.
DE LA LUMIÈRE ?
PAF
OUI, CELA S'APPELLERA L'**OPTOGÉNÉTIQUE**. MALHEUREUSEMENT, NOUS N'AVONS PAS ENCORE LES OUTILS NÉCESSAIRES...
... DONC, NOUS ALLONS DEVOIR IMPROVISER...
!!
C'EST VRAI QU'IL EST SOUVENT EN AVANCE SUR SON TEMPS, MAIS, LÀ, IL EXAGÈRE.

SOS enfants capricieux à table : et si c'était génétique ?

C'est l'heure du repas, et, pour certains, c'est la cata ! Chaque parent souhaite le meilleur pour son enfant, qu'il aime tant : un esprit sain dans un corps sain. Et ça passe bien sûr par la nourriture. Alors, on lui prépare des petits plats nourrissants, sans attendre que son rejeton soit reconnaissant. On tente d'éveiller sa curiosité, de développer ses goûts, mais c'est toujours la même histoire : on passe des heures à cuisiner… et il ne fait que se boucher le nez ! Il semble toutefois que la science soit là pour nous éviter de culpabiliser. Nos talents culinaires ne seraient pas plus à remettre en cause que notre éducation, car cela serait une histoire de génétique…

Que les enfants peuvent être pénibles à table ! Pas tous, bien sûr. Mais certains sont parfaitement exaspérants… Quand on n'a pas d'enfant et qu'on voit celui d'un ami faire la comédie devant son assiette, on pense forcément que c'est à cause des parents : ils ne savent pas s'y prendre. Avec moi, ça filerait droit ! Puis, éventuellement, on a ses propres enfants. On tente de faire au mieux, avec une alimentation variée et de qualité. Et ça marche… pour le premier. Mais le deuxième, élevé de la même façon, exposé aux mêmes plats, n'en veut surtout pas ! Alors, on se dit que, finalement, ce n'était peut-être pas la faute de notre ami si son petit était difficile…

Évidemment, les parents se doivent d'aider leur enfant à apprendre à manger de façon équilibrée. Mais l'éducation ne peut pas tout, il y a aussi des facteurs innés qui pèsent dans la balance. C'est du moins la conclusion d'une étude de l'University College de Londres, publiée en septembre 2024 dans le *Journal of Child Psychology and Psychiatry*[4] : si un enfant est difficile à table, c'est probablement à cause de sa génétique, pas de son éducation.

Les auteurs sont arrivés à cette conclusion en comparant le comportement pendant les repas de vrais et faux jumeaux au Royaume-Uni. L'intérêt de cette comparaison est que les vrais jumeaux partagent le même environnement et le même génome, alors que les faux jumeaux partagent leur environnement (dont l'exposition à la nourriture et les rituels alimentaires), mais ne sont pas identiques génétiquement. Cette cohorte de jumeaux britanniques était composée de près de 4 000 individus nés en 2007, dont environ un tiers étaient de vrais jumeaux. Leurs parents devaient répondre à des questionnaires sur la façon de manger de leur progéniture à 16 mois, 3 ans, 5 ans, 7 ans, puis 13 ans. Grâce à leurs réponses, un « score de chipotage à table » des enfants était calculé, allant de 1 (pas difficiles du tout) à 5 (extrêmement difficiles).

Lors de la première mesure, à 16 mois, la plupart des enfants n'étaient pas difficiles, avec une moyenne de chipotage d'environ 2/5. Mais, avec l'âge, ils devenaient de plus en plus pénibles à table, jusqu'au pic des 7 ans (moyenne de 3/5). Puis, passé l'âge de raison, ils commençaient doucement à s'assouplir, pour atteindre à 13 ans, âge de la dernière mesure, une moyenne d'environ 2,5/5 – donc plus élevée qu'à 16 mois.

En grandissant, les enfants changent donc de comportement à table, devenant de plus en plus difficiles pour ensuite s'assagir petit à petit après leurs 7 ans. Pour autant, cette évolution reste faible, et les bambins difficiles à 16 mois le restaient toute leur enfance. Leur attitude vis-à-vis de la nourriture était donc très... stable. Quand on vous dit que c'est une phase, dites-vous qu'elle sera très longue...

Les chercheurs ont démontré que le comportement des vrais jumeaux était très similaire : si l'un était difficile à table, l'autre l'était bien souvent aussi. Ce qui n'était pas le cas des faux jumeaux, alors qu'ils partageaient le même environnement. Leur seule différence réside dans leur génétique, et ce facteur serait suffisant pour déterminer s'ils vont grimacer de dégoût face à un brocoli ou le manger avec plaisir. Selon les savants calculs des chercheurs, utilisant des modèles mathématiques assez complexes, le facteur génétique serait responsable du comportement des plus jeunes à table à hauteur de 70 %.

Cela ne veut pas dire pour autant que c'est gravé dans le marbre et qu'on ne peut rien y faire, en tant que parent. En effet, dans la prime enfance, l'environnement familial aurait un poids non négligeable : à 16 mois, cette influence compterait pour 25 % dans le comportement des bébés, mais elle deviendrait presque insignifiante ensuite. On peut en déduire que si l'on souhaite habituer les enfants à une alimentation variée, il faut agir avant leur deuxième année.

Grâce à la science, vous savez dorénavant que la génétique compte beaucoup dans les attitudes alimentaires des enfants. Il ne sert donc à rien de culpabiliser si votre enfant boude devant ses épinards. Ça lui passera un jour... peut-être.

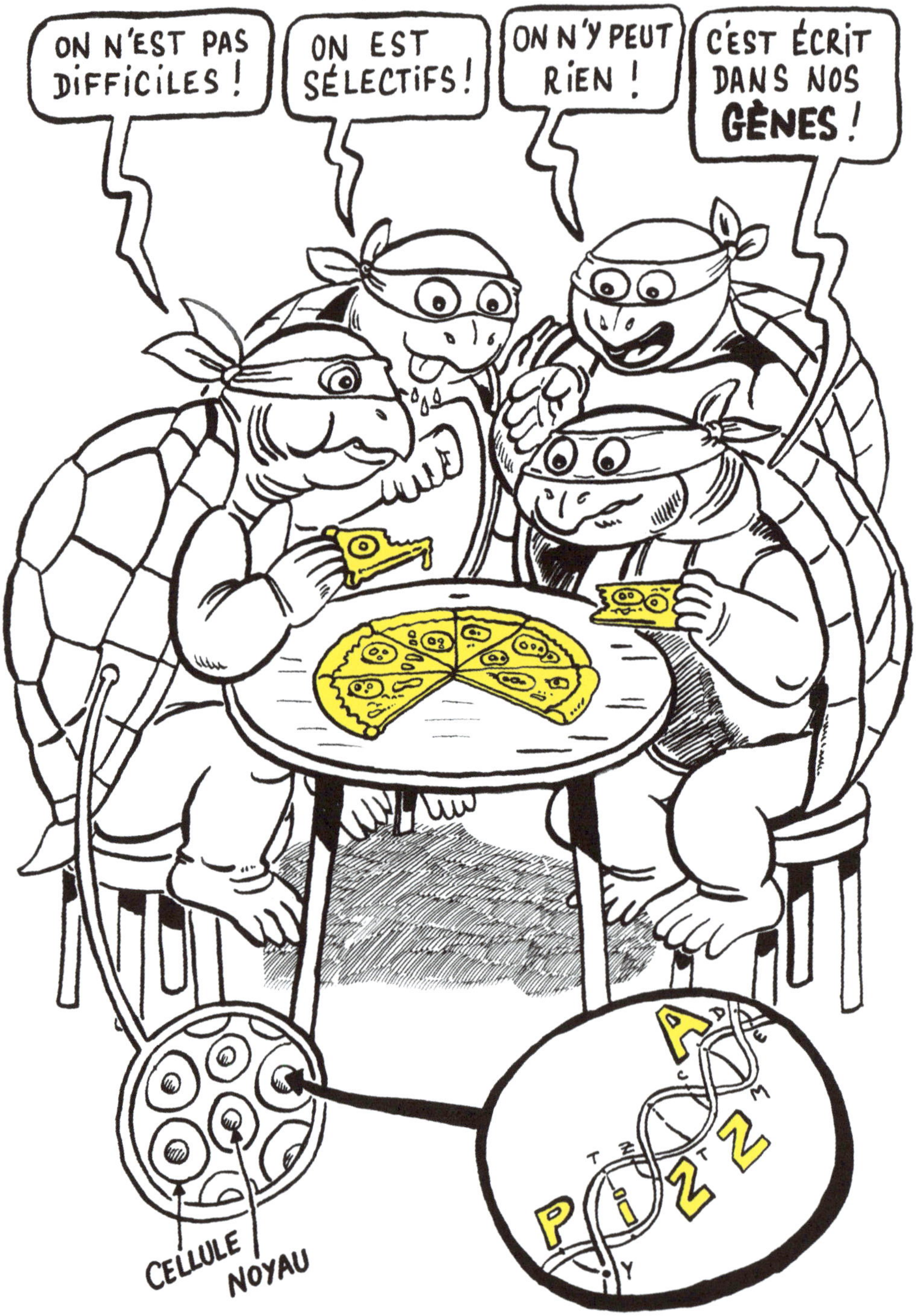
ON N'EST PAS DIFFICILES !
ON EST SÉLECTIFS !
ON N'Y PEUT RIEN !
C'EST ÉCRIT DANS NOS GÈNES !
CELLULE
NOYAU
PIZZA

Infatigables, les enfants défient-ils les lois du repos ?

Inépuisables ! Les enfants sont de vraies piles électriques sur pattes. Ils courent, ils sautent, ils tombent, puis rebondissent et recommencent le même manège… On dirait qu'ils ne sont jamais fatigués, alors que leurs parents sont exténués rien qu'à les regarder faire. À croire que nos bambins appartiennent à une autre espèce, plus proche de celle des superhéros que de celle des humains. Alors, quel est leur secret ?

Les enfants ont beaucoup plus d'énergie que les adultes, du moins, pour être plus précis, ils en consomment beaucoup plus. En effet, notre métabolisme (les réactions chimiques qui permettent à notre corps de fonctionner) n'est pas le même tout au long de notre vie. Il est rapide chez les enfants, puis se calme après l'adolescence pour rester stable pendant quelques décennies, et finalement ralentir progressivement vers la fin de la vie. En d'autres termes, les processus dans le corps se font plus rapidement chez les petits, qui utilisent donc plus vite l'énergie qu'ils consomment, ce qui les pousse à manger davantage (relativement à leur taille et à leur poids, bien évidemment). Ces changements de « vitesse » ont été mis en évidence grâce à une collaboration internationale, impliquant des laboratoires de recherche au Ghana, au Maroc, au Royaume-Uni, aux États-Unis, au Canada, au Japon, en Chine, en Norvège, en Finlande, aux Pays-Bas, en Suisse, en Allemagne, à la Jamaïque, en Afrique du Sud, au Kenya et aux Émirats arabes unis… Bref, ça montre bien que les enfants débordent d'énergie partout dans le monde !

Dans leur étude, publiée le 13 août 2021 dans le journal *Science*, les scientifiques ont analysé le métabolisme de 6 421 personnes, venant de 29 pays, l'échantillon allant des nouveau-nés aux seniors de 95 ans[5]. Pour déterminer à quelle vitesse leurs corps consommaient les nutriments, les individus devaient boire une eau contenant des versions modifiées d'hydrogène et d'oxygène. Cela permettait aux chercheurs de suivre ces molécules et de savoir à quelle vitesse elles étaient métabolisées (c'est-à-dire utilisées) par l'organisme. Ils ont pu en déduire la vitesse à laquelle carburait le métabolisme de ces personnes, donc combien d'énergie elles brûlaient par rapport à leur poids.

Juste après la naissance, le métabolisme des bébés suit la même vitesse que celui de leurs mères, reflétant la synchronisation qui a lieu pendant la grossesse. Cependant, les enfants prennent leur indépendance rapidement, et leur métabolisme accélère, accélère, et accélère encore... Ainsi, à leurs 5 ans, il va 50 % plus vite que celui de leurs parents ! Après cette accélération de la petite enfance, le métabolisme ralentit progressivement jusqu'à atteindre un plateau à 20 ans. Il reste stable pendant plusieurs décennies, et commence à décliner après la soixantaine. Après 90 ans, une personne utilise seulement un quart de l'énergie dont elle se servait à ses 50 ans.

En outre, non seulement le métabolisme des enfants va beaucoup plus vite, mais il est aussi plus performant que celui des adultes. Une étude précédente, publiée en 2018 dans le journal *Frontiers in Physiology*, avait montré que le métabolisme des bambins s'épuise moins vite que celui des adultes, et même que celui des sportifs de haut niveau[6] ! Lors de l'effort, le corps produit d'abord de l'énergie en brûlant de l'oxygène, ce qui ne fatigue pas les muscles. Mais lorsque la cadence est trop élevée et que la respiration ne peut pas suivre le rythme, le métabolisme bascule vers la *glycolyse*, où il brûle du glucose sans utiliser d'oxygène. Cette voie de secours produit de l'*acide lactique*, qui fatigue les muscles. Les sportifs s'entraînent pour recourir davantage à la première voie et ainsi éviter la fatigue. Les enfants, eux, n'ont pas besoin d'entraînement ; leur corps privilégie naturellement cette voie (qui utilise de l'oxygène et ne fatigue pas). Durant l'effort, ils produisent moins d'acide lactique et l'évacuent plus rapidement. Et leur rythme cardiaque revient à la normale deux fois plus rapidement que celui des adultes. Ils peuvent donc tourner, tourner, tourner comme des toupies à en perdre la tête sans jamais se fatiguer.

Malgré tout l'exercice que font ces mini-tornades en culottes courtes, ce n'est pas en courant qu'ils dépensent le plus d'énergie. C'est leur cerveau en développement qui en consomme la majeure partie, plus de la moitié, selon une étude publiée en 2014 dans le journal *PNAS*[7]. Il est tellement gourmand qu'il bloque en partie la croissance du corps, qui ralentit vers les 5 ans et accélère à nouveau seulement une fois que le cerveau a déjà bien grandi, à l'approche de la puberté.

Donc si vous avez des enfants et si vous vous sentez dépassés en les voyant sauter partout et mettre la maison sens dessus dessous, dites-vous que c'est tout à fait normal. Vous étiez pareils à leur âge... et leurs enfants à eux le seront aussi ! Si la vengeance est un plat qui se mange froid, vous la mangerez, vous, le sourire aux lèvres, en regardant vos enfants déjà grands surmenés par leurs propres enfants. C'est le cycle de la vie.

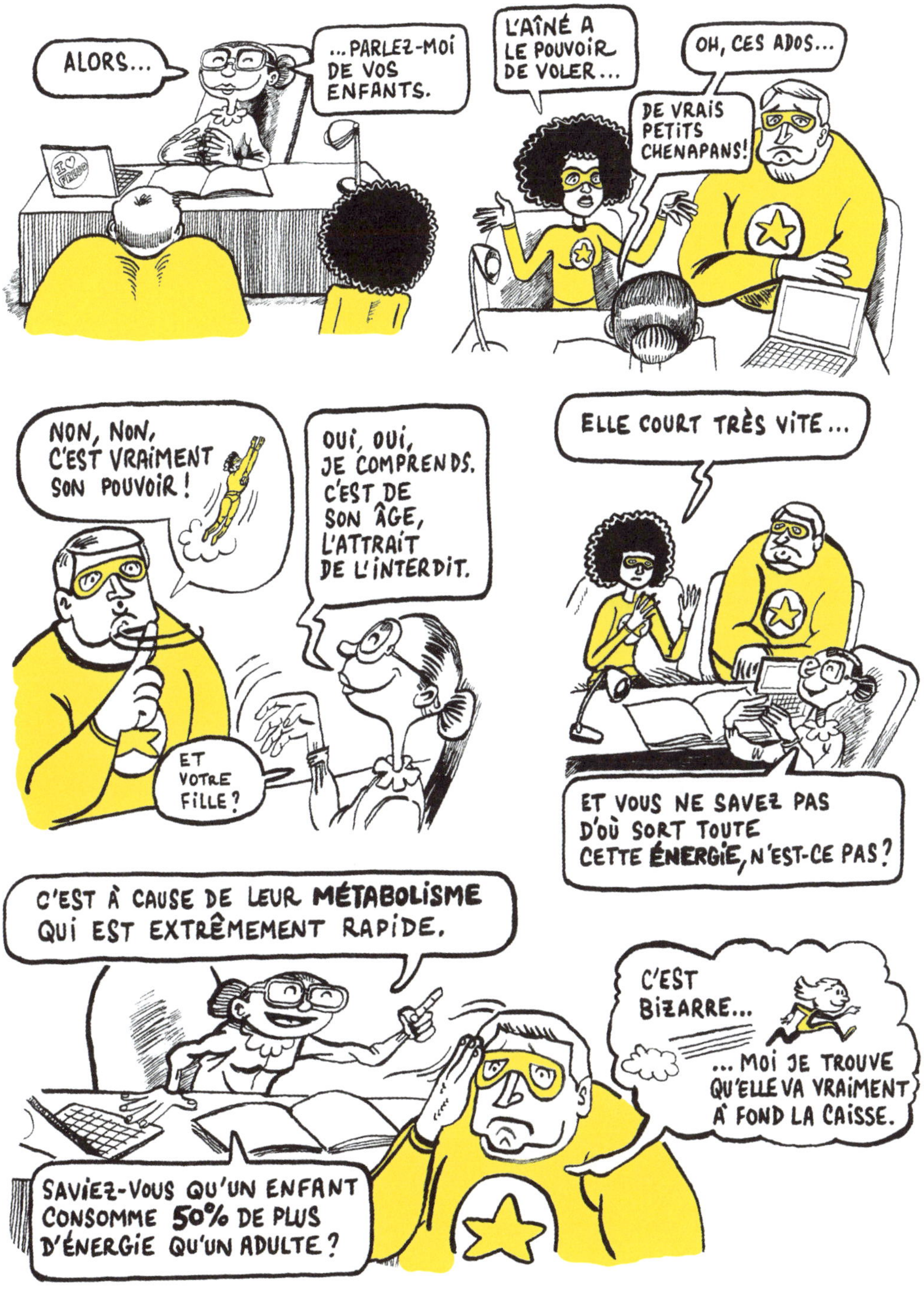
ALORS...
...PARLEZ-MOI DE VOS ENFANTS.
L'AÎNÉ A LE POUVOIR DE VOLER...
OH, CES ADOS...
DE VRAIS PETITS CHENAPANS !
NON, NON, C'EST VRAIMENT SON POUVOIR !
OUI, OUI, JE COMPRENDS. C'EST DE SON ÂGE, L'ATTRAIT DE L'INTERDIT.
ET VOTRE FILLE ?
ELLE COURT TRÈS VITE...
ET VOUS NE SAVEZ PAS D'OÙ SORT TOUTE CETTE **ÉNERGIE**, N'EST-CE PAS ?
C'EST À CAUSE DE LEUR **MÉTABOLISME** QUI EST EXTRÊMEMENT RAPIDE.
SAVIEZ-VOUS QU'UN ENFANT CONSOMME **50%** DE PLUS D'ÉNERGIE QU'UN ADULTE ?
C'EST BIZARRE...
... MOI JE TROUVE QU'ELLE VA VRAIMENT À FOND LA CAISSE.

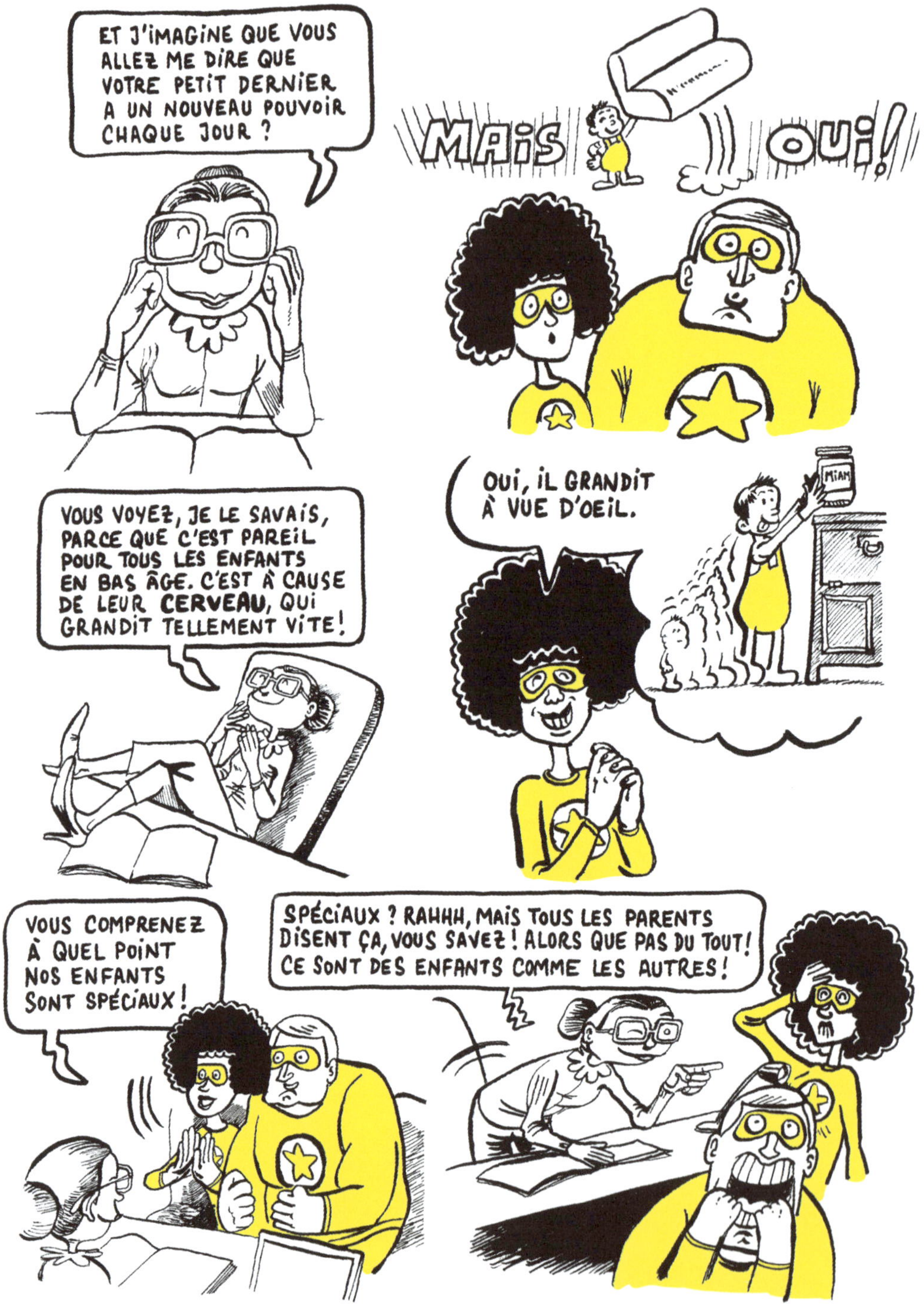
ET J'IMAGINE QUE VOUS ALLEZ ME DIRE QUE VOTRE PETIT DERNIER A UN NOUVEAU POUVOIR CHAQUE JOUR ?
MAIS OUI !
VOUS VOYEZ, JE LE SAVAIS, PARCE QUE C'EST PAREIL POUR TOUS LES ENFANTS EN BAS ÂGE. C'EST À CAUSE DE LEUR CERVEAU, QUI GRANDIT TELLEMENT VITE !
OUI, IL GRANDIT À VUE D'OEIL.
MIAM
VOUS COMPRENEZ À QUEL POINT NOS ENFANTS SONT SPÉCIAUX !
SPÉCIAUX ? RAHHH, MAIS TOUS LES PARENTS DISENT ÇA, VOUS SAVEZ ! ALORS QUE PAS DU TOUT ! CE SONT DES ENFANTS COMME LES AUTRES !

Sommes-nous condamnés au coup de vieux de la quarantaine ?

Qui a dit que la vie était un long fleuve tranquille, sans remous ni courant ? Quand on est jeune, tout va pour le mieux. On est dynamique, on déborde d'énergie, en empile les projets. Puis, le temps passe, avec un peu plus de responsabilités, mais toujours autant d'entrain et de soif de vivre. Pourtant, un jour fatal, alors qu'on pense toujours avoir 20 ans, une douleur au genou nous rappelle soudain qu'on vient en fait d'en fêter le double ! Et, petit à petit, les maux s'accumulent. Quel est donc cet étrange phénomène qui nous donne l'impression que notre corps vieillit d'un coup ?

La quarantaine. Le mal de dos, les cernes persistants, les cheveux blancs… Notre corps n'est plus le même et commence à nous sembler plus vieux que notre esprit, comme si un cap était passé. Certes, c'est souvent vers cet âge que l'on doit s'occuper d'enfants en bas âge, cela doit jouer… Mais même ceux qui n'en ont pas voient leur corps leur échapper inexorablement.

Cette accélération du vieillissement à partir de la quarantaine est tout à fait normale. Elle peut être modulée, bien sûr, par notre style de vie. Mais, à partir d'un certain moment, la pente s'incline pour toutes et tous, c'est inévitable.

Voilà la conclusion d'une étude publiée en août 2024 dans la revue *Nature Aging* par des chercheurs de l'université de Stanford, aux États-Unis[8]. Ils ont analysé l'impact de l'âge sur le métabolisme de 108 participants en bonne santé, en suivant la quantité de plus de 100 000 molécules différentes, grâce à un éventail d'échantillons biologiques (prises de sang, recueils de matière fécale, frottis de la peau, de l'intérieur du nez et de la bouche…). Les échantillons étaient collectés tous les trois à six mois et l'expérience a duré entre un an et six ans et demi pour les participants les plus assidus. Ces personnes (autant d'hommes que de femmes) avaient entre 25 et 75 ans (avec une moyenne d'âge de 56 ans).

Sur la centaine de milliers de molécules analysées, seulement un dixième avaient un rapport direct avec le vieillissement. Fort logiquement, leur quantité variait donc en fonction de l'âge du sujet. Mais, pour la plupart de ces molécules liées à l'âge, ces variations n'étaient pas linéaires. Au contraire, leur quantité fluctuait surtout à deux moments précis : autour de 40 ans et de 60 ans. Deux âges pivots, où un grand nombre de processus biologiques sont affectés.

Par exemple, l'étude américaine a mis au jour une augmentation de la quantité de certaines molécules associées au vieillissement de la peau ou des muscles, ce qui reflète une dégradation accélérée après ces deux étapes. Les chercheurs ont aussi noté une nette diminution des molécules nécessaires au métabolisme de l'alcool, ce qui explique pourquoi on paye de plus en plus cher les lendemains de soirées arrosées… C'est aussi le cas des molécules liées au métabolisme des lipides, ce qui se traduit par une moindre capacité de notre corps à gérer des repas copieux, et une fâcheuse tendance à la prise de poids.

Après la soixantaine, un nouveau cap est franchi. Et c'est tout un tas de processus qui se détériorent : hausse du glucose dans le sang, augmentant le risque de diabète de type 2 ; dégradation des molécules associées aux fonctionnements cardiovasculaires ou rénaux, amoindrissant l'efficacité du système immunitaire… Même notre capacité à digérer le café en prend un coup ! C'est dur de vieillir !…

Ces évolutions liées à l'âge sont similaires chez les hommes et les femmes. En d'autres termes, et contrairement à une idée reçue, les changements hormonaux causés par la ménopause ne sont pas les principaux fautifs de l'accélération du vieillissement observée chez les femmes après la quarantaine. Il y aurait donc une sorte de programmation biologique commune aux deux sexes. Mais pas seulement…

Selon les chercheurs de Stanford, ces âges pivots sont aussi des moments de vie marqués par des changements de comportement, qui pourraient amplifier cette accélération. À partir de la quarantaine, les gens ont tendance à devenir plus sédentaires. Ce manque d'activité physique pourrait être en partie responsable de la dégringolade propre à cet âge. Quant à la soixantaine, c'est le moment de la retraite et on lève parfois un peu trop le pied ! L'hygiène de vie pourrait donc aussi jouer un rôle dans cette déchéance. Rester actif, cultiver les liens sociaux, manger suffisamment de façon équilibrée et en évitant les excès… autant d'actions qui pourraient nous aider à ralentir la course du temps et à atténuer les dégâts causés par l'âge.

Bref, le vieillissement est un fait, c'est inévitable. Et il y a des âges clés où la pente devient de plus en plus raide et où tout s'accélère. Alors, on se retrouve avec un choix à faire : soit on lâche tout, et on ferme les yeux avant l'impact… soit on reprend le volant, on tente de ralentir le plus possible, et on profite de la route.

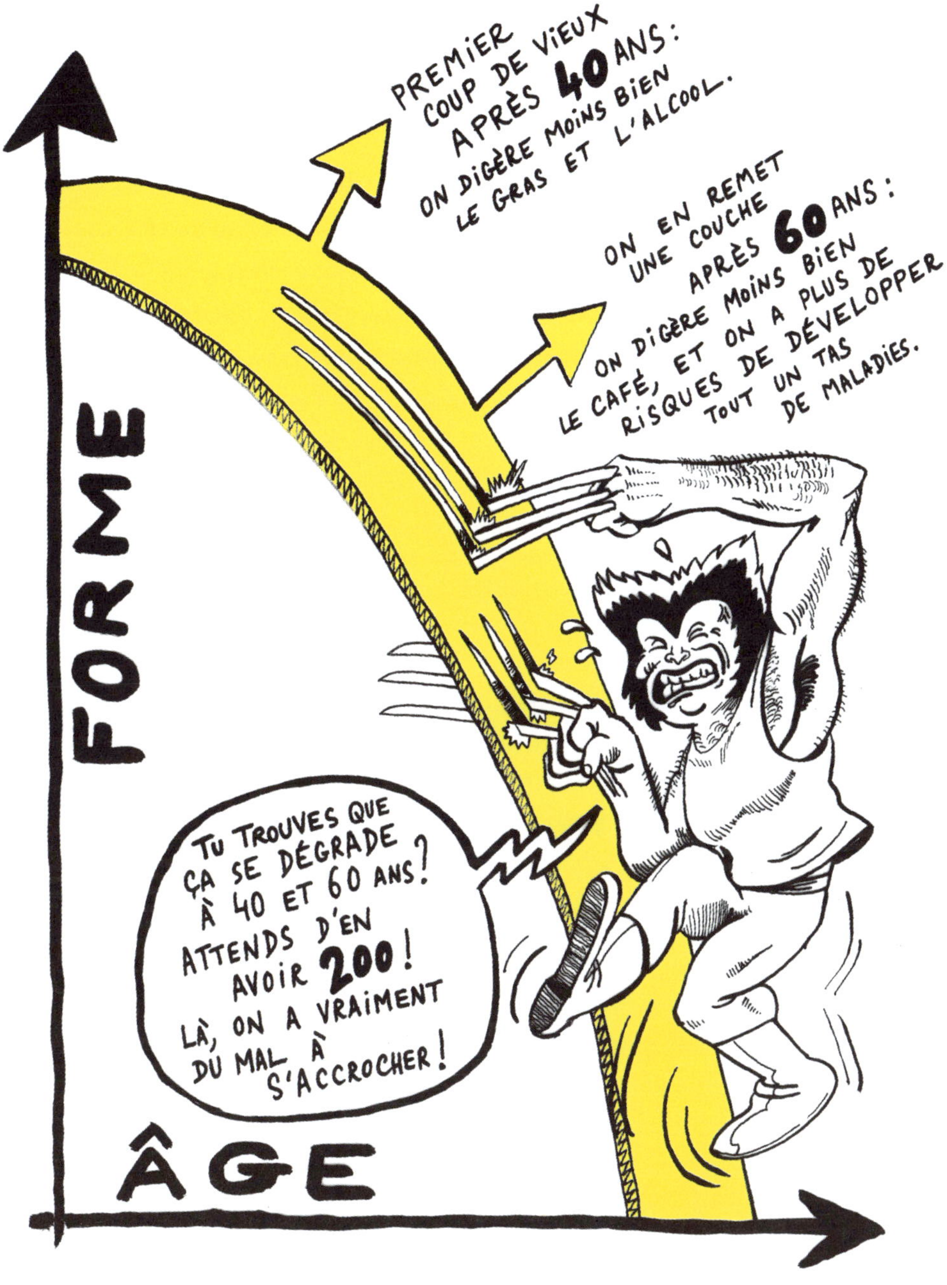

PREMIER COUP DE VIEUX APRÈS 40 ANS : ON DIGÈRE MOINS BIEN LE GRAS ET L'ALCOOL.
ON EN REMET UNE COUCHE APRÈS 60 ANS : ON DIGÈRE MOINS BIEN LE CAFÉ, ET ON A PLUS DE RISQUES DE DÉVELOPPER TOUT UN TAS DE MALADIES.
FORME
TU TROUVES QUE ÇA SE DÉGRADE À 40 ET 60 ANS ? ATTENDS D'EN AVOIR 200 ! LÀ, ON A VRAIMENT DU MAL À S'ACCROCHER !
ÂGE

Pourquoi les cheveux deviennent-ils blancs ?

On ne peut pas y couper : tôt ou tard, on aura tous des cheveux blancs. Le temps n'est pas doux et son passage laisse des traces indélébiles. Et, bien que tout le corps vieillisse, c'est au niveau de la tête qu'on le constate d'abord, surtout chez les hommes : soit les cheveux se mettent à tomber, abandonnant le navire avant qu'il coule, soit ils perdent leur couleur et deviennent blancs comme neige, ou comme des feuilles de papier sortant d'une imprimante sans encre. Pourtant, il se pourrait qu'on dispose encore de cette « encre à cheveux »… C'est juste qu'on ne saurait plus s'en servir…

Pendant longtemps, nous avons cru que les cheveux blancs étaient dus à l'épuisement des cellules chargées de les « peindre » : les *mélanocytes*. Ce sont eux qui produisent la *mélanine*, un pigment naturel qui colore nos cheveux, mais aussi notre peau et nos yeux. Or, le stock de ces cellules n'est pas infini. On pensait donc logiquement qu'à un moment donné il n'y avait plus de mélanocytes, donc plus de production de cette fameuse « encre à cheveux ». Mais ça, c'était avant…

Cette croyance a été démentie par une étude publiée en avril 2023 dans la revue *Nature*[9]. Dans celle-ci, des chercheurs de l'université de New York ont montré, chez la souris, que les cheveux deviennent blancs bien avant l'épuisement du stock de mélanocytes dans le cuir chevelu. Quand il n'y en a plus, il y en a encore… mais pas au bon endroit !

Tout commence dans le *bulge*, réservoir des cellules souches nécessaires à la régénération du cheveu (ou du poil, ça dépend de quelle partie du corps on parle). Cette structure se localise au milieu du follicule pileux, la cavité où prend racine le cheveu et où prendront racine tous ses successeurs. En plus des cellules souches qui donnent naissance au cheveu, le bulge abrite aussi des cellules souches des mélanocytes, qui vont le colorer. Ces dernières sont éveillées au début de chaque cycle, lors de la *phase anagène*, et se différencient (en gros : se transforment) en mélanocytes. Ces mélanocytes fraîchement formés sortent ensuite du bulge et descendent jusqu'au *bulbe pileux*, à la racine du follicule, où ils sécrètent la mélanine pour colorer le cheveu au fur et à mesure qu'il est produit par leurs collègues cellules souches. À la fin du cycle, les mélanocytes sont remerciés et remplacés. Mais, au bout d'un moment, dans le bulge, c'est la crise : il n'y a plus de cellules souches de mélanocytes, donc on ne peut pas remplacer les mélanocytes qui viennent de faire correctement leur travail, et le cheveu perd sa couleur pour toujours.

Toutefois, cet épuisement de cellules souches de mélanocytes n'est pas tout à fait exact. Certes, il n'y en a plus dans le bulge, mais il y en a ailleurs. En réalité, à chaque cycle, lorsque ces cellules souches deviennent des mélanocytes et descendent vers le bulbe pileux, une partie s'égare à mi-chemin. Comme des moutons hésitants qui regarderaient certains de leurs congénères se préparer et partir devant en courant… Eux, ils se préparent partiellement (les cellules souches commencent à se différencier en mélanocytes, mais ne finissent pas tout à fait leur transformation) et parcourent la moitié du chemin. À la fin de la phase anagène, ces brebis égarées voient qu'il est trop tard et font demi-tour vers le bulge, où elles redeviennent des cellules souches de mélanocytes. Avec le temps, elles ont de plus en plus de mal à revenir, et se perdent en route, entre le bulge et le bulbe. Dans ce « no man's land capillaire », ces cellules ne reçoivent plus aucun signal : ni celui de redevenir des cellules souches, ni celui de finir leur différenciation. Elles sont donc condamnées à rester dans un entre-deux, à demeurer des hybrides, mi-figue mi-raisin, à mi-chemin entre la cellule souche et le mélanocyte.

L'épuisement de cellules souches de mélanocytes dans le bulge est donc la conséquence de cet égarement. Il suffirait de leur montrer le chemin du retour à la maison pour qu'elles puissent redevenir des cellules souches et revitaliser le stock de mélanocytes. Il y a de l'espoir, je vais peut-être garder mes cheveux noirs !

Malheureusement, pour le moment, les chercheurs ne savent pas du tout comment ramener ces cellules égarées à bon port… Que c'est frustrant ! C'est comme si on avait perdu la clé d'un placard rempli de cartouches d'encre : elles sont là, à côté, mais impossible de les utiliser. Il nous reste donc deux options : nous teindre les cheveux et espérer que ça ne se voit pas trop… ou accepter que tout a une fin… (y compris mes cheveux noirs !).

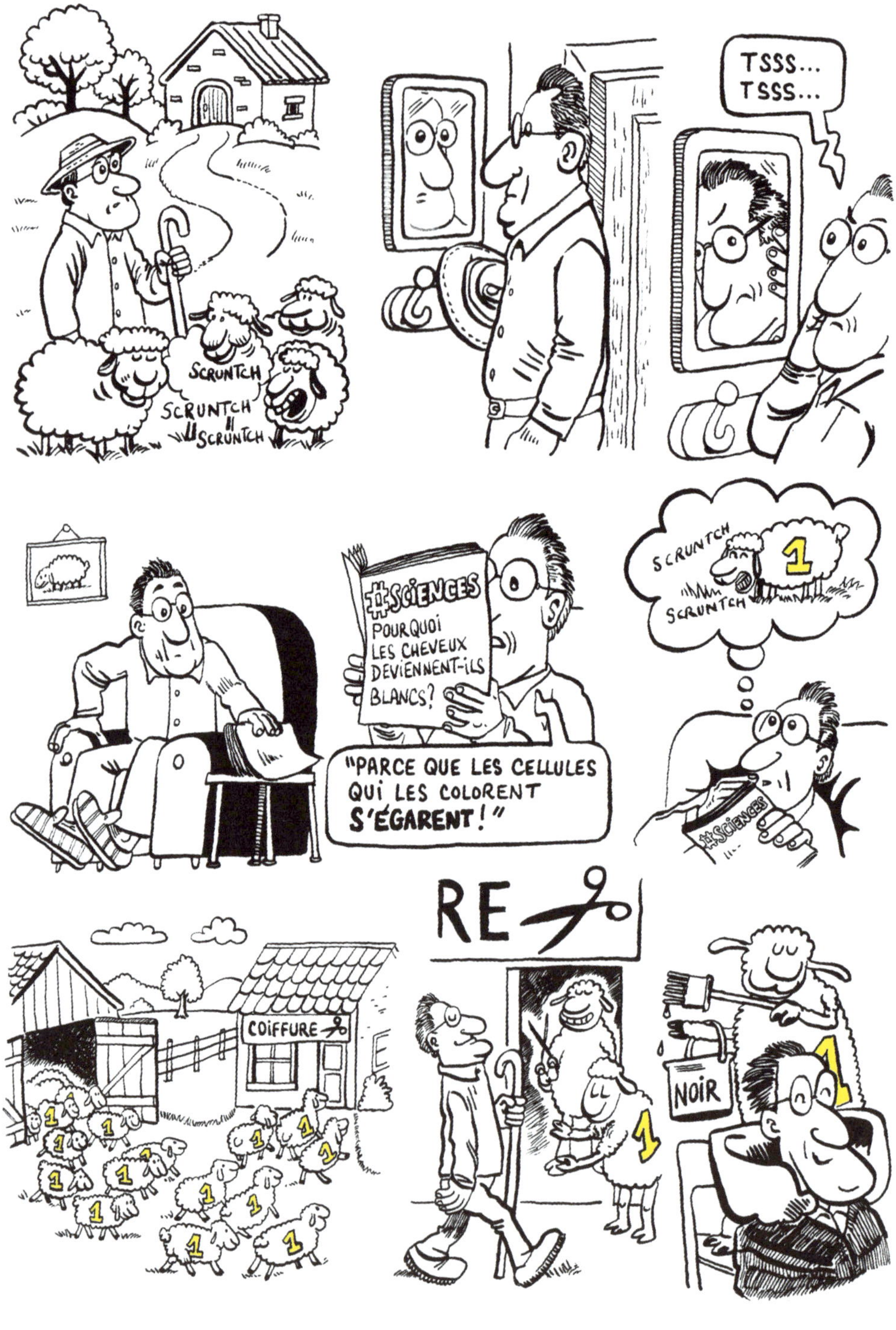
SCRUNTCH
SCRUNTCH
SCRUNTCH
TSSS...
TSSS...
#SCIENCES
POURQUOI LES CHEVEUX DEVIENNENT-ILS BLANCS?
"PARCE QUE LES CELLULES QUI LES COLORENT S'ÉGARENT!"
SCRUNTCH
SCRUNTCH
1
#SCIENCES
COIFFURE
RE
NOIR

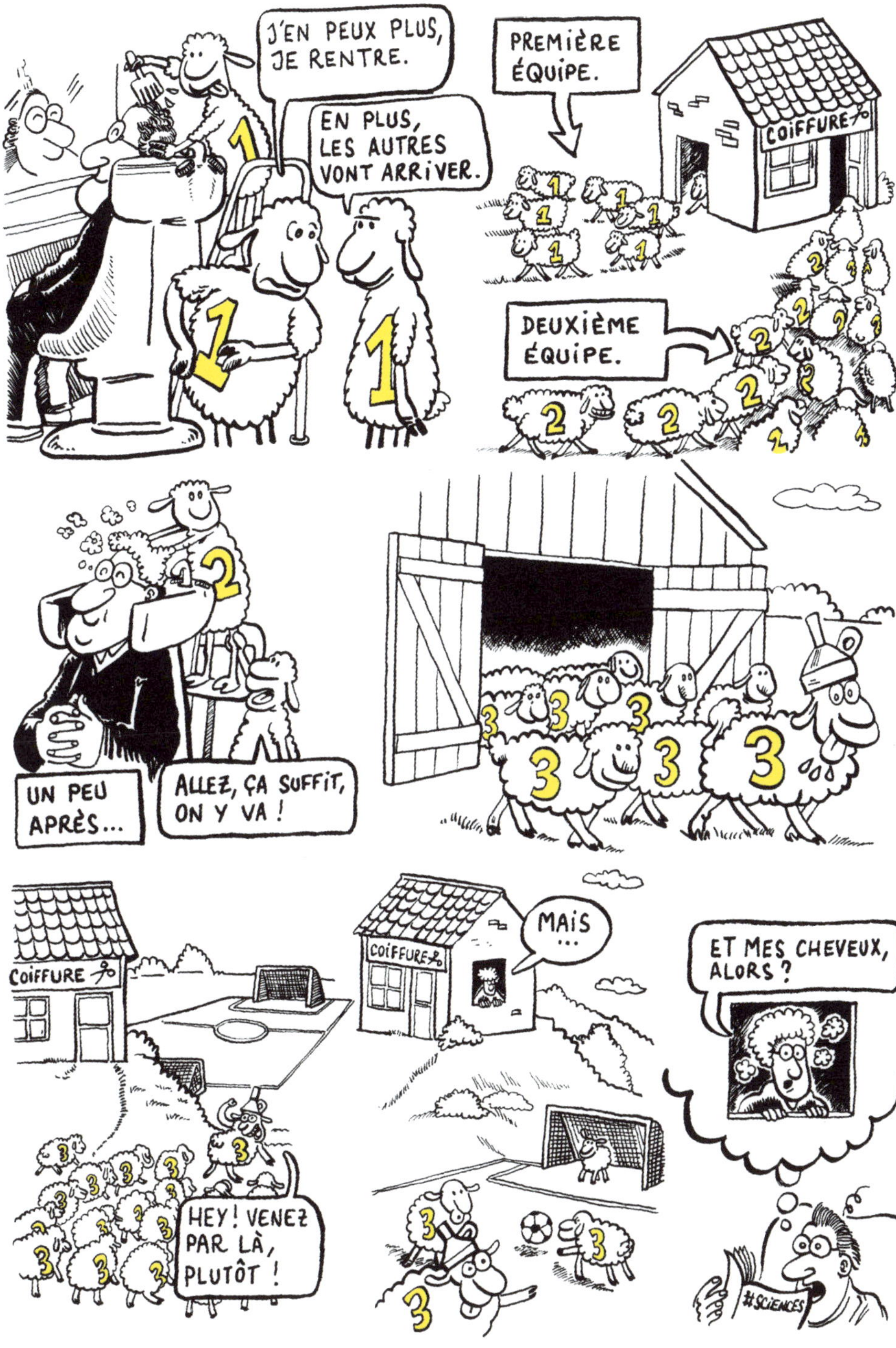
J'EN PEUX PLUS, JE RENTRE.
EN PLUS, LES AUTRES VONT ARRIVER.
PREMIÈRE ÉQUIPE.
COIFFURE
DEUXIÈME ÉQUIPE.
UN PEU APRÈS...
ALLEZ, ÇA SUFFIT, ON Y VA !
COIFFURE
HEY ! VENEZ PAR LÀ, PLUTÔT !
COIFFURE
MAIS ...
ET MES CHEVEUX, ALORS ?
#SCIENCES

Le stress, accélérateur officiel du vieillissement ?

Le corps aime la stabilité. Pour bien fonctionner, cette machine ultraperformante a besoin que tout le système soit en équilibre constant. Elle est donc toujours à la recherche de l'homéostasie, l'équilibre corporel parfait : température constante, rythme cardiaque stable, glycémie régulière, rapport acido-basique balancé, etc. Bref, notre corps aime la routine et déteste les surprises, surtout quand elles sont stressantes... Au point de nous faire vieillir plus vite ?

Le stress a un énorme pouvoir perturbateur pour le corps humain. Parlons d'abord des moments de grand stress, qui dérégulent la stabilité tant recherchée. C'est notamment le cas des accidents, des maladies graves ou des chirurgies d'urgence. Durant ces événements critiques, tout l'organisme est chamboulé, et la survie dépend en grande partie de la capacité du corps à retrouver l'équilibre (l'*homéostasie*). Et si on s'en sort, ce n'est pas sans conséquences : les grands stress corporels sont tellement rudes qu'ils nous font vieillir plus rapidement. Selon une étude publiée dans *Cell Metabolism* en 2023 par des chercheurs des universités de Harvard et de Duke, ces situations peuvent augmenter notre âge biologique de 25 %[10] ! Autrement dit, le corps d'un quadragénaire prendrait dix ans d'un coup à cause de ce stress.

En réalité, l'âge biologique n'est pas forcément synchronisé à l'âge chronologique. Le vieillissement est terriblement injuste et deux personnes nées la même année n'auront pas nécessairement la même espérance de vie ni le même risque de développer des maladies liées à l'âge. Cela va dépendre de leur génétique, de leur hygiène de vie (tabac, alcool, alimentation, activité physique...), des accidents de la vie, etc. Précisément, les chirurgies d'urgence et les maladies graves font partie de ces accidents de la vie qui pèsent sur l'âge biologique.

Les chercheurs de cette étude ont remarqué l'impact des chirurgies lourdes sur le vieillissement en étudiant quelque chose de complètement différent. Ils voulaient savoir si le sang d'une vieille souris pouvait accélérer le vieillissement d'une souris plus jeune. Pour cela, ils ont eu l'idée de « joindre » deux souris chirurgicalement (en les cousant ensemble... oui, c'est horrible, on en frissonne...), pendant trois mois. Certains « duos » avaient le même âge (3 mois), dans d'autres cas une souris était moins âgée que l'autre (3 et 20 mois respectivement). Ainsi, les systèmes circulatoires des souris ont fusionné et leurs sangs se sont mélangés. Sans surprise, les scientifiques ont constaté que l'âge biologique des souris jeunes augmentait au contact du sang des souris plus âgées. Mais c'était aussi le cas lorsqu'elles étaient jointes à des souris du même âge : c'est-à-dire que l'intervention elle-même (on peut imaginer le stress qu'elle a pu générer) suffisait à les faire vieillir plus vite.

Surpris par cette découverte, les chercheurs ont étudié l'âge biologique de personnes âgées ayant subi des chirurgies d'urgence (en analysant leur sang également). Comme l'âge biologique des souris, le leur augmentait, et ce phénomène était visible à peine vingt-quatre heures après la chirurgie. C'était aussi le cas de patients en réanimation à la suite d'un covid, ainsi que de femmes enceintes.

La bonne nouvelle, c'est que l'âge biologique de tout ce petit monde revient à la normale une fois que le corps s'est rétabli du stress. Le vieillissement n'est donc pas définitif, si toutefois l'événement stressant prend fin et si le corps a le temps et les ressources nécessaires pour s'en remettre.

Outre ces cas graves, le stress psychologique a aussi un impact sur le vieillissement. Des chercheurs de l'université Hachémite en Jordanie et de l'université de Floride ont mis en évidence que des personnes exposées à des événements d'une grande violence (en l'occurrence, des réfugiés syriens ayant survécu à des massacres ou à la guerre civile) avaient un âge biologique plus élevé que d'autres, mais seulement si elles étaient enfants au moment des faits[11]. Par conséquent, le stress est d'autant plus grave quand il survient durant le développement de l'enfant.

Ce vieillissement prématuré serait causé en partie par une accélération du rythme auquel les cellules souches sont utilisées, précipitant plus rapidement leur épuisement. C'est notamment le cas des *mélanocytes*, qui colorent les cheveux, selon une étude prenant les souris pour sujets, publiée en 2020 par des chercheurs de Harvard[12]. Quand on dit « se faire des cheveux blancs », on n'a donc pas forcément tort.

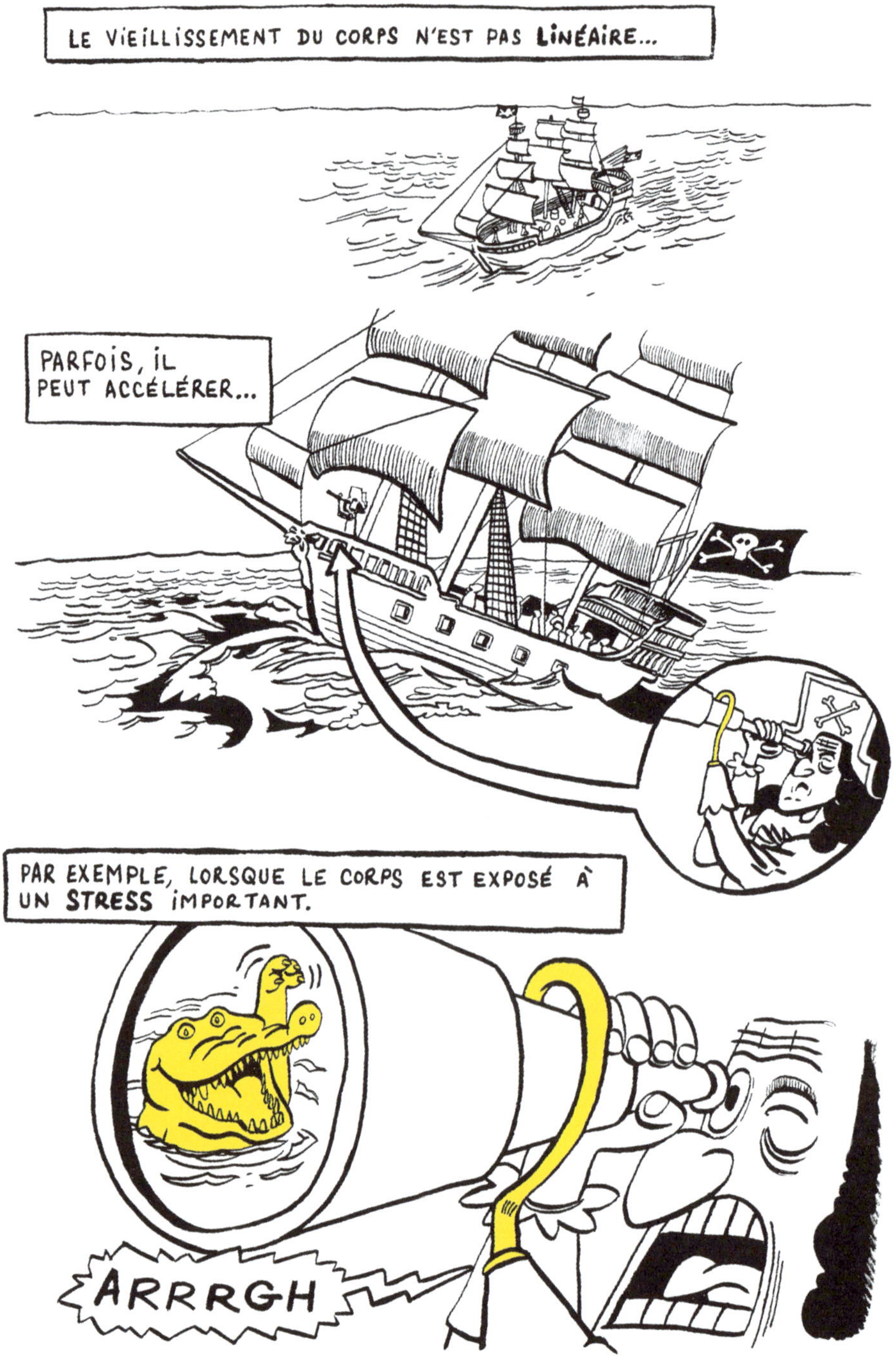
LE VIEILLISSEMENT DU CORPS N'EST PAS LINÉAIRE...
PARFOIS, IL PEUT ACCÉLÉRER...
PAR EXEMPLE, LORSQUE LE CORPS EST EXPOSÉ À UN STRESS IMPORTANT.
ARRRGH

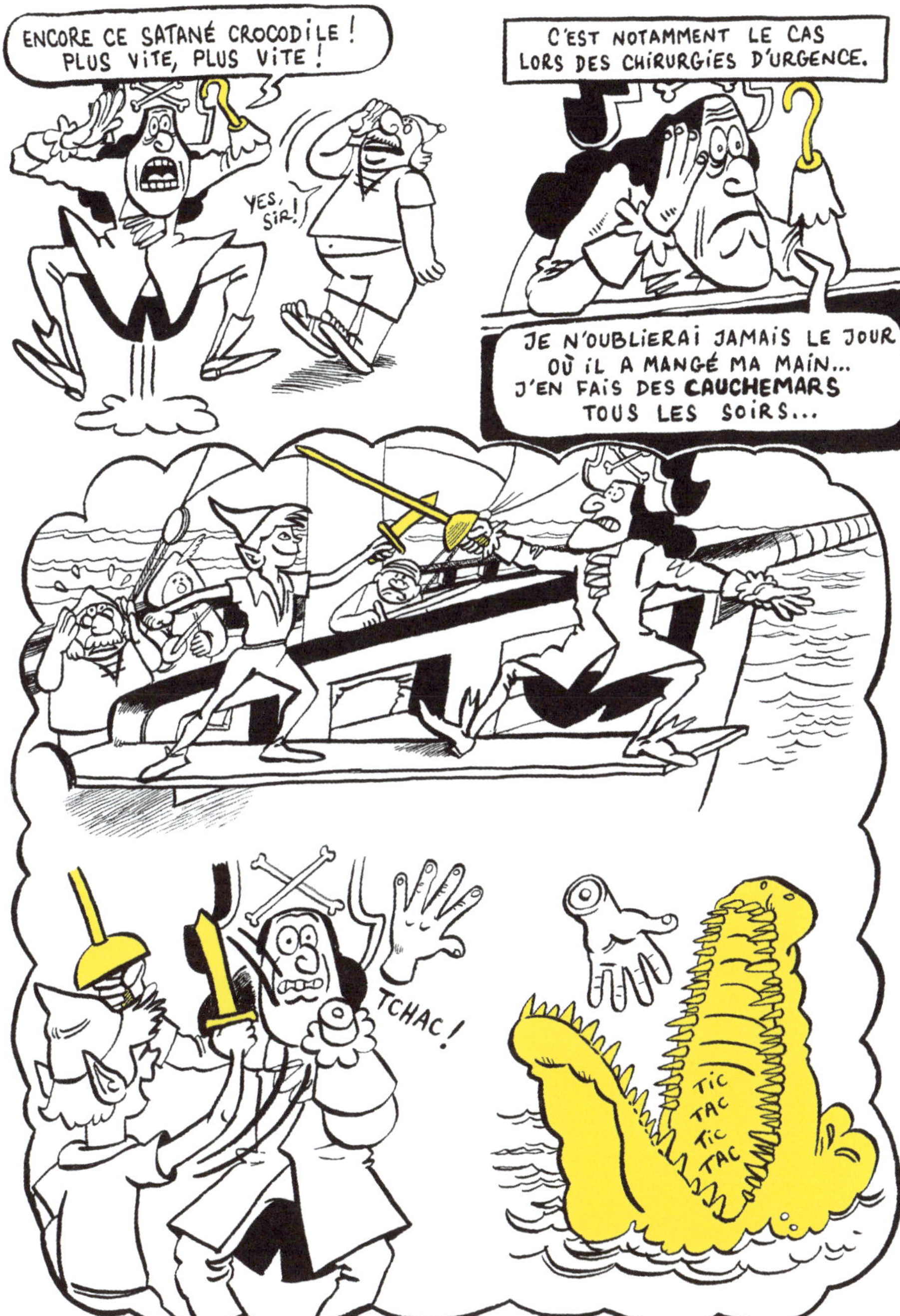
ENCORE CE SATANÉ CROCODILE ! PLUS VITE, PLUS VITE !
YES, SIR !
C'EST NOTAMMENT LE CAS LORS DES CHIRURGIES D'URGENCE.
JE N'OUBLIERAI JAMAIS LE JOUR OÙ IL A MANGÉ MA MAIN… J'EN FAIS DES **CAUCHEMARS** TOUS LES SOIRS…
TCHAC !
TIC TAC TIC TAC

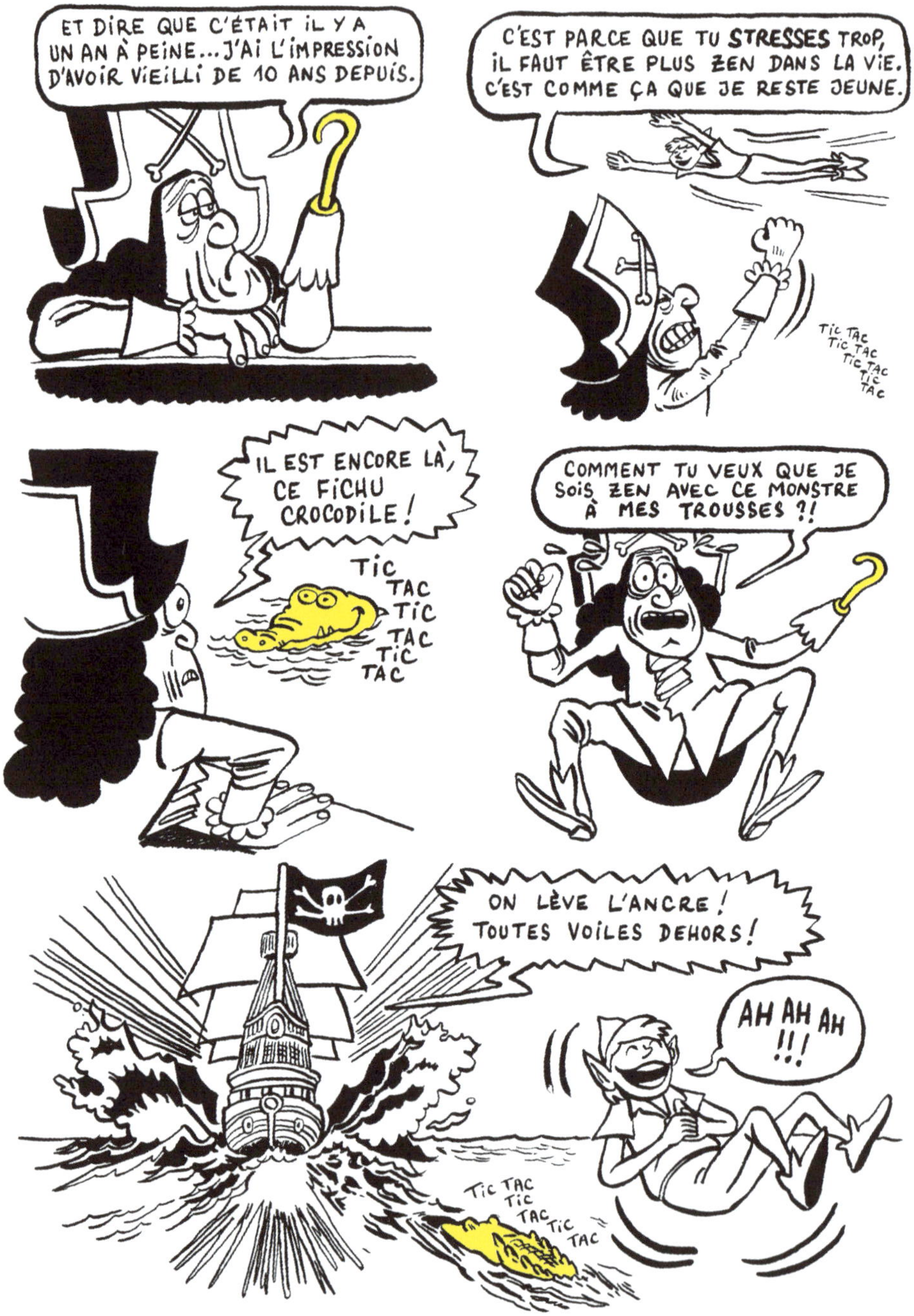
ET DIRE QUE C'ÉTAIT IL Y A UN AN À PEINE... J'AI L'IMPRESSION D'AVOIR VIEILLI DE 10 ANS DEPUIS.
C'EST PARCE QUE TU STRESSES TROP, IL FAUT ÊTRE PLUS ZEN DANS LA VIE. C'EST COMME ÇA QUE JE RESTE JEUNE.
TIC TAC TIC TAC TIC TAC TIC TAC
IL EST ENCORE LÀ, CE FICHU CROCODILE !
TIC TAC TIC TAC TIC TAC
COMMENT TU VEUX QUE JE SOIS ZEN AVEC CE MONSTRE À MES TROUSSES ?!
ON LÈVE L'ANCRE ! TOUTES VOILES DEHORS !
AH AH AH !!!
TIC TAC TIC TAC TIC TAC

Quand les virus nous volent notre temps

Depuis que la vie existe, les virus font partie de notre quotidien. Ces zombies de la nature, à moitié morts et à moitié vivants, ne peuvent pas vivre sans un organisme hôte… qu'ils s'efforcent de tuer aussitôt qu'ils l'habitent. S'ils n'arrivent pas à éliminer leur proie, ils s'y accrochent avec ténacité pour rester en vie, même si, pour cela, ils doivent faire le mort. Certains se planquent dans des coins obscurs (jusque dans les yeux !) pour que le système immunitaire ne les repère pas lors de ses patrouilles. D'autres vont plus loin et intègrent leur information génétique dans l'ADN de l'hôte, pour l'y cacher à la vue de tous. Mais, de temps en temps, ces virus dormants se réveillent… Que se passe-t-il alors ?

Ils se font discrets, mais se dissimulent directement dans nos génomes. Ces virus squatteurs, nous en avons tous dans nos cellules. Ils proviennent d'anciennes infections virales dues à des *rétrovirus*, qui ont la capacité de transformer leur information génétique d'ARN en ADN. Rappelez-vous vos cours de bio : l'ARN est une copie mobile de l'ADN ; ce dernier peut être transcrit en ARN, mais l'inverse est aussi possible. C'est justement le cas pour ces gènes viraux : une fois rétrotranscrits (ARN > ADN), ils peuvent s'incruster dans notre ADN, et y rester… pour l'éternité. Ils passent tranquillement de leur hôte initial à sa descendance, et ainsi de suite, bien au chaud dans leurs cachettes.

Au fil du temps, une bonne partie de ces gènes d'origine virale a été modifiée par des mutations et autres modifications génétiques : les virus sont devenus inactifs ou bien les gènes en question ont trouvé une utilité dans la cellule. Cependant, certaines de ces séquences virales demeurent telles quelles et sont donc toujours capables de fabriquer de nouvelles copies du virus originel.

Face à cette éventualité, l'évolution n'est pas restée les bras croisés. Alors qu'elle a courageusement éliminé la plupart des séquences virales présentes dans des régions facilement accessibles de l'ADN – pour la simple et bonne raison que celles-ci permettaient la production de virus et nuisaient à la cellule –, elle a été plus coulante avec les séquences bien planquées à l'abri du système de lecture des gènes.

De fait, la plupart des séquences virales qui demeurent dans le génome sont dans des régions peu accessibles, où les virus ne s'activent que rarement. Ces séquences n'étant pas très nuisibles, la sélection naturelle les a, en quelque sorte, laissées tranquilles. Ce n'est pas volontairement que la cellule place ces séquences dans ces régions peu accessibles, c'est l'évolution qui l'a voulu ainsi.

Dans ces régions protégées, la *méthylation* est plus forte ; en d'autres termes, des sortes de balises (nommées *méthyles*) sont ajoutées sur l'ADN, pour modifier l'*épigénétique* (mécanismes régulateurs de l'expression des gènes) dans ces régions. Le but ? Qu'elles ne soient pas accessibles au mécanisme de transcription (vous savez, celui qui fabrique les copies ARN à partir de l'ADN pour permettre la production de protéines codées par les gènes). Tout cela est un peu compliqué… Pour simplifier, c'est un peu comme si on posait une couverture sur la cage d'un perroquet, il va penser que c'est la nuit et va s'endormir. Ainsi, les instructions pour fabriquer le virus ne sont pas lues et les protéines qui le constituent ne sont pas produites.

Mais, avec l'âge, tout se détériore, y compris ledit système de protection. Les régions dangereuses ne sont plus aussi bien cachées, car leur niveau de méthylation baisse. Sans la fameuse « couverture », les morts-vivants se réveillent : leurs gènes sont lus, leurs protéines sont produites, de nouveaux virus sont générés, et une nouvelle attaque sur la cellule commence.

Selon une étude de l'Académie chinoise de sciences, publiée en janvier 2023 dans la revue *Cell*, cette activation virale accélère le vieillissement de la cellule attaquée[13]. Grâce à un système qui leur permettait d'activer ou d'inactiver ces séquences virales à volonté, les chercheurs ont démontré que l'expression de ces gènes viraux dans de jeunes cellules suffisait pour accélérer le processus de vieillissement cellulaire. En somme, les cellules touchées vieillissent plus tôt et plus vite que les cellules non touchées.

Reste à savoir comment ces séquences causent ce vieillissement prématuré et accéléré. Rien de plus simple : une fois lues, elles font produire à la cellule des particules virales qui activent l'immunité innée de la cellule. Pour se défendre, la cellule va ensuite générer un état inflammatoire… État qui finit évidemment par lui nuire et par accélérer sa dégradation, en un magnifique cercle vicieux. En outre, les nouveaux virus ne s'arrêtent pas là :

ils peuvent ensuite sortir de cette cellule et aller en infecter d'autres, causant leur vieillissement en cascade.

Heureusement, certains virus cachés dans nos corps peuvent être, dans certains cas, bénéfiques, et nous aideraient même à ralentir le vieillissement ! C'est le cas, par exemple, du *cytomégalovirus*, qui appartient à la famille des virus de l'herpès et qui a déjà infecté la grande majorité des habitants de notre planète. Depuis, il « dort » dans nos corps, sans générer le moindre symptôme chez la plupart d'entre nous. Il se réveille principalement lorsqu'il sent que l'hôte est affaibli – par une grossesse ou une immunodépression, par exemple. Il s'active aussi lorsque les cellules sont trop vieilles et deviennent *sénescentes*, un état où la cellule ne peut plus se multiplier, précédant la mort cellulaire. Ces cellules trop gagas accélèrent le vieillissement des cellules autour d'elles ; il est donc utile de les éliminer, et c'est là que le *cytomégalovirus* entre en jeu. Dans une étude publiée en mars 2023 dans *Cell*, des chercheurs de l'université de Harvard montrent que les cellules sénescentes infectées par ces virus sont plus rapidement reconnues et détruites par le système immunitaire[14]. En d'autres termes, l'éveil du cytomégalovirus permet d'éliminer plus vite les cellules sénescentes, protégeant leur environnement d'un vieillissement prématuré. Ce virus nous aide donc, sans le vouloir, à vieillir plus lentement.

Conclusion : certains virus sont définitivement mauvais, mais d'autres semblent avoir bon fond, du moins pour ce qui concerne notre vieillissement.

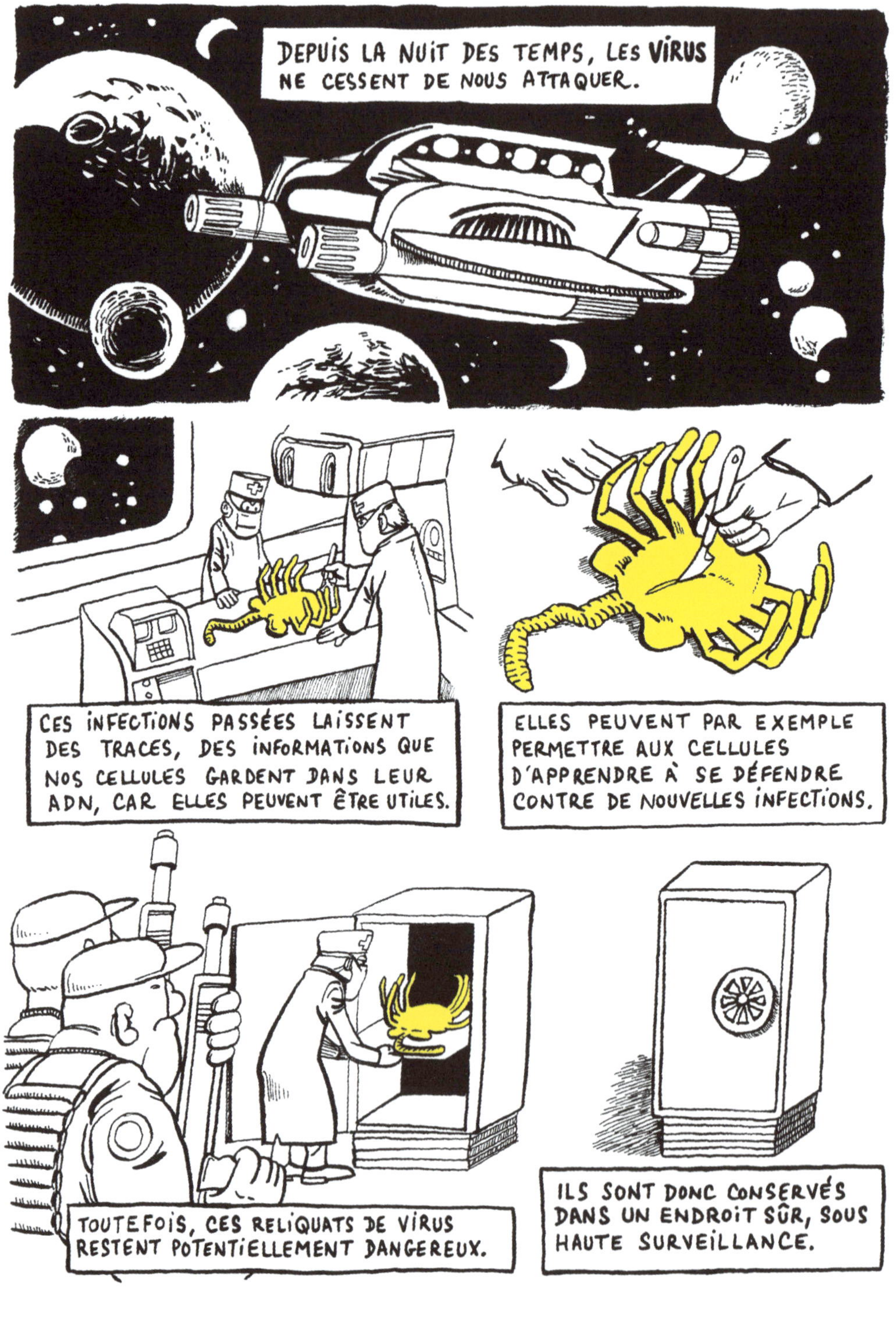
DEPUIS LA NUIT DES TEMPS, LES **VIRUS** NE CESSENT DE NOUS ATTAQUER.
CES INFECTIONS PASSÉES LAISSENT DES TRACES, DES INFORMATIONS QUE NOS CELLULES GARDENT DANS LEUR ADN, CAR ELLES PEUVENT ÊTRE UTILES.
ELLES PEUVENT PAR EXEMPLE PERMETTRE AUX CELLULES D'APPRENDRE À SE DÉFENDRE CONTRE DE NOUVELLES INFECTIONS.
TOUTEFOIS, CES RELIQUATS DE VIRUS RESTENT POTENTIELLEMENT DANGEREUX.
ILS SONT DONC CONSERVÉS DANS UN ENDROIT SÛR, SOUS HAUTE SURVEILLANCE.

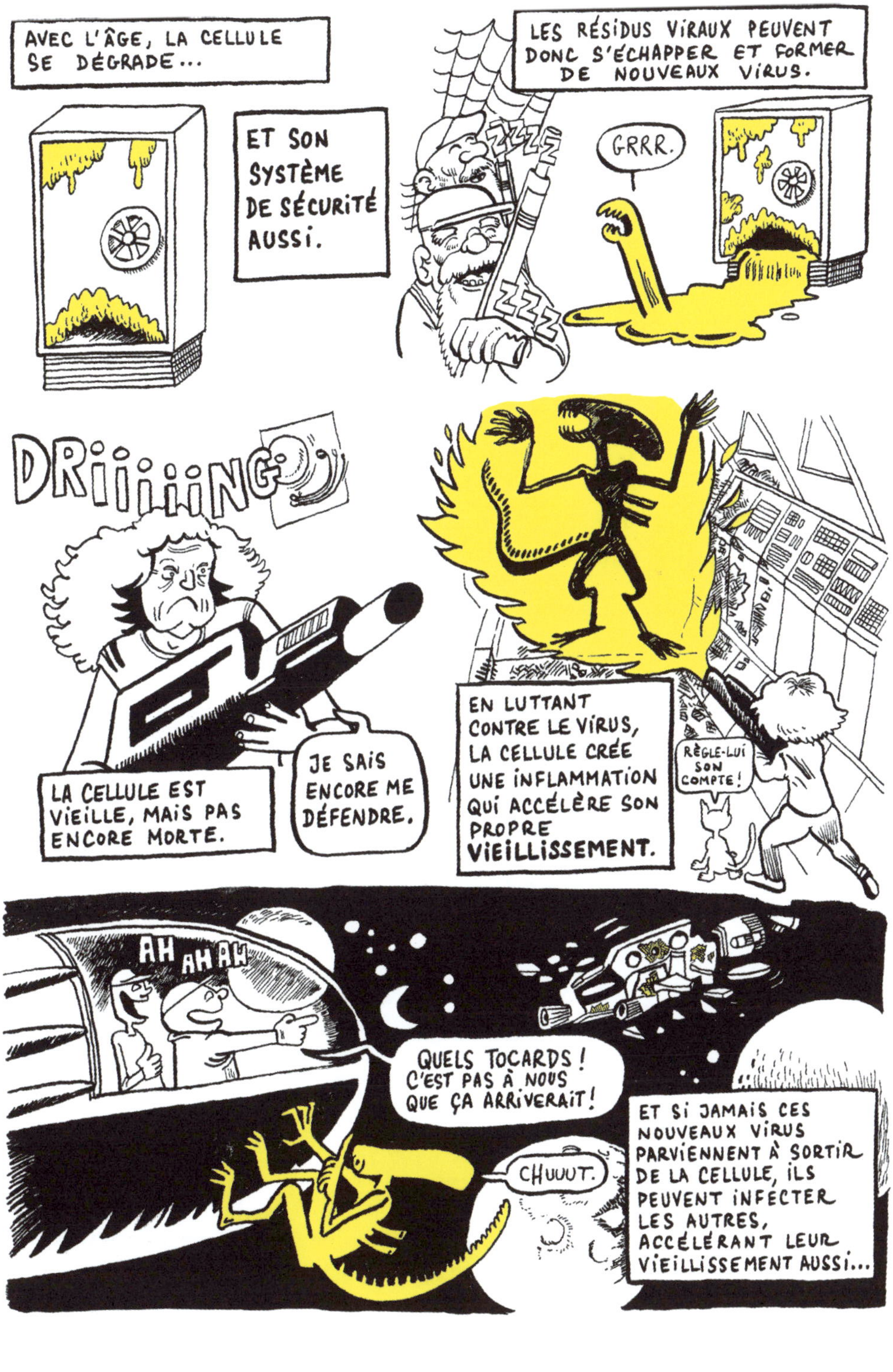
AVEC L'ÂGE, LA CELLULE SE DÉGRADE...
ET SON SYSTÈME DE SÉCURITÉ AUSSI.
LES RÉSIDUS VIRAUX PEUVENT DONC S'ÉCHAPPER ET FORMER DE NOUVEAUX VIRUS.
ZZZZ
GRRR.
DRiiiiiNG
LA CELLULE EST VIEILLE, MAIS PAS ENCORE MORTE.
JE SAIS ENCORE ME DÉFENDRE.
EN LUTTANT CONTRE LE VIRUS, LA CELLULE CRÉE UNE INFLAMMATION QUI ACCÉLÈRE SON PROPRE VIEILLISSEMENT.
RÈGLE-LUI SON COMPTE !
AH AH AH
QUELS TOCARDS ! C'EST PAS À NOUS QUE ÇA ARRIVERAIT !
CHUUUT.
ET SI JAMAIS CES NOUVEAUX VIRUS PARVIENNENT À SORTIR DE LA CELLULE, ILS PEUVENT INFECTER LES AUTRES, ACCÉLÉRANT LEUR VIEILLISSEMENT AUSSI...

Les femmes vieillissent-elles mieux que les hommes ?

Avez-vous déjà remarqué qu'en général les mamies vieillissent mieux et vivent plus longtemps que les papis ? Je le vois dans ma famille, par exemple : mon grand-père est décédé à 100 ans, alors que ma grand-mère vient de fêter ses 101 ans, et elle est encore en forme, prête pour dix de plus. Comment cela se fait-il ? Y a-t-il une explication biologique à cette différence, ou s'agit-il simplement d'un pur hasard ?

Les hommes et les femmes grandissent et mûrissent presque au même rythme. C'est à peu près aux mêmes âges qu'ils atteignent la puberté, qu'ils ont leur premier enfant, ou encore leurs premiers cheveux blancs. Mais cette synchronicité se brise autour de la soixantaine : les femmes et les hommes vieillissent et développent des maladies liées à l'âge, mais ces dames paraissent plus résilientes, et finissent par casser leur pipe un peu plus tard.

En France, par exemple, l'espérance de vie des femmes est de 85,6 ans, presque six ans de plus que celle de leurs compatriotes masculins (80 ans). Si on regarde la liste des personnes qui ont vécu le plus longtemps (disponible sur Wikipédia), la différence est encore plus flagrante : le premier homme, le Japonais Jiroemon Kimura, a vécu 116 ans et 54 jours, âge respectable, certes, mais dépassé par vingt-sept femmes, dont la Française Jeanne Calment, morte à 122 ans et 164 jours.

La domination de la longévité féminine se reproduit partout dans le monde, peu importe la culture, l'hygiène, le régime alimentaire, les guerres, les famines, etc., montrant qu'il y a probablement une base biologique à tout cela.

En réalité, les femmes ne vivent pas seulement plus longtemps, elles vieillissent aussi en meilleure santé. Leur cerveau vieillit plus lentement que celui des hommes et elles gardent une meilleure mémoire, sauf en cas de démence… Paradoxalement, les femmes en souffrent plus que les hommes : elles sont davantage atteintes par la maladie d'Alzheimer, par exemple, surtout si elles ont connu une ménopause précoce (entre 40 et 45 ans). Mis à part cela, les femmes vieillissent en général bien mieux que les hommes. Mais pourquoi ?

Des chercheurs de l'université de Californie à San Francisco se sont posé la question[15]. Et il semblerait que la réponse se trouve cachée au fond de nos cellules. Les femmes parviendraient à déclencher un vrai superpouvoir… qui s'active seulement à un certain âge.

Pour le comprendre, il nous faut plonger au centre de la cellule, dans le noyau cellulaire, qui héberge les chromosomes. Nous, les humains, possédons 23 paires de chromosomes, une copie venant du père et une autre de la mère. Le 23e couple de chromosomes est particulier, car il diffère selon les hommes et les femmes (c'est d'ailleurs cette différence qui détermine si le corps se développe au masculin ou au féminin) : les femmes ont deux copies d'un chromosome X (l'un venant du père, l'autre de la mère), les hommes ont un seul chromosome X accompagné d'un chromosome plus court nommé Y.

Chez les femmes, qui portent donc deux chromosomes X avec les mêmes gènes, seule une des copies de chaque gène est exprimée, l'autre est *silenciée*, c'est-à-dire que le gène n'est pas lu et ne s'exprime pas. Les hommes, eux, par définition, n'ont qu'une copie des gènes du chromosome X. Et c'est là qu'ils sont lésés : ils ne possèdent qu'une copie active de ces gènes, alors que les femmes, au bout d'un certain âge, peuvent en avoir deux !

L'étude californienne montre que des souris femelles âgées de 22 mois – ce qui équivaut à environ 65 ans chez les humains – augmentent l'expression de leurs gènes du chromosome X en arrêtant de silencier une des copies. Cette astuce est particulièrement visible au niveau de l'*hippocampe*, structure cérébrale importante pour la mémoire et l'apprentissage. L'un des gènes qui bénéficient le plus de cette « libération » est le gène *Plp1*, qui code pour un composant de la *myéline*. Et c'est quoi, la myéline ? Rien à voir avec le miel, il s'agit d'une membrane qui recouvre les cellules cérébrales et facilite la circulation d'information entre les neurones.

Voilà qui tombe à pic : cette protection supplémentaire des neurones vient contrer le déclin cognitif naturel lié à l'âge, protégeant la mémoire et la cognition en général, et aidant ainsi les femmes à vieillir en meilleure santé. Si les hommes avaient les mêmes cartes en main (les chercheurs les leur ont données d'ailleurs, en augmentant artificiellement la quantité de Plp1 chez les souris mâles), ils bénéficieraient aussi de ce boost cognitif. Mais, hélas, ce n'est pas le cas. La nature est vraiment injuste, parfois.

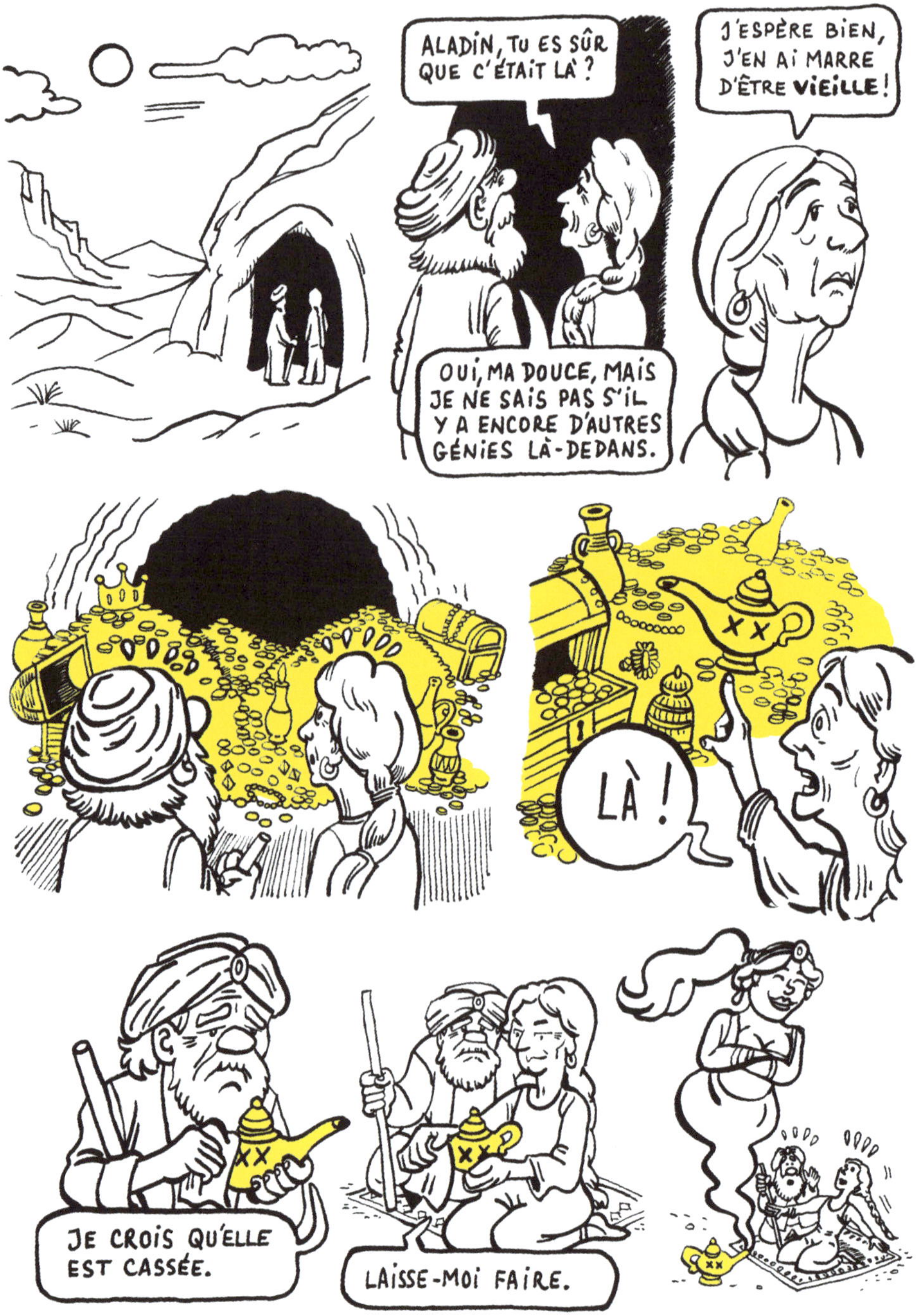
ALADIN, TU ES SÛR QUE C'ÉTAIT LÀ ?
OUI, MA DOUCE, MAIS JE NE SAIS PAS S'IL Y A ENCORE D'AUTRES GÉNIES LÀ-DEDANS.
J'ESPÈRE BIEN, J'EN AI MARRE D'ÊTRE **VIEILLE** !
LÀ !
JE CROIS QU'ELLE EST CASSÉE.
LAISSE-MOI FAIRE.

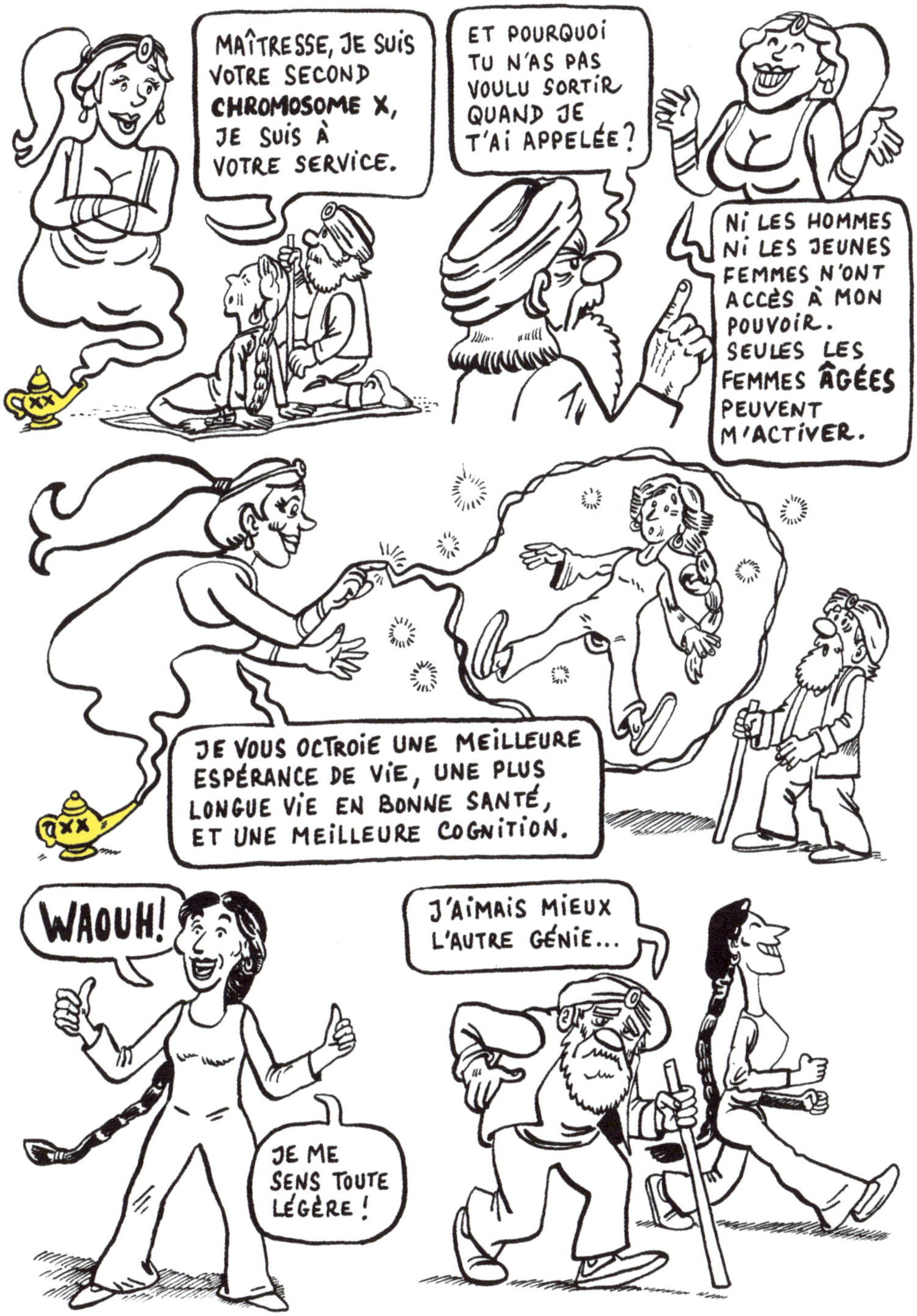
MAÎTRESSE, JE SUIS VOTRE SECOND **CHROMOSOME X**, JE SUIS À VOTRE SERVICE.
ET POURQUOI TU N'AS PAS VOULU SORTIR QUAND JE T'AI APPELÉE ?
NI LES HOMMES NI LES JEUNES FEMMES N'ONT ACCÈS À MON POUVOIR. SEULES LES FEMMES **ÂGÉES** PEUVENT M'ACTIVER.
JE VOUS OCTROIE UNE MEILLEURE ESPÉRANCE DE VIE, UNE PLUS LONGUE VIE EN BONNE SANTÉ, ET UNE MEILLEURE COGNITION.
WAOUH !
JE ME SENS TOUTE LÉGÈRE !
J'AIMAIS MIEUX L'AUTRE GÉNIE...

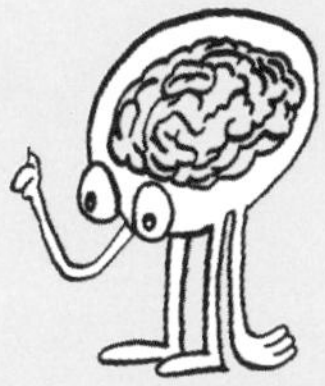

Le cerveau : organe le plus mystérieux

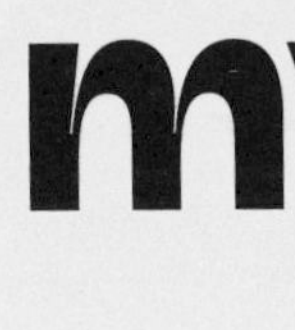

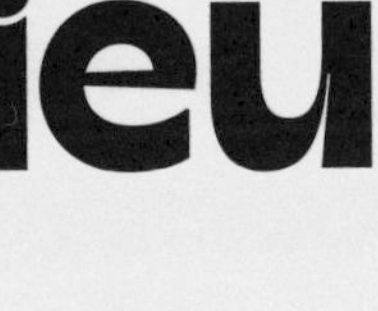

41 °C dans le cerveau : un feu intérieur qu'on ne soupçonne pas

Le cerveau est sans doute l'un des organes qui travaille le plus. Il bosse sans arrêt, et brûle une grande partie de l'énergie que nous consommons. Même la nuit, il est occupé à nous faire rêver… Pas de répit pour ce forcené du boulot ! Avec toute cette activité, il n'est pas surprenant qu'il chauffe, pouvant atteindre des températures qui seraient considérées comme de la fièvre n'importe où ailleurs dans le corps. Au point de risquer l'embrasement ?

On admet généralement que la température normale du corps est d'environ 37 °C. Une température au repos supérieure à 38 °C est donc considérée comme de la fièvre. Puisque le cerveau fait partie du corps, on pourrait imaginer que les mêmes standards s'y appliquent. Mais ça, c'est mal connaître cet organe addict au travail.

En effet, le cerveau est en constante activité, au point qu'il consomme 20 % de l'énergie utilisée par le corps, alors qu'il ne représente que 2 % de son poids total. De fait, c'est lui qui gère tout ! On ne l'utilise pas que pour réfléchir, c'est aussi lui qui s'occupe de toutes les fonctions autonomes du corps. Et il y a un tas de choses que l'on fait sans réfléchir : on marche sans y penser, on respire sans y penser, on digère sans y penser… En réalité, on n'a pas besoin de penser à grand-chose : presque toutes nos actions quotidiennes se font automatiquement, machinalement. Le cerveau donne tous ses ordres en silence, derrière les rideaux, en coulisses. Comme un usager face à son ordinateur, on ne voit que ce qui est affiché à l'écran, mais le plus gros de la besogne se déroule en arrière-plan, où est traitée une quantité énorme de données pour que tout le système fonctionne sans accrocs.

Fort logiquement, comme les ordinateurs, le cerveau chauffe à mort à cause de cette activité frénétique. Il semble même être en feu comparé au reste du corps : chez une personne en bonne santé, certaines régions du cerveau peuvent monter jusqu'à 41 °C ! Normalement, si un thermomètre dans la bouche ou sous les aisselles affiche une température aussi élevée, c'est direction les urgences !

Cette découverte a été réalisée par des chercheurs du laboratoire de biologie moléculaire du Conseil de la recherche médicale britannique, à Cambridge[1]. Ils ont examiné la température du corps et du cerveau de 40 volontaires en bonne santé (moitié hommes, moitié femmes, ayant entre 20 et 40 ans), à plusieurs moments de la journée. Et alors que la température moyenne dans leur bouche était d'environ 36 °C, celle de leur cerveau s'élevait à 38,5 °C !

L'étude, publiée en juin 2022 dans le journal *Brain*, a aussi révélé que la température du ciboulot varie beaucoup : en fonction de l'heure, du sexe du sujet, du cycle menstruel éventuel, de l'âge, et de la région du cerveau. Plus on va en profondeur, plus il chauffe, avec un maximum observé au niveau du *thalamus*, structure située au cœur du cerveau, qui peut dépasser de 2 °C la température du cortex à la surface du cerveau. C'est donc au niveau du thalamus que la température la plus élevée a été enregistrée : 40,9 °C, chez une femme en phase lutéale (c'est-à-dire dans la période menstruelle post-ovulation). À noter que les femmes à d'autres moments de leur cycle présentaient une température moyenne cérébrale un peu plus basse (0,36 °C de moins), similaire à celle des hommes.

Au-delà de ces spécificités hommes-femmes, la différence la plus marquée serait causée par l'âge : les personnes de 40 ans avaient un cerveau plus chaud (0,6 °C de plus) que celles de 20 ans. Selon les chercheurs, cela serait dû à une moindre capacité de refroidissement du cerveau pendant la nuit à cause du vieillissement. La température du cerveau augmente au réveil et baisse au moment du coucher, comme partout dans le corps, mais plus les sujets étaient âgés, moins ils parvenaient à rafraîchir leur caboche pendant la nuit. Selon les auteurs, cette accumulation de chaleur pourrait plus tard perturber le sommeil, voire favoriser des problèmes cognitifs et augmenter le risque de décès.

L'étude britannique a aussi analysé la température du cerveau chez des patients hospitalisés en réanimation, atteints de lésions cérébrales modérées à sévères, montrant à quel point ce refroidissement nocturne serait vital. Chez la majorité de ces patients, la température du cerveau n'oscillait pas autant que chez les participants en bonne santé. Et ce sont précisément les patients chez qui le cerveau restait chaud toute la journée, sans parvenir à se refroidir suffisamment la nuit, qui encouraient un plus grand risque de décès : celui-ci était multiplié par 21!

On dit souvent qu'il faut garder la tête froide... alors qu'en réalité le plus important est de permettre à sa tête de refroidir, pour qu'elle puisse chauffer à fond quand on en a besoin.

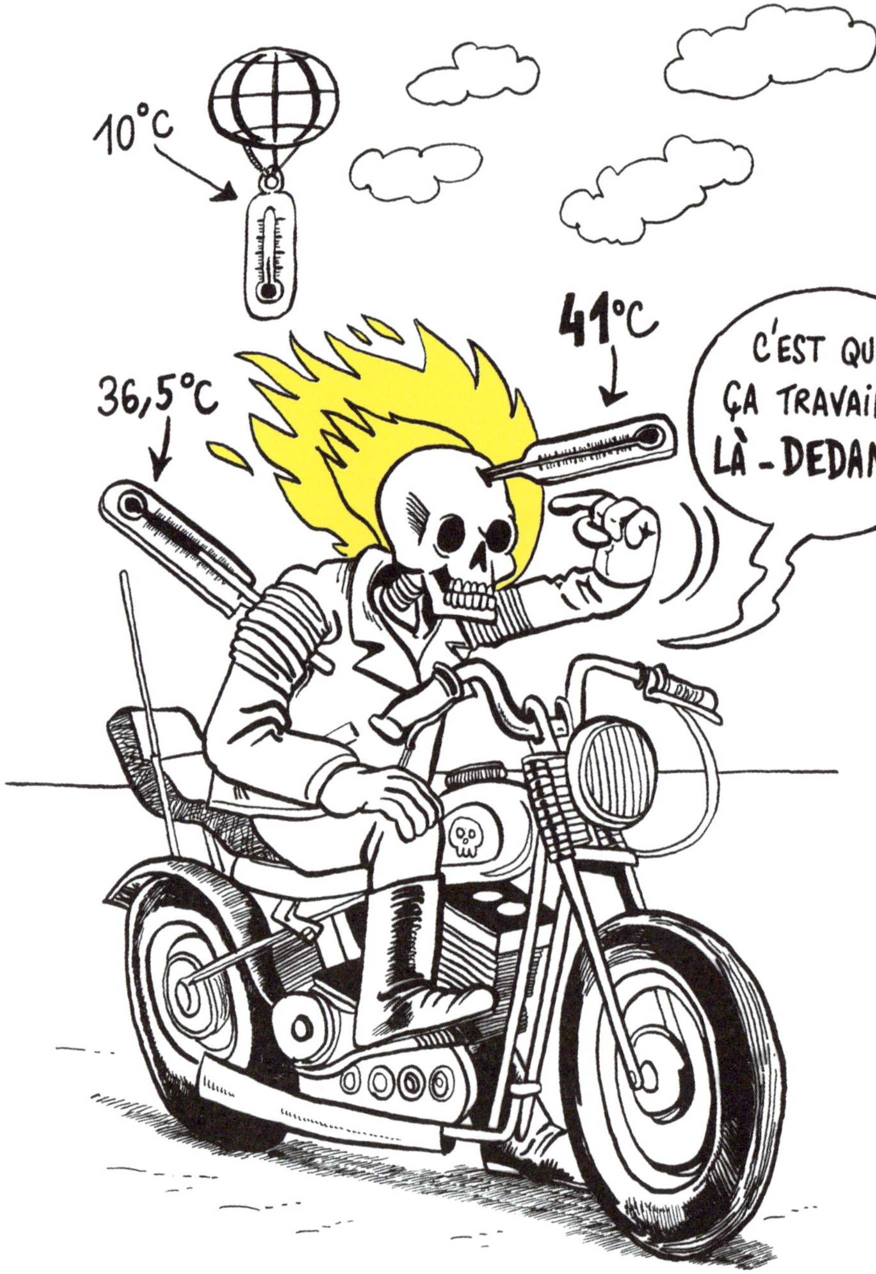
10°C
41°C
36,5°C
C'EST QUE ÇA TRAVAILLE, LÀ-DEDANS !

Pourquoi sommes-nous plus intelligents que les autres animaux ?

L'être humain est un animal comme un autre… à quelques détails près. Il est un aspect crucial qui nous différencie des autres êtres vivants : notre intelligence ! Et, plus précisément, notre capacité d'abstraction, qui nous permet d'apprendre du passé, de résoudre les problèmes du présent et de planifier le futur. Cette intelligence accrue est la conséquence de plusieurs facteurs : bipédie (qui laisse en liberté nos membres supérieurs, aptes à manier des outils), pouces opposables (pour perfectionner cette manipulation des objets et jouer aux jeux vidéo avec dextérité…), plus grand cerveau, donc davantage de neurones… Pourtant, ce n'est pas seulement le fait de posséder plus de neurones qui compte, c'est surtout la manière dont ils interagissent entre eux !

Les neurones sont en constante communication. Ils se connectent les uns aux autres, créant des chemins qui relient plusieurs régions du cerveau. Par exemple, nos sens collectent des données sur notre environnement ; cette information est ensuite compilée par les neurones d'une région du cerveau ; ceux-ci passent le message aux neurones des régions qui s'occupent de traiter cette information ; et ces derniers décident quelle action est la plus adéquate en fonction de ce qui nous entoure.

Pour aller d'une région à une autre, les chemins neuronaux comportent souvent plusieurs neurones, c'est-à-dire que le message envoyé par un neurone A vers un neurone B passe par des neurones intermédiaires, C et D.

C'est justement sur ce point que l'humain se distingue des autres mammifères. Chez nous, un même message transmis entre les neurones A et B peut suivre plusieurs itinéraires : il peut classiquement transiter par les neurones C et D, mais aussi emprunter d'autres voies, en passant par les neurones E, F, G… voire Z ! Cet envoi multiple et concomitant du message a été mis en évidence en décembre 2023 par des chercheurs de l'Institut Neuro-X de l'École polytechnique fédérale de Lausanne. Dans un article publié dans *Nature Communications*, ils ont comparé ces connexions neuronales entre des humains, des macaques et des souris, grâce à l'IRM fonctionnelle (qui permet de visualiser l'activité cérébrale)[2]. Ainsi, ils pouvaient suivre à la trace toute activation des neurones, découvrant la totalité des chemins neuronaux en jeu.

Chez les macaques et les souris, les voies connectant deux neurones éloignés étaient toutes uniques, c'est-à-dire que le message passait toujours par les mêmes neurones intermédiaires. À l'inverse, chez les humains, ces neurones éloignés se connectaient souvent en passant par plusieurs chemins, par différents neurones intermédiaires. Ces voies parallèles étaient observées principalement pour les connexions entre des régions du cerveau impliquées dans les sens et l'attention et celles liées à la prise de décision et à l'introspection. Cette multiplication de voies neuronales parallèles chez l'humain pourrait être une conséquence de l'agrandissement très rapide de notre cerveau, qui a triplé de volume depuis nos ancêtres australopithèques (comme la célèbre Lucy, vieille d'environ 3 millions d'années).

Mais quelle pourrait être l'utilité d'une telle redondance informationnelle ? D'abord, cela rendrait nos cerveaux plus résilients. Comme si deux villes étaient connectées par l'autoroute, mais aussi par les petites routes nationales et la voie ferrée. Si jamais un tremblement de terre perturbe la circulation sur l'autoroute, le message n'est pas affecté et parvient toujours à destination en passant par les autres voies disponibles. Cette multiplicité de chemins pourrait aussi représenter une forme plus complexe de transmission de l'information. On ne voit pas le même paysage sur l'autoroute que sur les routes de campagne ou dans le train. Donc, passer par toutes ces voies en même temps nous permettrait plusieurs représentations de la réalité, et serait même peut-être la source de notre capacité d'abstraction.

Ce n'est donc pas tant le fait d'avoir davantage de neurones, mais plutôt l'usage que nous en faisons, qui nous différencie des autres animaux. Somme toute, c'est bien parce que nos neurones ont appris à sortir des sentiers battus que nous arrivons à le faire nous aussi.

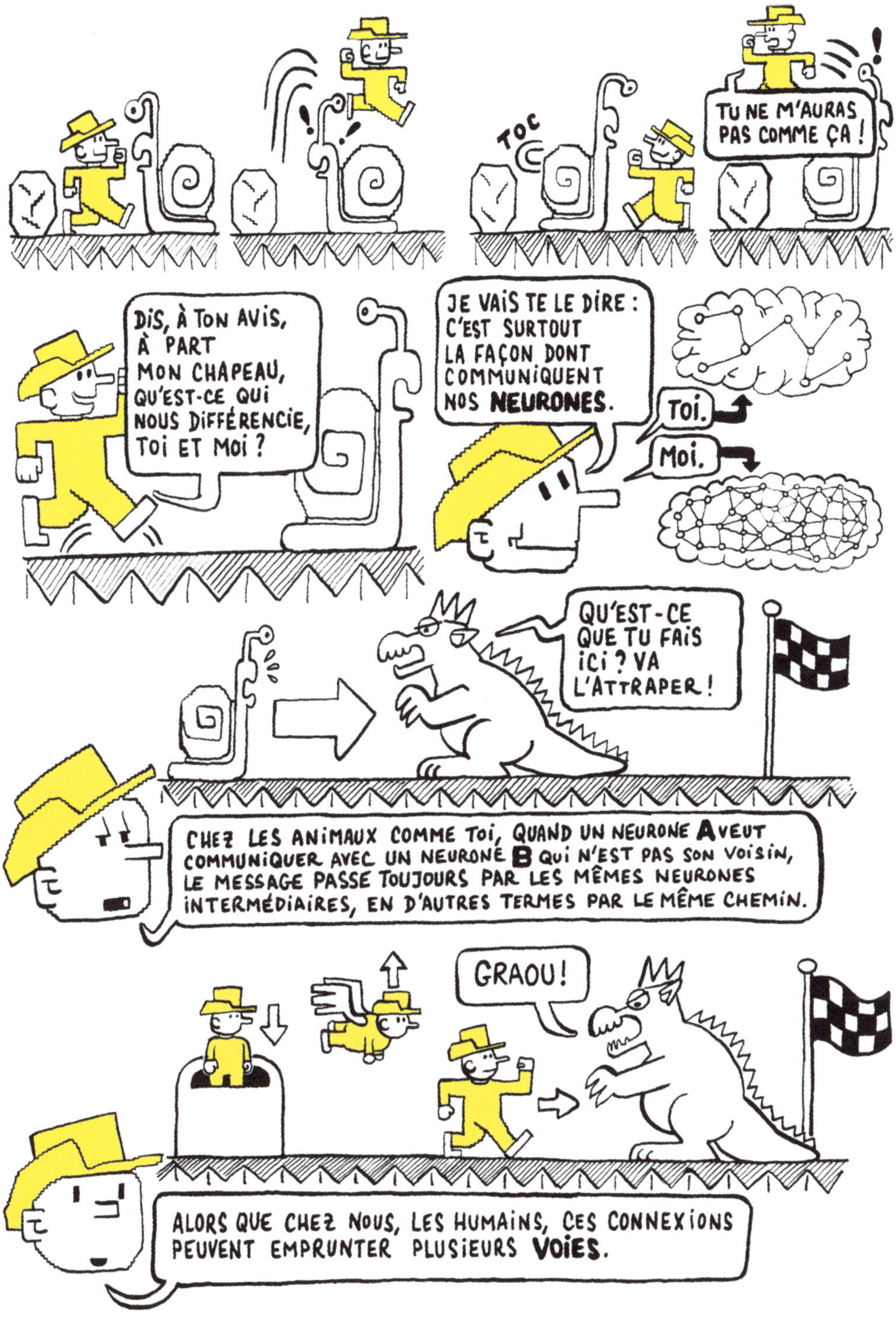
TOC
TU NE M'AURAS PAS COMME ÇA !
DIS, À TON AVIS, À PART MON CHAPEAU, QU'EST-CE QUI NOUS DIFFÉRENCIE, TOI ET MOI ?
JE VAIS TE LE DIRE : C'EST SURTOUT LA FAÇON DONT COMMUNIQUENT NOS **NEURONES**.
TOI.
MOI.
QU'EST-CE QUE TU FAIS ICI ? VA L'ATTRAPER !
CHEZ LES ANIMAUX COMME TOI, QUAND UN NEURONE **A** VEUT COMMUNIQUER AVEC UN NEURONE **B** QUI N'EST PAS SON VOISIN, LE MESSAGE PASSE TOUJOURS PAR LES MÊMES NEURONES INTERMÉDIAIRES, EN D'AUTRES TERMES PAR LE MÊME CHEMIN.
GRAOU !
ALORS QUE CHEZ NOUS, LES HUMAINS, CES CONNEXIONS PEUVENT EMPRUNTER PLUSIEURS **VOIES**.

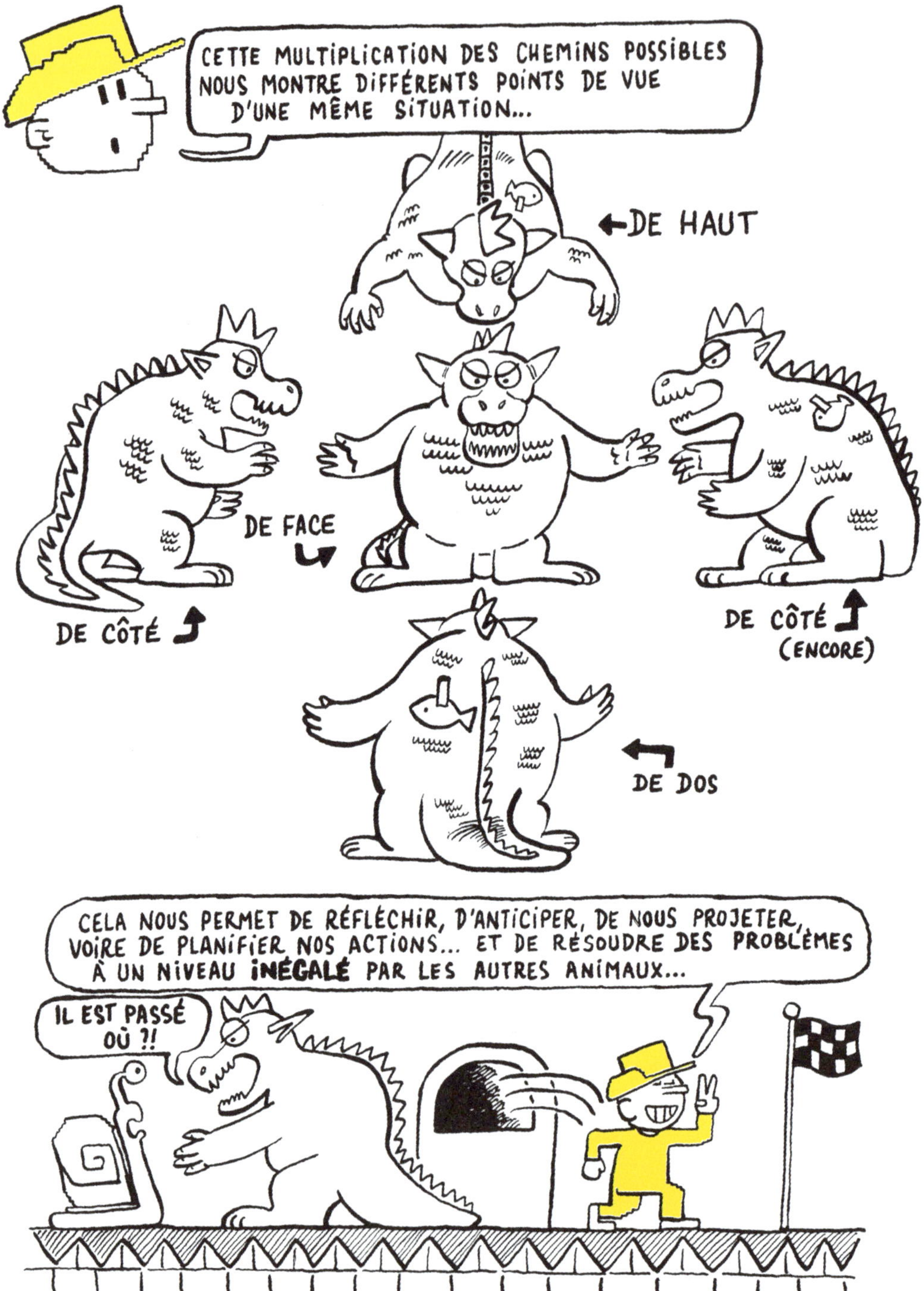
CETTE MULTIPLICATION DES CHEMINS POSSIBLES NOUS MONTRE DIFFÉRENTS POINTS DE VUE D'UNE MÊME SITUATION...
DE HAUT
DE CÔTÉ
DE FACE
DE CÔTÉ (ENCORE)
DE DOS
CELA NOUS PERMET DE RÉFLÉCHIR, D'ANTICIPER, DE NOUS PROJETER, VOIRE DE PLANIFIER NOS ACTIONS... ET DE RÉSOUDRE DES PROBLÈMES À UN NIVEAU **INÉGALÉ** PAR LES AUTRES ANIMAUX...
IL EST PASSÉ OÙ ?!

Le cerveau, ce grand glouton

Savez-vous qu'un cinquième de tout ce que nous mangeons est accaparé par notre cerveau ? Eh oui, cet organe est insatiable : il utilise de l'énergie tout le temps, même quand on dort ! Pourquoi a-t-il des besoins aussi énormes ? Est-ce parce qu'il réfléchit trop ?

Si l'on considère l'ensemble du corps humain, le cerveau paraît tout petit. Il représente seulement 2 % de notre poids total mais consomme pourtant environ 20 % de toute l'énergie utilisée par notre corps. C'est un vrai « goinfre énergétique », qui mange dix fois plus que ce qu'il devrait ingurgiter par rapport à sa taille et à son poids.

Certes, le cerveau travaille beaucoup. L'être humain passe son temps à réfléchir, et ça doit sûrement nécessiter pas mal d'énergie. Mais ça n'explique pas l'appétit insatiable de cet organe qui, curieusement, consomme presque autant d'énergie qu'on soit en pleine réflexion, en train de dormir ou dans le coma ! La consommation énergétique de base du cerveau est tellement élevée qu'elle change peu en fonction de l'activité cérébrale. Pour le dire autrement, que les neurones s'allument ou pas, ils consomment à peu près la même quantité d'énergie.

C'est précisément à cause de ces besoins élevés que le cerveau a très peu de marge d'adaptation face à une baisse d'alimentation en carburants (glucose et oxygène, nécessaires pour fabriquer l'*ATP*, la monnaie énergétique du corps). La moindre hypoglycémie peut provoquer des évanouissements, et toute interruption du flux sanguin vers le cerveau peut causer des séquelles neurologiques graves. Mais, alors, pourquoi le cerveau consomme-t-il autant d'énergie, même au repos ? La réponse est avérée : il se tient prêt, même quand il n'est pas en activité, à se lancer à toute vitesse.

Les fonctions gérées par le cerveau sont tellement importantes qu'elles doivent être mobilisées le plus rapidement possible. Lui n'a pas une seconde à perdre : il doit traiter toute nouvelle information en urgence, car, s'il perçoit un danger, il doit décider comment réagir immédiatement. Le cerveau est un sprinteur toujours dans les starting-blocks, ce qui vaut évidemment aussi pour les neurones, car ce sont eux qui dictent la vitesse du cerveau. C'est au niveau des *synapses*, les connexions entre les neurones, que se jouent ces sprints. Ces cellules sont donc toujours disposées à envoyer fissa leur information et, pour cela, elles doivent se préparer en amont.

Ces connexions entre neurones se font au moyen de *neurotransmetteurs*, des molécules qui sont envoyées d'un neurone à l'autre. Pour que ces connexions se fassent le plus rapidement possible, les neurones préparent en amont ces neurotransmetteurs, les stockant dans des vésicules près des synapses, où aura lieu la connexion entre les neurones. C'est précisément la préparation de ces neurotransmetteurs qui consomme autant d'énergie, selon une étude publiée en décembre 2021 par des chercheurs de l'université Cornell, aux États-Unis[3].

C'est comme s'il s'agissait d'une transaction ultrarapide entre deux cellules : l'une sort son argent de son portefeuille et le garde à la main pour le passer à l'autre, rapidos, sans perdre une seconde. C'est grâce à cette prévoyance que notre pensée est vive comme l'éclair, sinon on ferait absolument tout au ralenti... Déjà que c'est long d'écrire les textes de ce livre, imaginez le temps qu'il faudrait avec un cerveau à deux à l'heure !

Comme vous pouvez l'imaginer, le processus de remplissage des vésicules qui abritent les neurotransmetteurs consomme de l'énergie. En réalité, c'est pire que ça : ces vésicules ne sont pas très hermétiques, elles fuient en continu... ce qui veut dire qu'il faut les remplir constamment ! Avec à la clé un gaspillage énergétique gigantesque, car il y a presque 100 milliards de neurones et encore plus de synapses. Pour vous donner une idée, une étude de mai 2024 a montré qu'il y a près de 150 millions de synapses dans un millimètre cube de cortex cérébral[4]. Sachant que le cerveau humain fait plus d'un million de fois cette taille, on peut seulement imaginer la quantité de synapses dans la totalité du cerveau. Toutes prêtes en continu, avec leurs neurotransmetteurs bien rangés dans leurs vésicules, et avec ce petit gaspillage énergétique... qui s'additionne et devient donc faramineux !

Si le cerveau est énergivore, ce n'est donc pas parce qu'on réfléchit trop, c'est simplement parce qu'on est toujours prêt à réfléchir – on ne sait jamais, peut-être qu'à un moment donné ça pourrait servir...

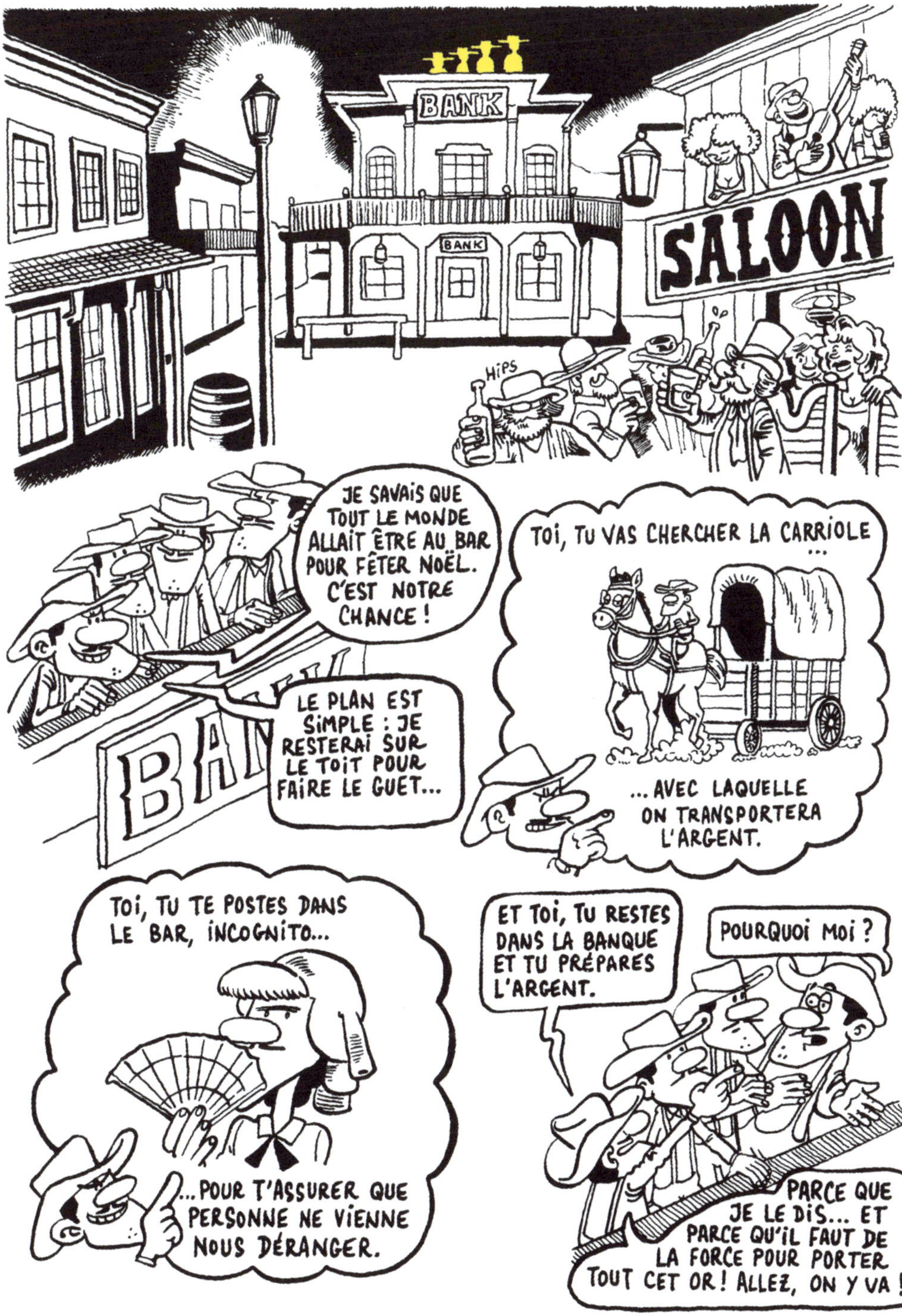
BANK
SALOON
HIPS
JE SAVAIS QUE TOUT LE MONDE ALLAIT ÊTRE AU BAR POUR FÊTER NOËL. C'EST NOTRE CHANCE !
LE PLAN EST SIMPLE : JE RESTERAI SUR LE TOIT POUR FAIRE LE GUET...
TOI, TU VAS CHERCHER LA CARRIOLE ...
... AVEC LAQUELLE ON TRANSPORTERA L'ARGENT.
TOI, TU TE POSTES DANS LE BAR, INCOGNITO...
... POUR T'ASSURER QUE PERSONNE NE VIENNE NOUS DÉRANGER.
ET TOI, TU RESTES DANS LA BANQUE ET TU PRÉPARES L'ARGENT.
POURQUOI MOI ?
PARCE QUE JE LE DIS... ET PARCE QU'IL FAUT DE LA FORCE POUR PORTER TOUT CET OR ! ALLEZ, ON Y VA !

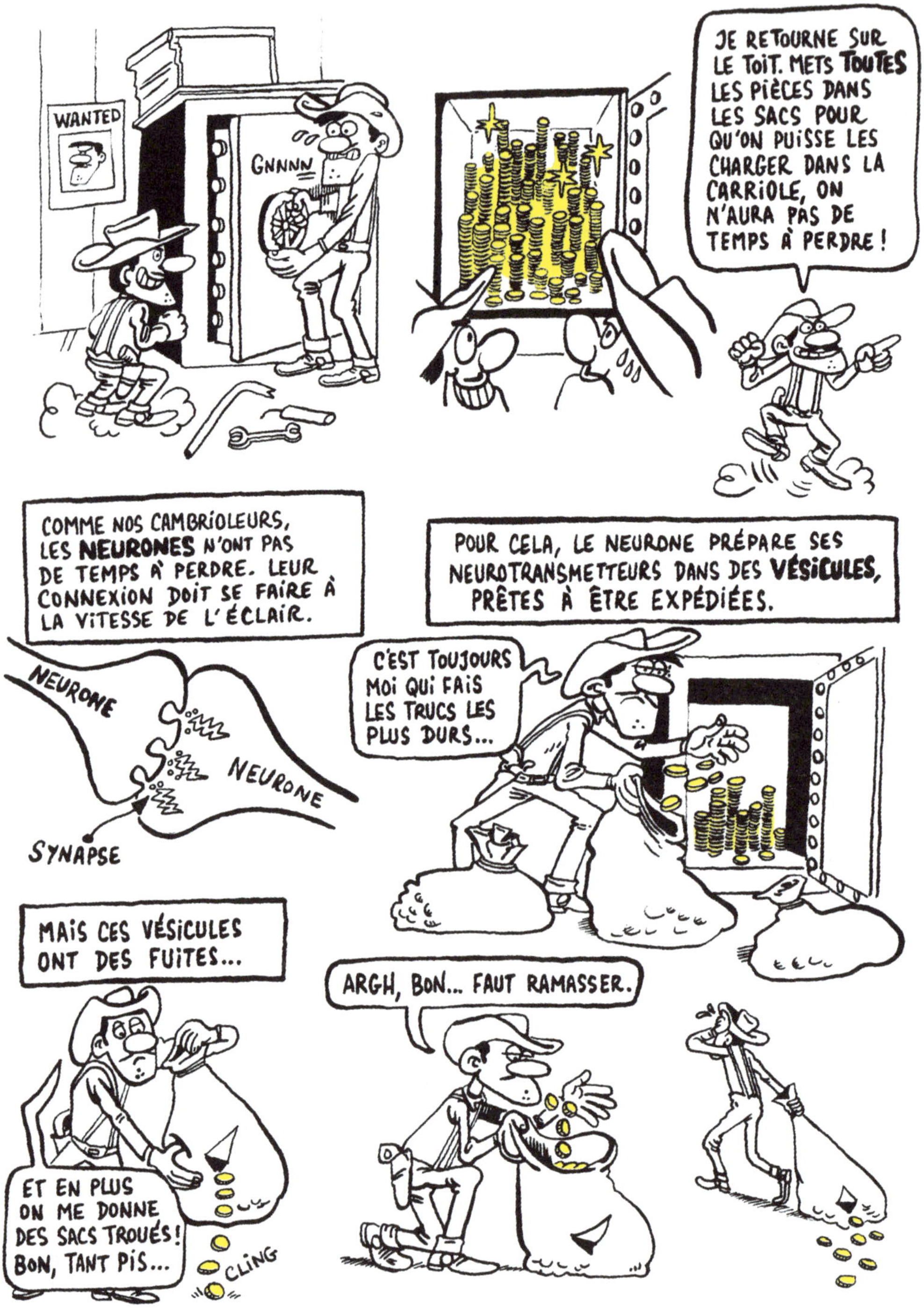
WANTED
GNNNN
JE RETOURNE SUR LE TOIT. METS TOUTES LES PIÈCES DANS LES SACS POUR QU'ON PUISSE LES CHARGER DANS LA CARRIOLE, ON N'AURA PAS DE TEMPS À PERDRE !
COMME NOS CAMBRIOLEURS, LES NEURONES N'ONT PAS DE TEMPS À PERDRE. LEUR CONNEXION DOIT SE FAIRE À LA VITESSE DE L'ÉCLAIR.
NEURONE
NEURONE
SYNAPSE
POUR CELA, LE NEURONE PRÉPARE SES NEUROTRANSMETTEURS DANS DES VÉSICULES, PRÊTES À ÊTRE EXPÉDIÉES.
C'EST TOUJOURS MOI QUI FAIS LES TRUCS LES PLUS DURS...
MAIS CES VÉSICULES ONT DES FUITES...
ET EN PLUS ON ME DONNE DES SACS TROUÉS ! BON, TANT PIS...
CLING
ARGH, BON... FAUT RAMASSER.

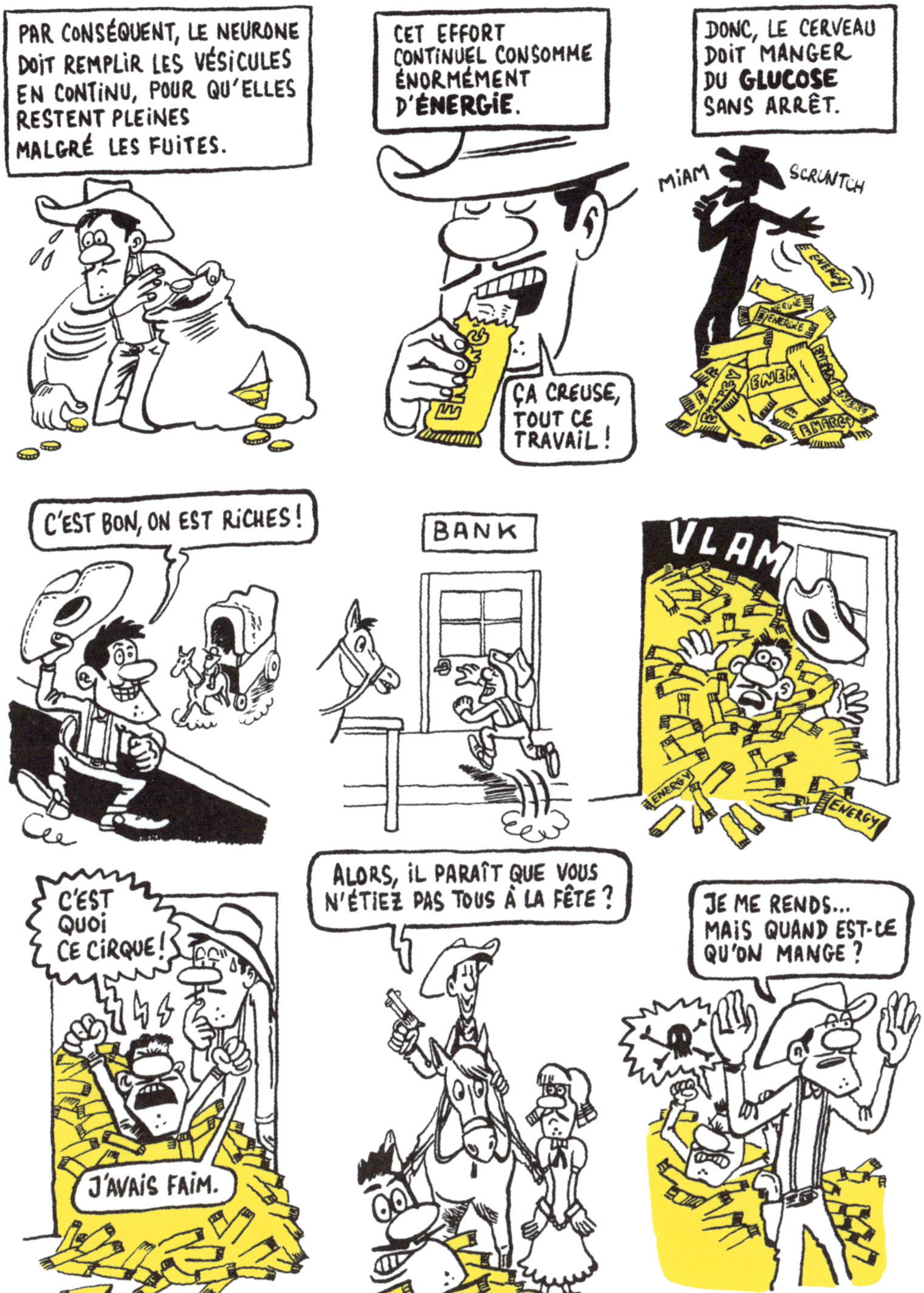
PAR CONSÉQUENT, LE NEURONE DOIT REMPLIR LES VÉSICULES EN CONTINU, POUR QU'ELLES RESTENT PLEINES MALGRÉ LES FUITES.
CET EFFORT CONTINUEL CONSOMME ÉNORMÉMENT D'**ÉNERGIE**.
ÇA CREUSE, TOUT CE TRAVAIL !
DONC, LE CERVEAU DOIT MANGER DU **GLUCOSE** SANS ARRÊT.
MIAM
SCRUNTCH
C'EST BON, ON EST RICHES !
BANK
VLAM
ENERGY
C'EST QUOI CE CIRQUE !
J'AVAIS FAIM.
ALORS, IL PARAÎT QUE VOUS N'ÉTIEZ PAS TOUS À LA FÊTE ?
JE ME RENDS... MAIS QUAND EST-CE QU'ON MANGE ?

D'APRÈS LA SÉRIE "LUCKY LUKE", PUBLIÉE CHEZ LUCKY COMICS

Cerveau et microbiote : une conversation sans fin

Un bon chef doit avoir des yeux partout. Dans le corps, le boss est bien évidemment le cerveau. Il analyse tout ce qui se passe dans l'organisme pour le « manager » au mieux et sait toujours ce qui se trame, de la tête aux orteils, même dans les recoins les plus lointains. Il faut dire qu'il n'est pas seul : une armée d'informateurs le tient au courant. Mais qui sont-ils ? Et comment communiquent-ils avec le cerveau ?

Le cerveau est notre tour de contrôle. C'est lui qui prend les décisions et qui guide le corps pour qu'il se comporte au mieux. Pour mener à bien sa mission de chef d'équipe, le cerveau doit être au courant de tout, dans la mesure du possible. Il s'informe principalement par le biais des nerfs, qui connectent l'ensemble du corps avec le système nerveux central. Celui-ci comporte la moelle épinière (ou moelle spinale) et le cerveau lui-même, destinataire final des informations.

Cependant, il existe des zones du corps plus difficiles d'accès, qui ne sont pas directement « branchées » au système nerveux. C'est notamment le cas de l'intérieur du tube digestif. Le cerveau peut envoyer des commandes aux intestins pour réguler leur motricité, mais il est plus compliqué pour lui de « voir » ce qui se passe, concrètement, à l'intérieur. Il doit alors se contenter d'informations indirectes, envoyées, par exemple, par les cellules immunitaires du système digestif, ou par des molécules relâchées dans les intestins (notamment par le microbiote) et récupérées par le système sanguin. Ces molécules voyagent ensuite à travers les vaisseaux sanguins jusqu'à atteindre le cerveau.

Mais, une fois au cerveau, comment l'information contenue dans ces molécules issues du microbiote est-elle « lue » et interprétée ? Des chercheurs de l'Institut Pasteur à Paris ont trouvé une partie de la réponse. Dans un article publié en avril 2022 dans *Science*, ils ont mis en évidence que certains neurones possèdent des récepteurs qui reconnaissent ces molécules[5]. Le récepteur en question s'appelle *Nod2*, et son rôle est de détecter les bactéries. Plus spécifiquement, il repère des fragments de parois de bactéries, nommées *muropeptides*, largués lorsque la bactérie meurt ou se divise. Ce récepteur est utilisé notamment par les cellules immunitaires sanguines (les globules blancs, ou *leucocytes*) pour identifier rapidement une infection et activer le système de défense.

En étudiant le cerveau de la souris, les chercheurs ont constaté que Nod2 équipe aussi des neurones de l'*hypothalamus*, zone cérébrale impliquée dans des fonctions comme la faim, la soif, la reproduction ou la régulation de la température de l'organisme. Sans ce récepteur, les rongeurs avaient du mal à maîtriser leur appétit et leur température.

L'interaction des muropeptides bactériens avec Nod2 entraîne l'inactivation de ces neurones. Ainsi, la présence de bactéries permettrait de réguler l'action de l'hypothalamus, donc l'appétit. Et, puisque la plupart des bactéries dans notre corps se retrouvent dans le tube digestif, il est très probable que ce soit principalement des muropeptides du microbiote qui atteignent le cerveau et modifient l'activité de ces neurones. En les rendant inactifs, ils indiquent au cerveau qu'il faut arrêter de manger, car quelque chose d'anormal se passe au niveau des intestins. C'est logique : le microbiote intestinal est en contact direct avec ce que l'on mange, il est influencé par notre alimentation. Il est donc extrêmement bien placé pour « voir » comment se passe notre digestion, devenant ainsi le meilleur informateur du cerveau.

L'importance de Nod2 serait telle que les souris modifiées génétiquement pour ne plus le produire prenaient du poids et risquaient davantage de développer un diabète de type 2, particulièrement les femelles âgées. Ce récepteur permettrait donc au cerveau de mesurer l'impact de la prise alimentaire sur le microbiote intestinal, sonnant l'alarme lorsqu'on a trop mangé ou qu'un aliment perturbe cet écosystème. Nod2 jouerait ainsi un rôle très important dans la régulation métabolique du corps.

Tout est une histoire de bon management. Pour bien gérer une entreprise, il faut être informé de ce qui s'y passe. Les informateurs bienveillants, comme le microbiote intestinal, peuvent faciliter la tâche du chef, pour que les affaires roulent sans entrave… et, dans ce cas précis, sans prise de poids inconsidérée.

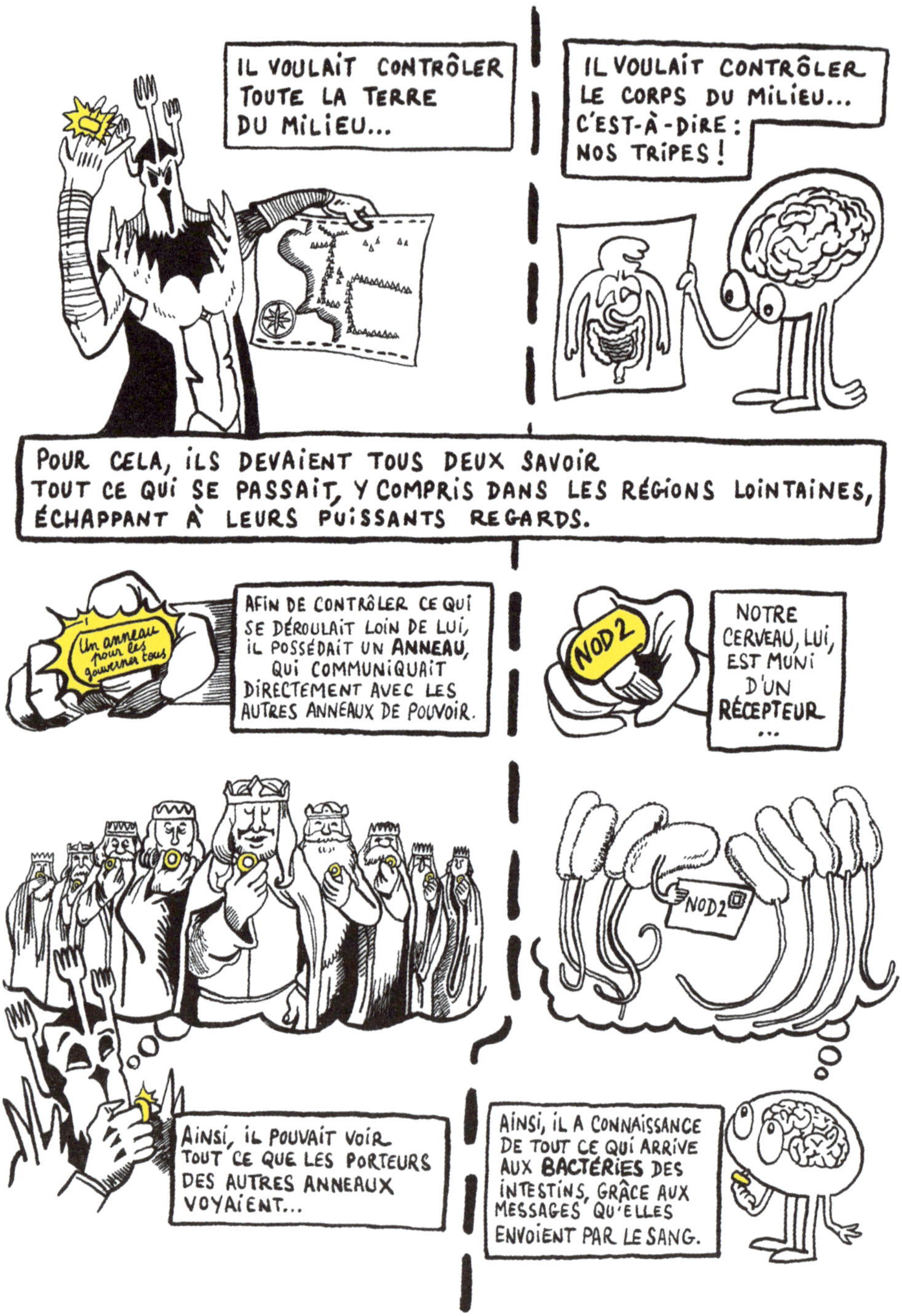
IL VOULAIT CONTRÔLER TOUTE LA TERRE DU MILIEU...
IL VOULAIT CONTRÔLER LE CORPS DU MILIEU... C'EST-À-DIRE : NOS TRIPES !
POUR CELA, ILS DEVAIENT TOUS DEUX SAVOIR TOUT CE QUI SE PASSAIT, Y COMPRIS DANS LES RÉGIONS LOINTAINES, ÉCHAPPANT À LEURS PUISSANTS REGARDS.
Un anneau pour les gouverner tous
AFIN DE CONTRÔLER CE QUI SE DÉROULAIT LOIN DE LUI, IL POSSÉDAIT UN ANNEAU, QUI COMMUNIQUAIT DIRECTEMENT AVEC LES AUTRES ANNEAUX DE POUVOIR.
NOD2
NOTRE CERVEAU, LUI, EST MUNI D'UN RÉCEPTEUR ...
NOD2
AINSI, IL POUVAIT VOIR TOUT CE QUE LES PORTEURS DES AUTRES ANNEAUX VOYAIENT...
AINSI, IL A CONNAISSANCE DE TOUT CE QUI ARRIVE AUX BACTÉRIES DES INTESTINS, GRÂCE AUX MESSAGES QU'ELLES ENVOIENT PAR LE SANG.

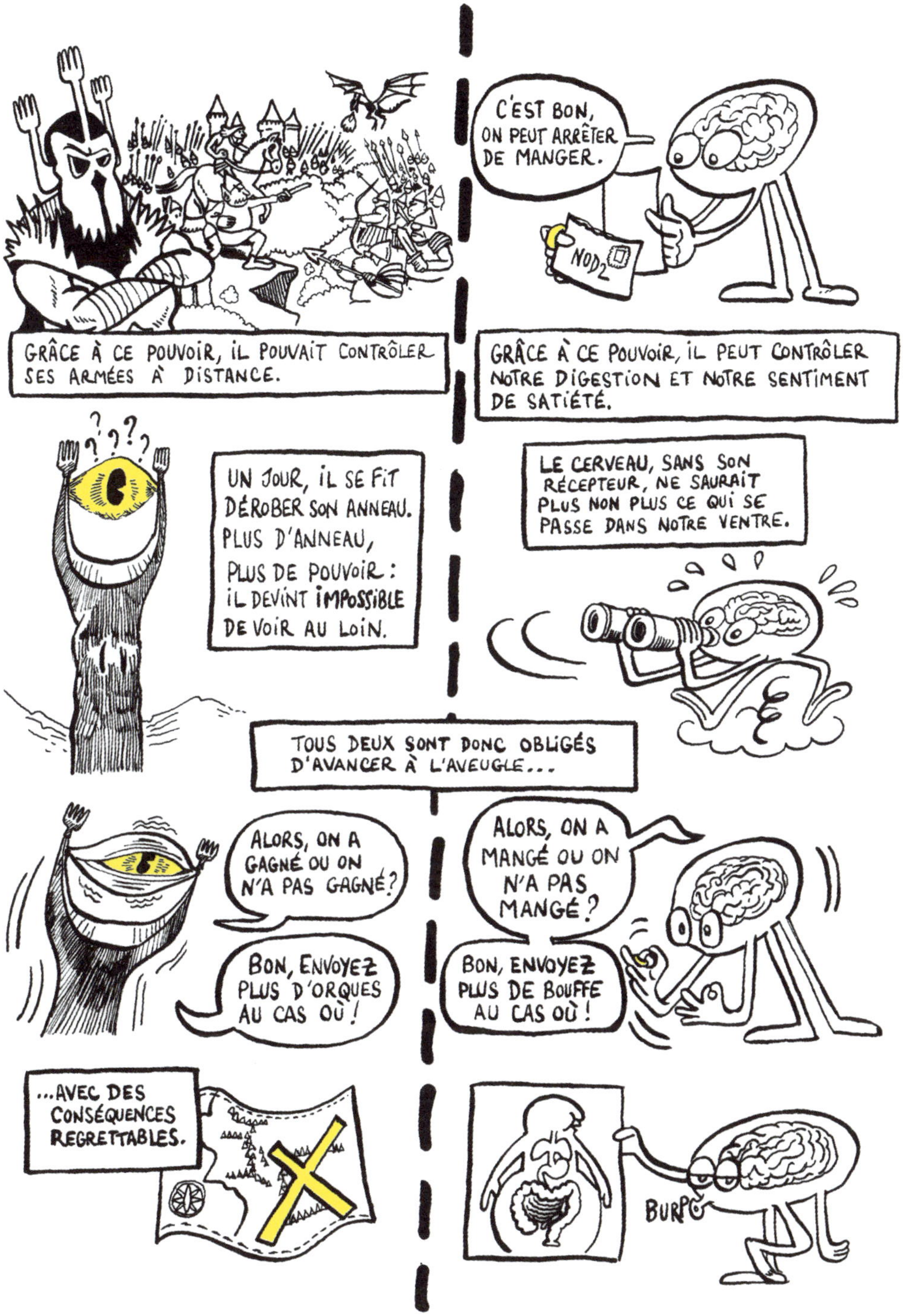
C'EST BON, ON PEUT ARRÊTER DE MANGER.
NOD2
GRÂCE À CE POUVOIR, IL POUVAIT CONTRÔLER SES ARMÉES À DISTANCE.
GRÂCE À CE POUVOIR, IL PEUT CONTRÔLER NOTRE DIGESTION ET NOTRE SENTIMENT DE SATIÉTÉ.
UN JOUR, IL SE FIT DÉROBER SON ANNEAU. PLUS D'ANNEAU, PLUS DE POUVOIR : IL DEVINT IMPOSSIBLE DE VOIR AU LOIN.
LE CERVEAU, SANS SON RÉCEPTEUR, NE SAURAIT PLUS NON PLUS CE QUI SE PASSE DANS NOTRE VENTRE.
TOUS DEUX SONT DONC OBLIGÉS D'AVANCER À L'AVEUGLE...
ALORS, ON A GAGNÉ OU ON N'A PAS GAGNÉ ?
BON, ENVOYEZ PLUS D'ORQUES AU CAS OÙ !
ALORS, ON A MANGÉ OU ON N'A PAS MANGÉ ?
BON, ENVOYEZ PLUS DE BOUFFE AU CAS OÙ !
...AVEC DES CONSÉQUENCES REGRETTABLES.
BURP

Maladies neuro : pourquoi sommes-nous si vulnérables ?

Nous, les humains, sommes les animaux les plus intelligents du monde. Les chimpanzés nous surclassent en agilité, les guépards nous battent à plate couture en rapidité, les pandas nous surpassent incontestablement en « mignonitude », mais, en ce qui concerne la cognition, nous sommes les rois ! Toutefois, cette couronne a un prix : nous sommes aussi beaucoup plus susceptibles de développer des troubles cognitifs en vieillissant. Pourquoi ?

La première chose à savoir est que nous, les humains, vivons plus longtemps que la majorité des espèces. Le troisième âge est bien plus long chez nous que chez les autres primates, ce qui laisse plus de temps à notre corps pour se détériorer. Dans les « meilleures conditions » (en captivité), un chimpanzé peut vivre au maximum une cinquantaine d'années et un gorille atteindre la soixantaine, alors que de plus en plus d'humains meurent centenaires. Mais lorsque l'on compare des singes de 50 ans et des humains du même âge, on s'aperçoit que ces derniers développent davantage de maladies neurodégénératives.

Alors, comment expliquer cette fragilité ? Les autres primates vieillissent, eux aussi. Et l'on observe chez eux une détérioration du cerveau avec l'âge, comme chez les humains. Cette dégradation naturelle est causée par le décès progressif des neurones, qui entraîne une perte graduelle de substance grise (couche extérieure du cerveau qui compose son cortex). Cependant, cette perte de neurones s'avère plus rapide chez l'humain, surtout dans certaines régions du cerveau impliquées dans l'intelligence, selon une étude publiée en août 2024 dans le journal *Science Advances*[6].

Des chercheurs de l'université Heinrich Heine, en Allemagne, ont mis en évidence cette différence en comparant les cerveaux de 189 chimpanzés et de 304 humains. Les individus les plus âgés des deux groupes étaient dans leur cinquantaine. Des images obtenues par résonance magnétique (IRM) ont révélé qu'une partie du cerveau humain vieillissait plus vite que son équivalent chez les singes : le *cortex préfrontal* (situé derrière le front).

Cette région joue un rôle important pour le langage, la mémoire à court terme et le raisonnement, des aspects essentiels de notre cognition. Et c'est précisément la taille de ce cortex qui nous différencie le plus des singes : il est beaucoup plus développé chez l'humain, particulièrement dans sa partie inférieure, nommée *cortex orbitofrontal* (dans le bas du front, au-dessus des orbites des yeux), siège de la prise de décision, des émotions et de l'apprentissage.

Le développement du cortex orbitofrontal a été fondamental dans l'émergence de notre espèce, nous distinguant peu à peu des autres primates. Mais son élargissement a été très rapide : alors que le cerveau a mis des dizaines de millions d'années à se développer, le cortex orbitofrontal a eu moins de deux millions d'années pour grandir. Une étude publiée le 9 avril 2021 dans *Science*[7] date l'apparition de cette région spécifique aux humains : elle remonterait à 1,7 million d'années environ. C'est dire que du point de vue de l'évolution, qui se déroule sur des temps très longs, cette partie du cerveau est « toute jeune »… et donc encore un peu immature.

Du fait de sa jeunesse relative, cette région possède une densité neuronale plus basse que le reste du cerveau, c'est-à-dire qu'elle comporte moins de neurones. Certes, les neurones compensent ce manque en se connectant davantage entre eux, mais, avec l'âge, ils meurent, et leur disparition cause beaucoup plus de dégâts dans le cortex orbitofrontal à cause de leur faible nombre initial.

Ces régions du cerveau qui font de nous des humains sont donc aussi celles qui nous rendent plus vulnérables avec l'âge, et davantage susceptibles d'être atteints par des troubles cognitifs et des maladies neurodégénératives.

Quant aux singes, ils sont certes moins intelligents, mais cela les protège de ces maladies neurologiques liées au vieillissement. Avouez que c'est plutôt futé… Comme quoi l'expression « malin comme un singe » n'est pas usurpée.

LE CERVEAU DES HUMAINS EST BIEN PLUS IMPOSANT QUE CELUI DES AUTRES PRIMATES.

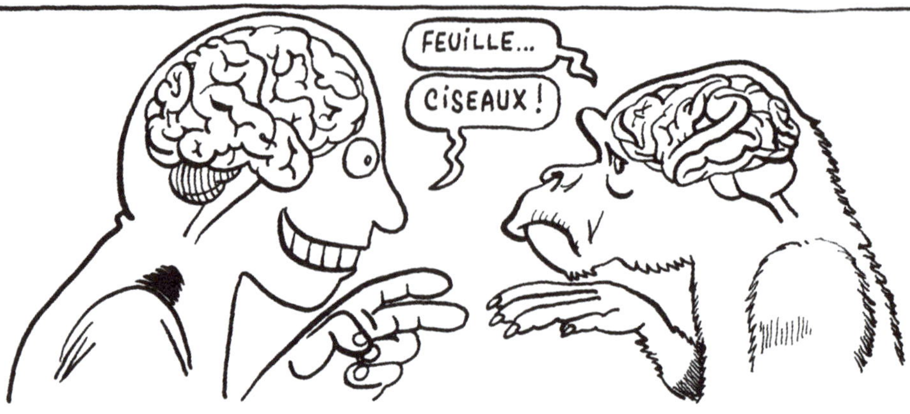

QUI DIT CERVEAU PLUS GRAND DIT NOMBRE DE NEURONES PLUS ÉLEVÉ.

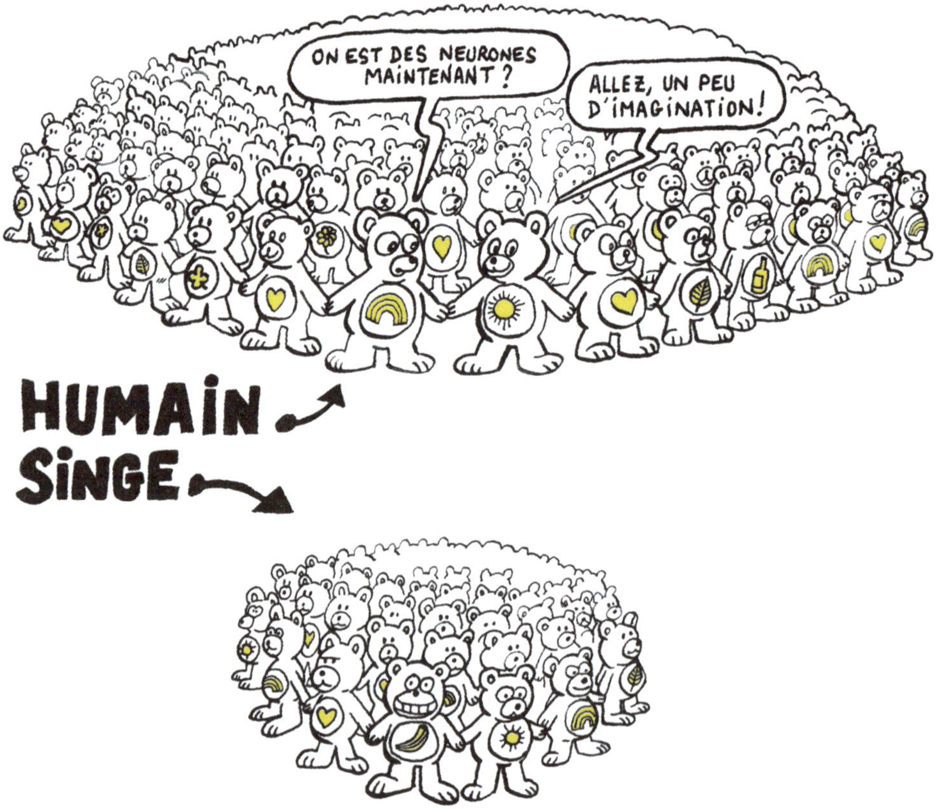
ON EST DES NEURONES MAINTENANT ?
ALLEZ, UN PEU D'IMAGINATION !
HUMAIN
SINGE

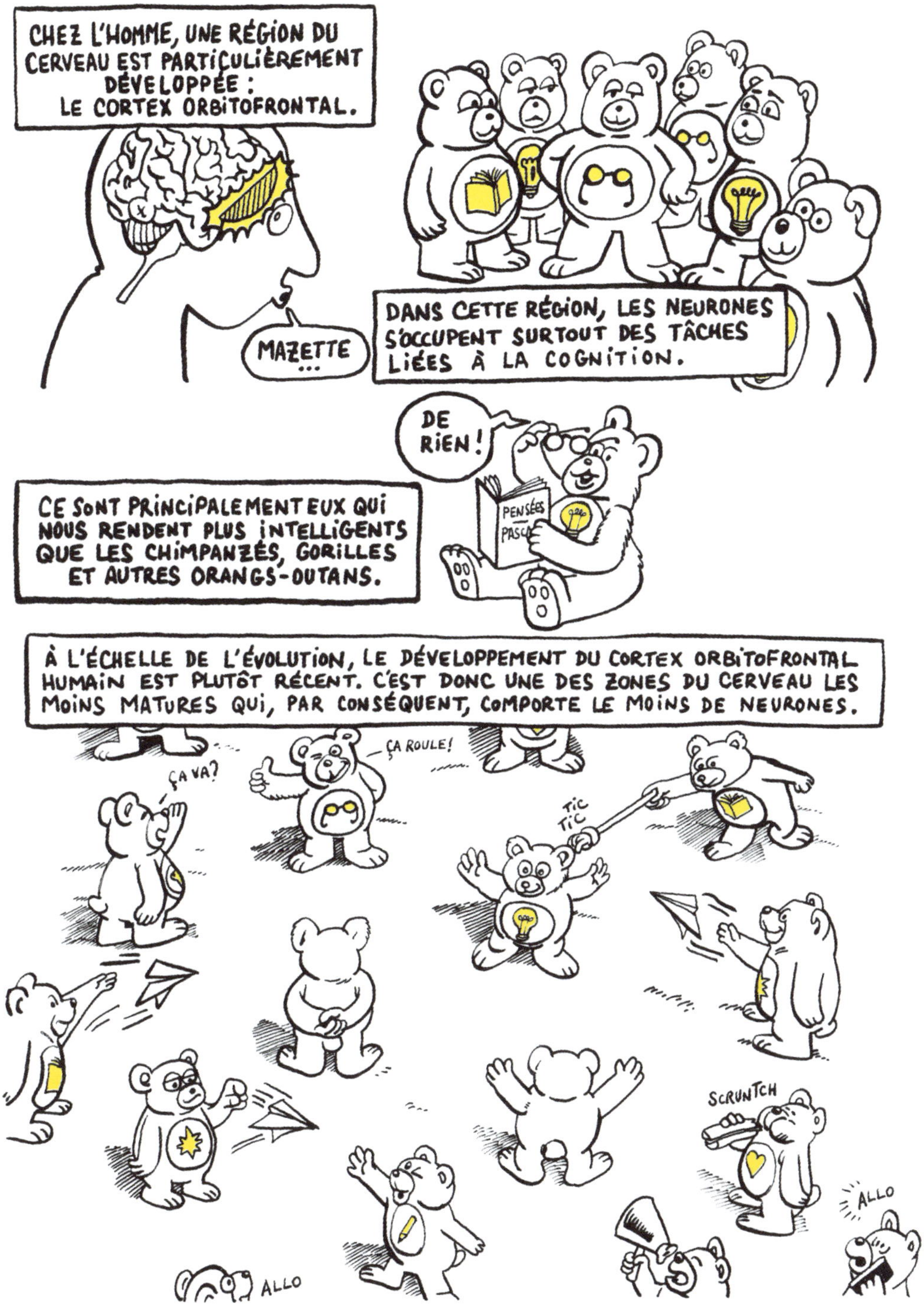
CHEZ L'HOMME, UNE RÉGION DU CERVEAU EST PARTICULIÈREMENT DÉVELOPPÉE : LE CORTEX ORBITOFRONTAL.
MAZETTE…
DANS CETTE RÉGION, LES NEURONES S'OCCUPENT SURTOUT DES TÂCHES LIÉES À LA COGNITION.
DE RIEN !
CE SONT PRINCIPALEMENT EUX QUI NOUS RENDENT PLUS INTELLIGENTS QUE LES CHIMPANZÉS, GORILLES ET AUTRES ORANGS-OUTANS.
PENSÉES
À L'ÉCHELLE DE L'ÉVOLUTION, LE DÉVELOPPEMENT DU CORTEX ORBITOFRONTAL HUMAIN EST PLUTÔT RÉCENT. C'EST DONC UNE DES ZONES DU CERVEAU LES MOINS MATURES QUI, PAR CONSÉQUENT, COMPORTE LE MOINS DE NEURONES.
ÇA VA ?
ÇA ROULE !
TIC TIC
SCRUNTCH
ALLO
ALLO

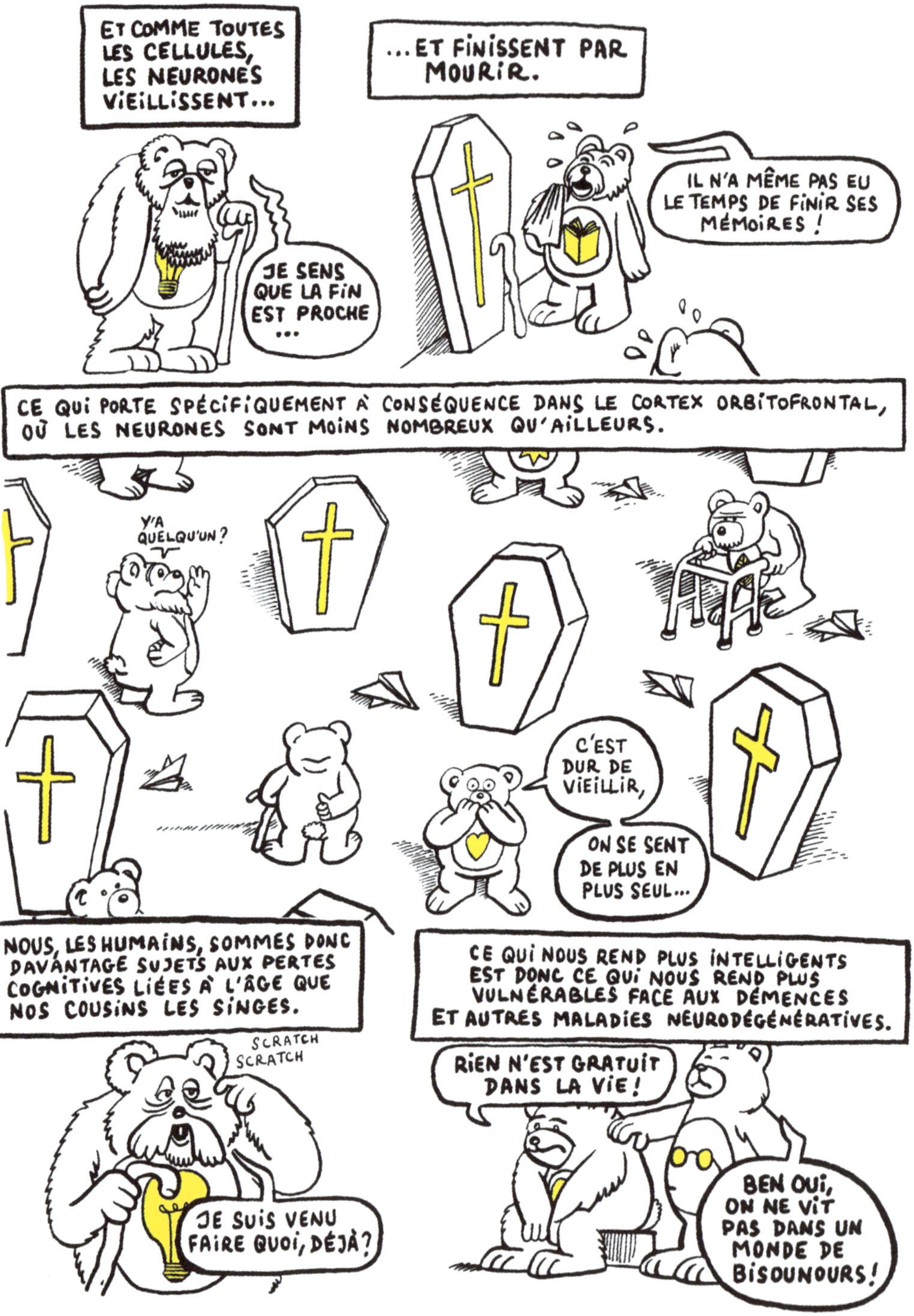

ET COMME TOUTES LES CELLULES, LES NEURONES VIEILLISSENT...
JE SENS QUE LA FIN EST PROCHE ...
... ET FINISSENT PAR MOURIR.
IL N'A MÊME PAS EU LE TEMPS DE FINIR SES MÉMOIRES !
CE QUI PORTE SPÉCIFIQUEMENT À CONSÉQUENCE DANS LE CORTEX ORBITOFRONTAL, OÙ LES NEURONES SONT MOINS NOMBREUX QU'AILLEURS.
Y'A QUELQU'UN ?
C'EST DUR DE VIEILLIR,
ON SE SENT DE PLUS EN PLUS SEUL...
NOUS, LES HUMAINS, SOMMES DONC DAVANTAGE SUJETS AUX PERTES COGNITIVES LIÉES À L'ÂGE QUE NOS COUSINS LES SINGES.
SCRATCH SCRATCH
JE SUIS VENU FAIRE QUOI, DÉJÀ ?
CE QUI NOUS REND PLUS INTELLIGENTS EST DONC CE QUI NOUS REND PLUS VULNÉRABLES FACE AUX DÉMENCES ET AUTRES MALADIES NEURODÉGÉNÉRATIVES.
RIEN N'EST GRATUIT DANS LA VIE !
BEN OUI, ON NE VIT PAS DANS UN MONDE DE BISOUNOURS !

Expériences de mort imminente : que se passe-t-il au moment du décès ?

C'est la fin. Le corps nous lâche, tous les organes s'éteignent les uns après les autres. Finalement, le cœur s'arrête, coupant l'alimentation du cerveau qui ne reçoit plus d'oxygène. Sans oxygène, pas d'énergie : le cerveau va rendre l'âme à son tour. Mais juste avant cette extinction finale des feux, l'esprit se réveille à nouveau… Pourquoi cela ? La science est-elle capable d'expliquer ce qui se passe au moment de passer l'arme à gauche ?

Les expériences de mort imminente décrites par de nombreux survivants nous laissent perplexes. Pour certains, les souvenirs défilent en accéléré, comme un dernier récapitulatif de leur vie de simples mortels, avant d'aller éventuellement explorer les chemins de l'immortalité… Pour d'autres, c'est juste une lumière, comme un éclair qui dissipe les ténèbres du trépas – un avant-goût de la vie après la mort ?…

Ces récits sont si fréquents qu'ils doivent avoir un fond de vérité. Certaines personnes ont peut-être réellement vécu l'une de ces expériences… Mais, s'il s'agit bien d'une réalité, s'il y a une activation de la conscience juste avant le décès, on devrait pouvoir le voir expérimentalement. Et, justement, des chercheurs de l'université du Michigan, aux États-Unis, ont observé ce qui se passe dans le cerveau lors des derniers instants de la vie. Ces résultats éclairants ont été publiés en mai 2023 dans le journal *PNAS*[8].

L'étude portait sur quatre personnes dans le coma, maintenues en vie un temps sous assistance respiratoire à la suite d'un arrêt cardiaque. Au vu de l'absence d'activité neurologique (enregistrée par électroencéphalogramme – EEG) chez elles, les médecins ont décidé d'arrêter les machines avec l'accord des familles, tout en continuant à enregistrer leur activité cérébrale. Et là, surprise : au lieu de s'éteindre complètement, le cerveau de deux d'entre elles s'est activé d'un coup.

Ces deux femmes, âgées de 24 et 77 ans au moment de leur décès, ont alors subitement présenté un sursaut d'ondes gamma (> 25Hz), que l'on observe normalement lors d'une activité intellectuelle intense. Selon les scientifiques, cet « allumage » du cerveau refléterait une activation de la conscience. Chez ces deux patientes, l'activation est survenue juste après l'arrêt de l'assistance respiratoire, c'est-à-dire lorsque le cerveau n'a plus reçu d'oxygène. Cette *hypoxie* du cerveau, fréquente lors d'un arrêt cardiaque, pourrait donc être l'élément déclencheur de ce pic d'activité cérébrale précédant la mort.

Anatomiquement, plusieurs zones du cerveau étaient concernées par ce phénomène. Dans un premier temps, il s'agissait particulièrement du carrefour temporo-pariéto-occipital, qui reçoit et traite (entre autres) des informations sensorielles, y compris visuelles et auditives, mais peut « s'allumer » en cas de rêves ou d'hallucinations. L'activation de cette région à l'arrière du cerveau entraînait ensuite l'éveil de zones plus frontales, impliquées dans la cognition et la pensée.

Il est donc possible que le manque d'oxygénation du cerveau juste avant le passage de la Faucheuse produise une sorte d'hallucination visuelle, et peut-être même auditive. Et qu'ensuite le cerveau assimile cette information en essayant de lui donner un sens. Cela pourrait expliquer pourquoi les récits d'expériences de mort imminente diffèrent d'une culture à une autre : lumière au bout d'un tunnel en Occident, porte qui s'ouvre au Maghreb, rencontre avec des divinités en Inde…

Le lien entre le manque d'oxygénation du cerveau et ce type de visions a déjà été décrit dans des situations où la vie de la personne n'est pas en danger. C'est parfois le cas, par exemple, lors des évanouissements (syncopes) : la chute de tension artérielle de la personne concernée entraîne une courte hypoxie du cerveau.

Il pourrait donc y avoir une explication biologique à ces expériences de mort imminente, mais, dans l'étude des chercheurs du Michigan, ce phénomène a été observé seulement chez la moitié des participants, qui plus est d'un panel restreint – et ces femmes présentaient en plus un historique d'épilepsie, condition qui peut causer des hallucinations. Il faudra donc plus d'études scientifiques pour confirmer ces résultats. Mais on commence enfin à voir la lumière au bout du tunnel… dans cette histoire de lumière au bout du tunnel.

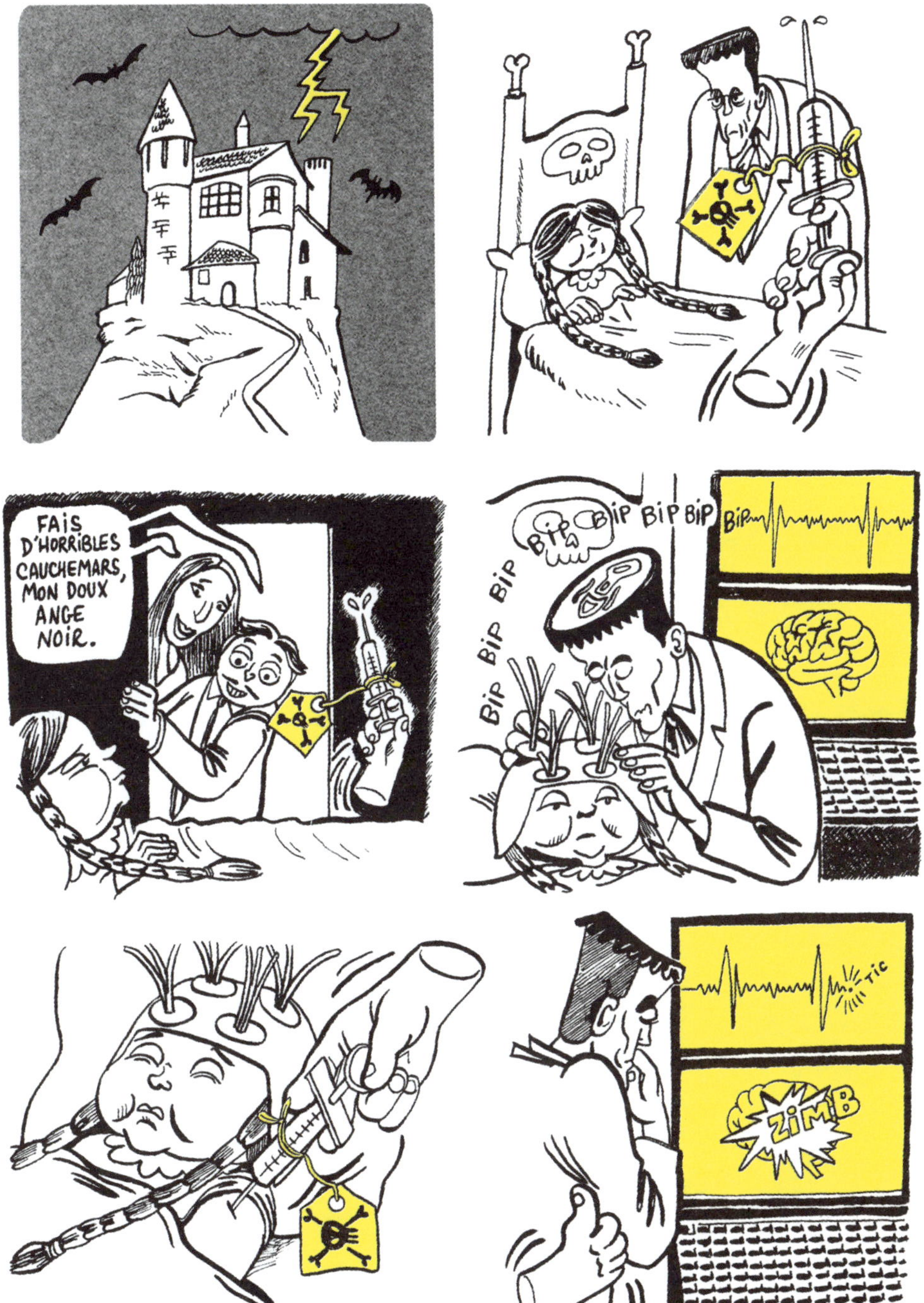
FAIS D'HORRIBLES CAUCHEMARS, MON DOUX ANGE NOIR.
BIP BIP BIP BIP BIP BIP BIP BIP
BIP
TIC
ZIMB

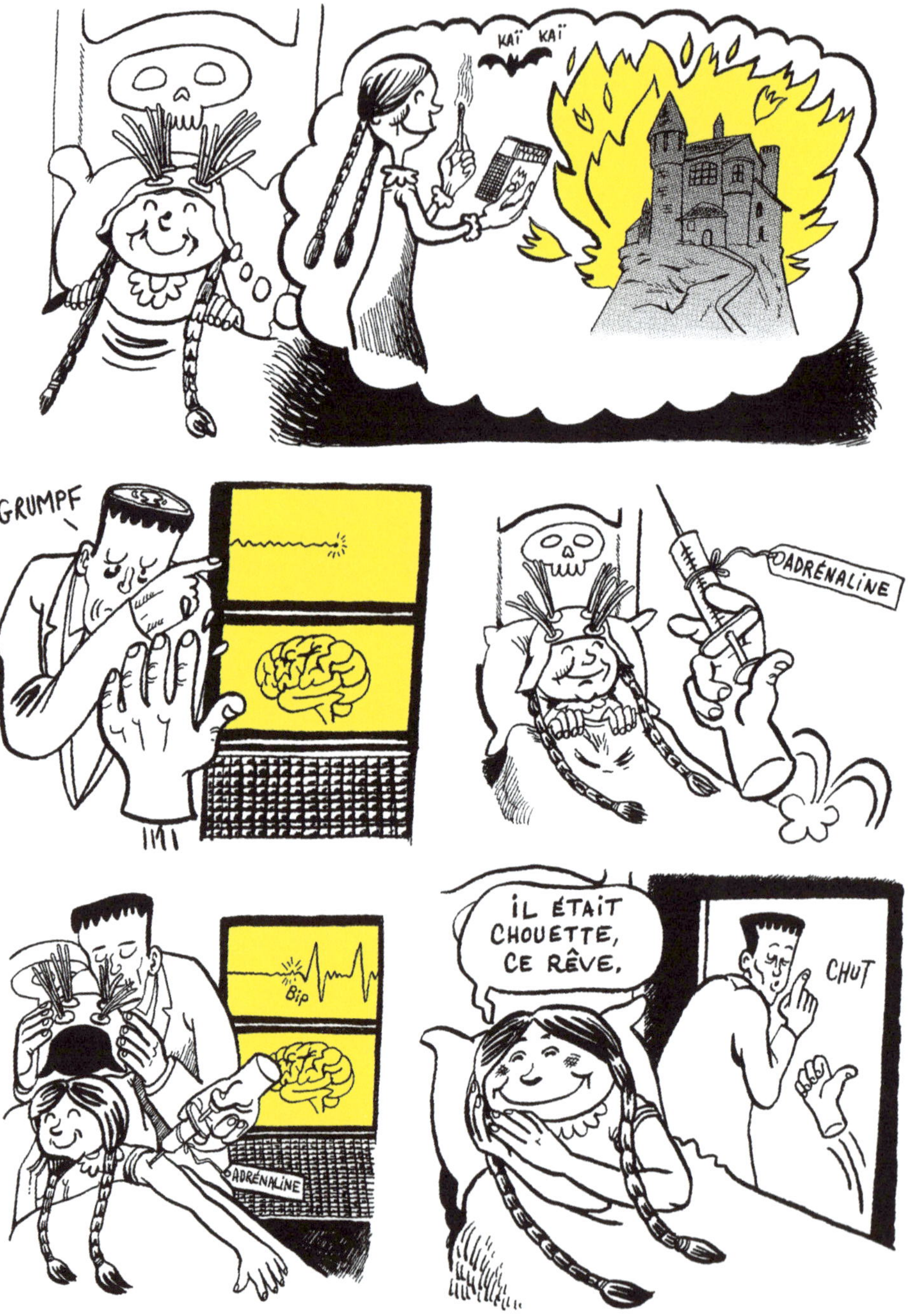
KAÏ KAÏ
GRUMPF
ADRÉNALINE
Bip
ADRÉNALINE
IL ÉTAIT CHOUETTE, CE RÊVE.
CHUT

Wanted : qui sont les neurones cachés derrière la mémoire des objets ?

On se balade dans la ville, croisant des milliers d'objets (bâtiments, voitures, vélos…) sans les voir. Soudain, on tombe sur une nouvelle boutique, qui n'était pas là la veille. Immédiatement, cette nouveauté attire notre attention : elle n'est pas seulement visible, on ne voit qu'elle. La nouveauté a sur nous un pouvoir d'attraction difficile à ignorer ; nous sommes ainsi programmés. Mais pourquoi notre cerveau se focalise-t-il autant sur ces nouveaux objets ?

Pour emmagasiner chaque nouveau souvenir, le cerveau s'active, dépense de l'énergie et a besoin d'un minimum de concentration. Il en va de même pour chaque nouvel objet que nous rencontrons : notre cerveau enregistre la nouveauté et garde son souvenir au chaud pour le ressortir au prochain contact avec l'objet en question. Ce processus n'est valable que lorsque l'objet est nouveau : quand on voit un crayon pour la énième fois, nul besoin de le remémoriser, on le connaît déjà suffisamment.

Pour éviter d'activer le processus de mémorisation à chaque fois, et le gaspillage d'énergie qui irait avec, le cerveau doit savoir qu'il s'agit bien d'une nouveauté, c'est-à-dire de quelque chose qu'il n'a pas encore enregistré dans son immense base de données. Sans cela, nous serions comme des nouveau-nés, découvrant et redécouvrant tout ce qui nous entoure pour la première fois… mais tout le temps. Certes, ça aurait quelque chose d'attendrissant de garder un tel pouvoir d'émerveillement, mais ça serait aussi potentiellement désastreux.

Imaginez que vous êtes dans la forêt : si vous regardez avec la même attention les arbres, les fleurs, les oiseaux, et le loup qui fonce sur vous, il sera probablement trop tard quand vous tenterez de réagir. Garder les objets en mémoire, et savoir lesquels représentent une menace, est en fait initialement une question de survie. Comme toute chose inconnue est potentiellement un danger, le cerveau doit pouvoir détecter en vitesse tout objet (ou animal, ou personne) qu'il ne connaît pas, pour se mettre en alerte au cas où ça finirait par barder pour nous.

Cette reconnaissance des nouveautés se joue au niveau de l'*hippocampe*, une structure à la base du cerveau impliquée dans la mémoire et la navigation dans l'espace, et, plus spécifiquement, dans une sous-structure nommée *subiculum*. La plupart des neurones de cette région de l'hippocampe sont des *neurones pyramidaux*, ainsi nommés en référence à leur forme. Leur fonction principale serait d'aider à l'enregistrement d'informations spatiales en lien avec la mémoire (par exemple, pour se rappeler où on a laissé les clés). Mais ces neurones n'y sont pas seuls. Des chercheurs de l'université de la Colombie-Britannique, au Canada, ont identifié dans le subiculum un autre type de neurones, aux formes et aux fonctions très différentes : les *neurones ovoïdes*.

Contrairement à leurs voisins triangulaires, ces neurones ont plutôt la forme d'un œuf, et ils se fichent bien de l'information spatiale. En revanche, selon l'étude publiée en février 2025 dans *Nature Communications*, ils sont très doués pour identifier la nouveauté[9]. Les chercheurs ont observé chez la souris qu'ils s'activent en nombre exclusivement lorsque l'animal rencontre un nouvel objet pour la première fois. En somme, les neurones ovoïdes agitent des drapeaux pour alerter le cerveau de la présence d'une nouveauté. Cela pourrait avoir deux fonctions. La première : attirer l'attention sur cet objet inconnu, au cas où il constituerait une menace. La seconde : permettre au cerveau de se focaliser sur cet objet afin de le mémoriser. Des analyses supplémentaires ont montré que sans leur activation (les chercheurs ayant traficoté le cerveau du rongeur), la souris ne parvenait pas à mémoriser les nouveaux objets, montrant à quel point ces neurones sont essentiels dans la construction de notre mémoire.

Une fois que la nouveauté a été enregistrée, les neurones ovoïdes ne réagissent plus en présence de l'objet, même s'il change d'endroit ou de contexte. Seule la première rencontre les intéresse, comme un célibataire sur Tinder, pas du tout motivé par les relations à long terme. Cette attirance pour la nouveauté peut paraître frivole, mais sans elle notre cerveau serait complètement perdu dans la vie de tous les jours. Dépassé par la quantité phénoménale d'objets que nous croisons quotidiennement, il n'arriverait pas à faire le tri et traiterait tous les objets (qui, pour la plupart, n'ont rien de menaçant) comme des découvertes.

Les neurones ovoïdes nous donnent donc un superpouvoir qui devrait nous permettre de nous concentrer sur ce qui est vraiment important… avant que l'attrait de la nouveauté ne nous en écarte… Satanés neurones ovoïdes, c'est peut-être à cause d'eux qu'on est accros à la *fast fashion* !

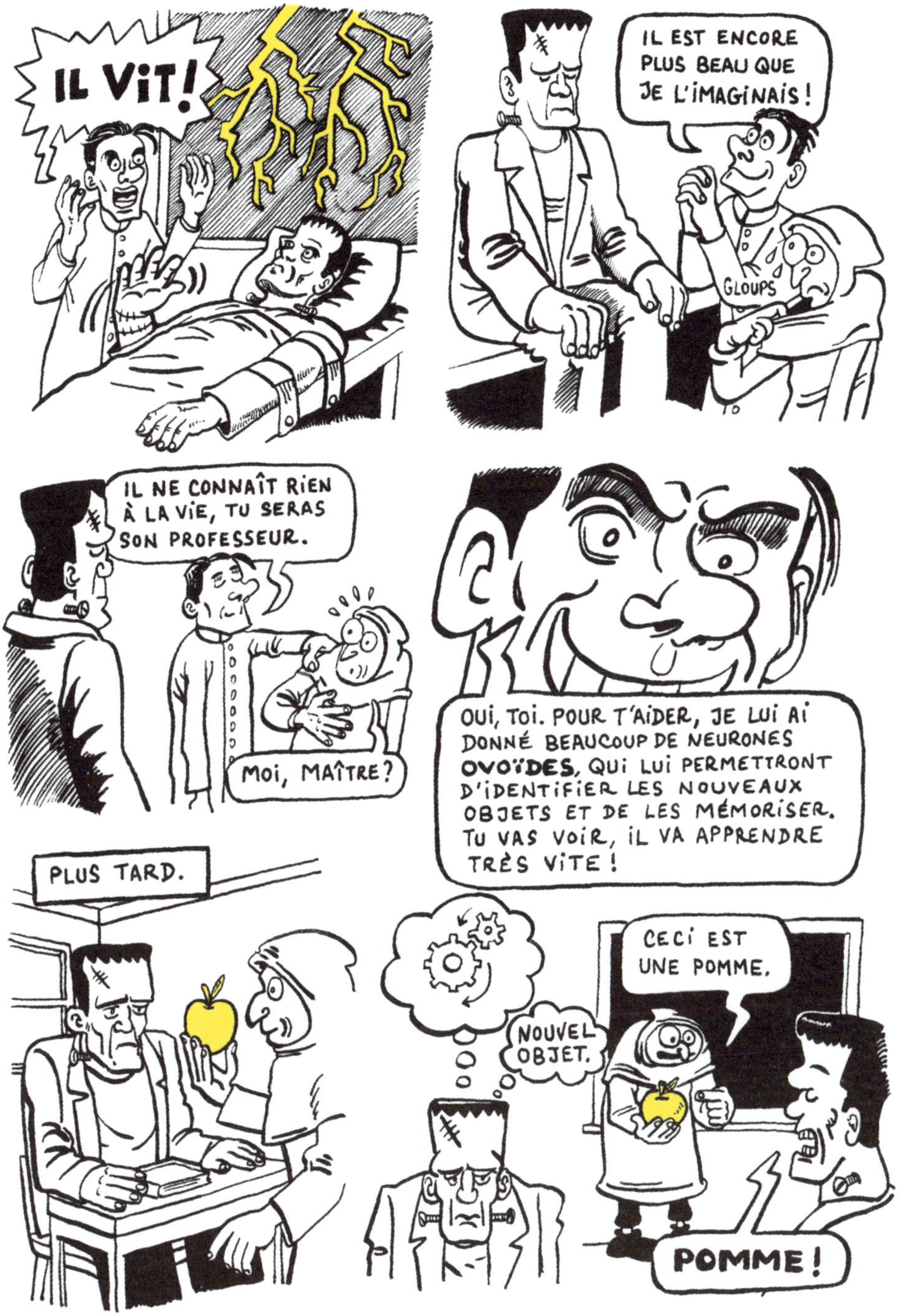
IL VIT !
IL EST ENCORE PLUS BEAU QUE JE L'IMAGINAIS !
GLOUPS
IL NE CONNAÎT RIEN À LA VIE, TU SERAS SON PROFESSEUR.
MOI, MAÎTRE ?
OUI, TOI. POUR T'AIDER, JE LUI AI DONNÉ BEAUCOUP DE NEURONES OVOÏDES, QUI LUI PERMETTRONT D'IDENTIFIER LES NOUVEAUX OBJETS ET DE LES MÉMORISER. TU VAS VOIR, IL VA APPRENDRE TRÈS VITE !
PLUS TARD.
NOUVEL OBJET.
CECI EST UNE POMME.
POMME !

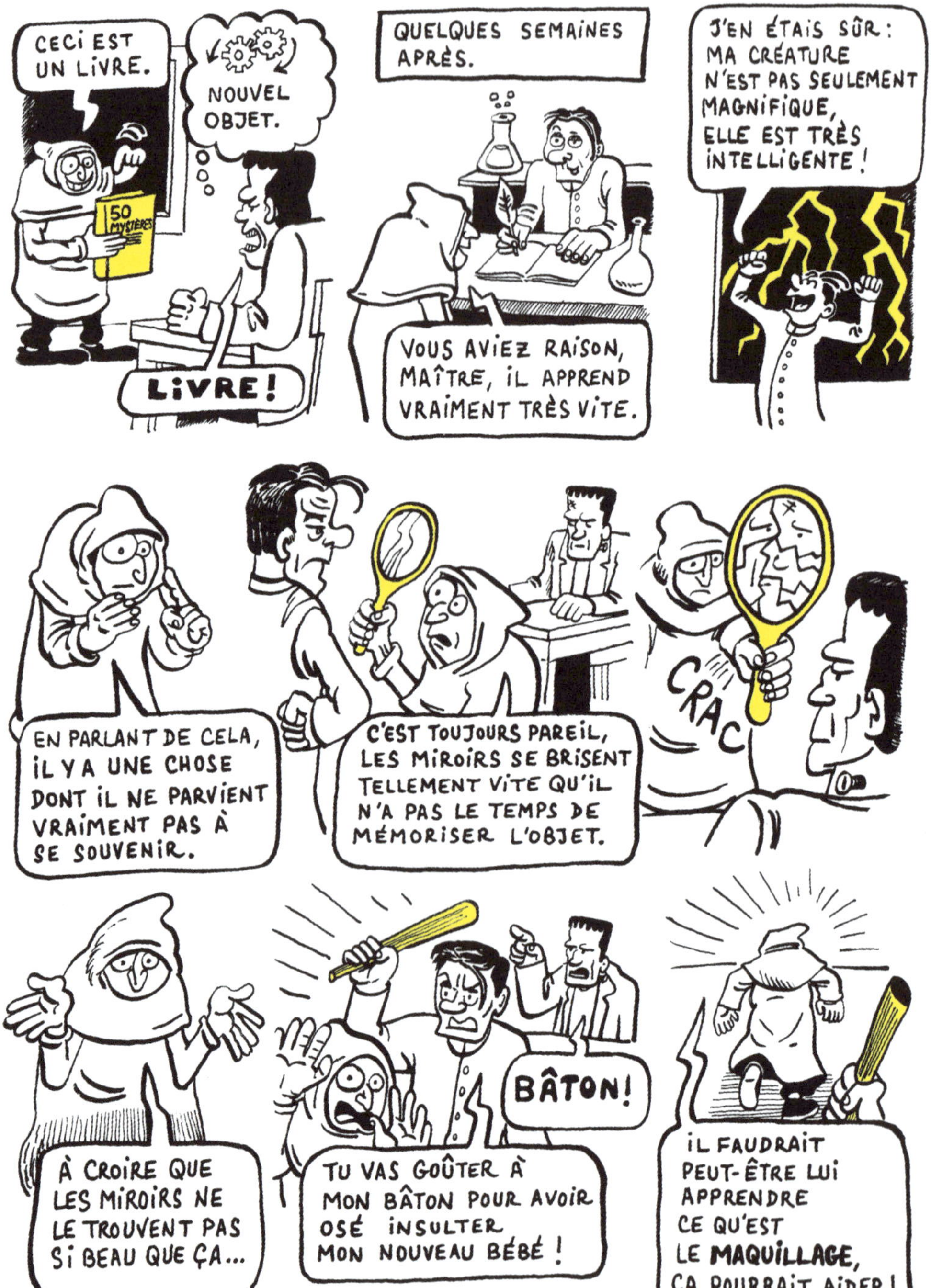
CECI EST UN LIVRE.
50 MYSTÈRES
NOUVEL OBJET.
LIVRE!
QUELQUES SEMAINES APRÈS.
VOUS AVIEZ RAISON, MAÎTRE, IL APPREND VRAIMENT TRÈS VITE.
J'EN ÉTAIS SÛR : MA CRÉATURE N'EST PAS SEULEMENT MAGNIFIQUE, ELLE EST TRÈS INTELLIGENTE !
EN PARLANT DE CELA, IL Y A UNE CHOSE DONT IL NE PARVIENT VRAIMENT PAS À SE SOUVENIR.
C'EST TOUJOURS PAREIL, LES MIROIRS SE BRISENT TELLEMENT VITE QU'IL N'A PAS LE TEMPS DE MÉMORISER L'OBJET.
CRAC
À CROIRE QUE LES MIROIRS NE LE TROUVENT PAS SI BEAU QUE ÇA...
BÂTON!
TU VAS GOÛTER À MON BÂTON POUR AVOIR OSÉ INSULTER MON NOUVEAU BÉBÉ !
IL FAUDRAIT PEUT-ÊTRE LUI APPRENDRE CE QU'EST LE **MAQUILLAGE**, ÇA POURRAIT AIDER !

Pourquoi les nouveaux souvenirs n'écrasent-ils pas les anciens ?

Ne pas oublier la réunion de 9 heures, se rappeler où l'on a posé le dossier pour ladite réunion, préparer le petit-déj et le goûter des petits, penser à souhaiter l'anniversaire de mamie et, au passage, revivre rapidement notre enfance – lorsque c'était mamie, elle-même, qui devait gérer tout ça… Le cerveau est constamment surchargé de « choses à penser ». En plus de cela, il doit garder en mémoire un grand nombre de souvenirs, récents et anciens, qui interagissent parfois entre eux, mais sans jamais s'entraver les uns les autres. Alors, comment parvient-il à réaliser cette véritable acrobatie mentale sans s'emmêler les pinceaux ?

On dit que vivre, c'est se souvenir, et que se souvenir, c'est vivre. Formule qui fonctionne seulement si nous arrivons en effet à retrouver ces souvenirs qui nous font voyager dans le temps. Pourtant, chaque jour, le cerveau doit s'occuper d'une quantité incalculable d'informations, créant des tonnes de nouveaux souvenirs. Comment réussit-il l'exploit de se rappeler l'endroit exact où l'on vient de garer sa voiture et de garder en mémoire l'image précise de cette rue dans notre enfance, alors que des décennies sont passées ? Comment fait-il pour que les souvenirs les plus anciens ne soient pas écrasés par les nouveaux, et pour que les souvenirs récents se solidifient suffisamment dans la mémoire, alors qu'ils sont tout frais ?

C'est une question d'organisation. Comme souvent dans la vie, même les tâches les plus ardues sont réalisables si on s'organise bien. C'est pareil pour le cerveau. L'étape de consolidation des souvenirs se fait pendant le sommeil, lorsque le cerveau rejoue les souvenirs pour les ancrer dans la mémoire. Ce qui complique les choses, c'est que la consolidation des souvenirs anciens et récents se fait au même endroit, dans l'*hippocampe*. Mais, pour que l'ancrage des nouveaux souvenirs ne vienne pas perturber la remémorisation des souvenirs anciens, le cerveau s'organise et fait une chose après l'autre.

Une étude récente, publiée en janvier 2025 dans *Nature*, vient d'élucider cette gestion de la mémoire[10]. Dans celle-ci, des chercheurs de l'université Cornell aux États-Unis ont analysé la consolidation des souvenirs chez des souris, faisant une découverte très curieuse : le type de souvenir en cours de consolidation dépend de la taille des pupilles à ce moment précis ! Cela se passe pendant le *sommeil non paradoxal*, correspondant aux premières phases du sommeil (somnolence, sommeil léger et sommeil profond) – donc avant le sommeil paradoxal ou REM (pour *rapid eye movement*, car les yeux bougent beaucoup pendant cette étape). Pendant certaines phases du sommeil non paradoxal, les paupières des souris se sont ouvertes, laissant voir leurs pupilles se dilater et se contracter régulièrement, selon des cycles d'environ une minute.

Intrigués par cette observation, les chercheurs ont étudié l'activité neuronale dans l'hippocampe en fonction de ces mouvements oculaires, avec l'objectif de savoir si l'un de ces états (pupilles contractées ou dilatées) correspondait à la consolidation de souvenirs récents. En modifiant génétiquement les souris, ils ont bloqué l'activité des neurones de cette région, nécessaires à la mémorisation, par *optogénétique*, une technique qui vise à rendre les cellules sensibles à la lumière : elles pouvaient alors être activées ou désactivées grâce à des *photons* (les particules élémentaires de la lumière). Le but de cette manœuvre peu sympathique pour la souris était de voir si, selon les phases de sommeil non paradoxal décrites plus haut, le blocage neuronal avait un effet sur la consolidation des souvenirs de la journée.

Le souvenir en question était simple : au laboratoire, les souris avaient été entraînées à trouver une friandise cachée sur une plateforme. Si le souvenir était bien consolidé pendant la nuit, le rongeur devait pouvoir la retrouver facilement les jours suivants. C'était bien le cas lorsque les neurones étaient bloqués pendant la phase de dilatation des pupilles. En revanche, le blocage de ces neurones durant la phase de contraction empêchait la bonne mémorisation du souvenir – les souris ne parvenant plus à se rappeler où était la cachette. Par la suite, d'autres expériences ont montré que les souvenirs anciens étaient consolidés pendant la phase de dilatation.

Résumons : le cerveau doit consolider les souvenirs pendant la nuit, en utilisant une même structure, l'hippocampe. Pour que l'ancrage des souvenirs anciens n'entrave pas celui des souvenirs récents, et vice versa, le processus se fait par phases séquentielles. Le cerveau rejoue les souvenirs récents (pendant que les pupilles sont contractées), puis les souvenirs anciens (pendant que les pupilles sont dilatées). Et cette séquence se répète plusieurs fois pendant le sommeil non paradoxal, pour permettre la consolidation d'un grand nombre de souvenirs.

C'est grâce à cette organisation très précise que nous n'oublions aucun souvenir important, et que notre cerveau parvient à enregistrer les informations cruciales de la journée tout en gardant en mémoire les moments du passé. Sans cela, nous aurions sans doute une mémoire de poisson rouge… – bien que la science ait prouvé que le poisson rouge était tout à fait capable de mémoriser un événement plusieurs semaines, voire plusieurs mois… et qu'il est donc victime d'une injustice mémorielle flagrante !

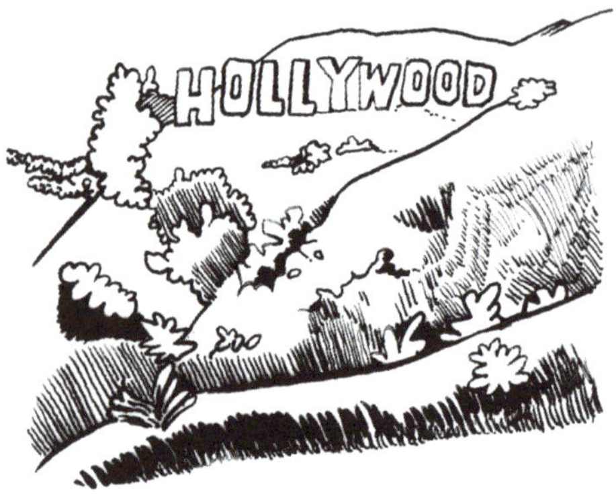

Le cerveau
ne cesse d'enregistrer
de nouveaux souvenirs.
Pour ce faire,
il les revisionne la nuit.

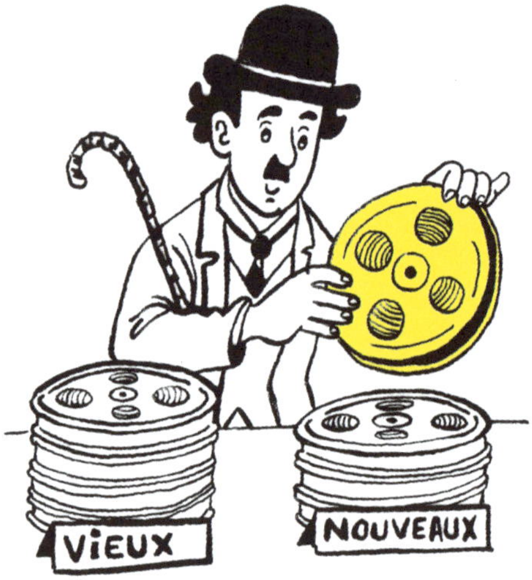

Il utilise
la même méthode pour
les anciens souvenirs,
mais les visionne
à des moments distincts.

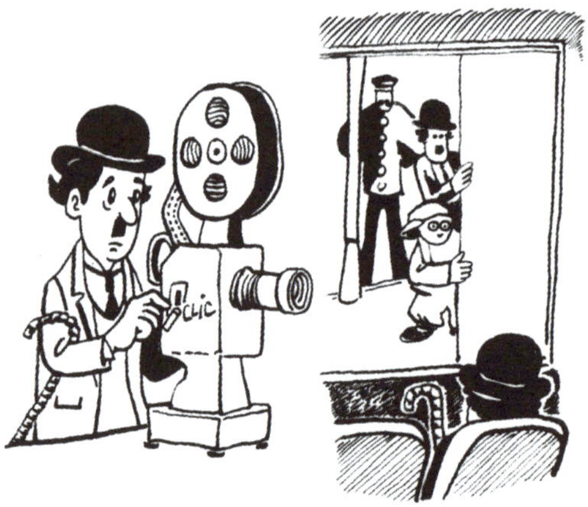

Quand les souvenirs
anciens sont
bien enregistrés,
le cerveau passe
aux souvenirs récents.

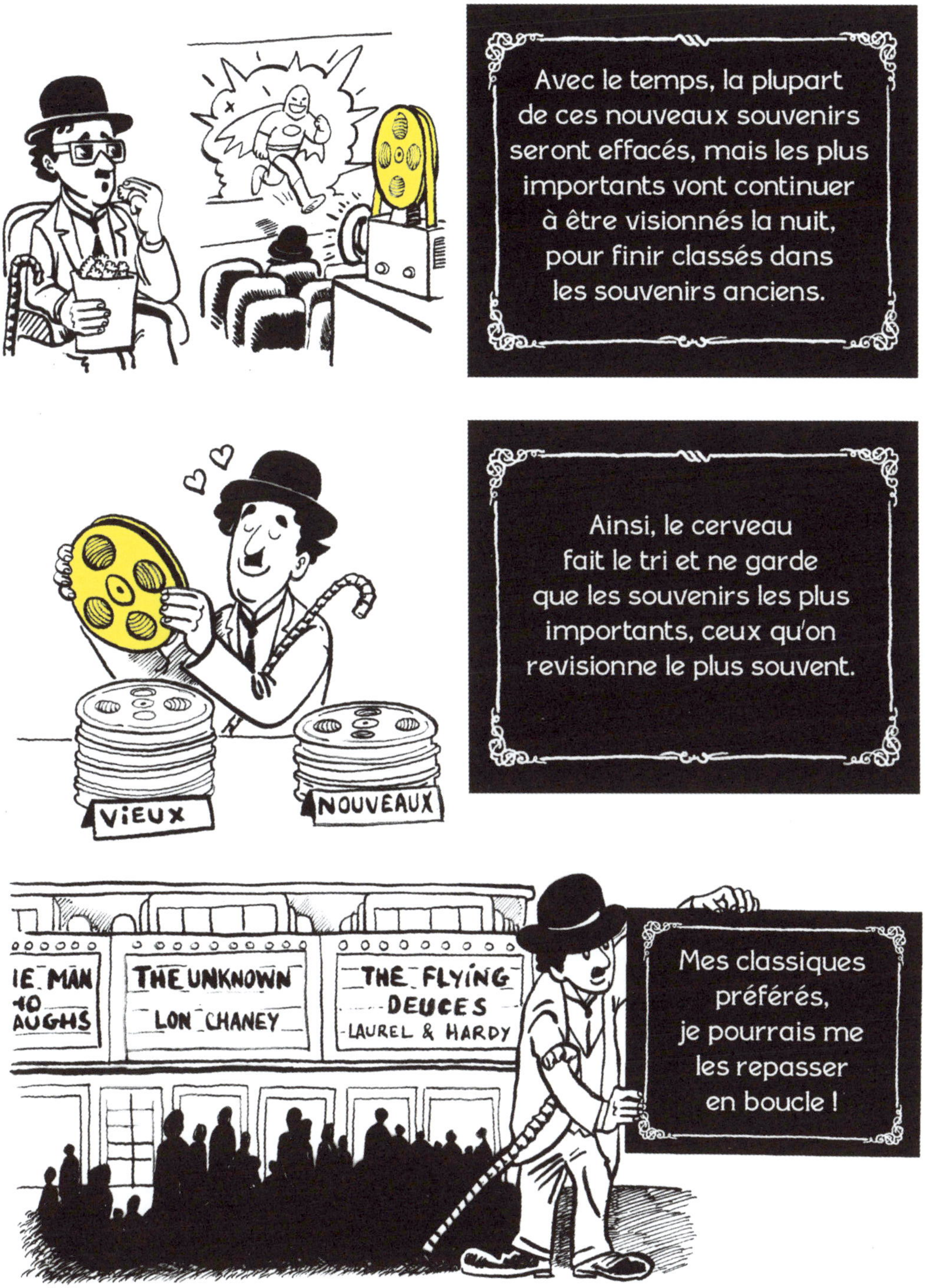

Avec le temps, la plupart de ces nouveaux souvenirs seront effacés, mais les plus importants vont continuer à être visionnés la nuit, pour finir classés dans les souvenirs anciens.
Ainsi, le cerveau fait le tri et ne garde que les souvenirs les plus importants, ceux qu'on revisionne le plus souvent.
VIEUX
NOUVEAUX
THE UNKNOWN
LON CHANEY
THE FLYING DEUCES
LAUREL & HARDY
Mes classiques préférés, je pourrais me les repasser en boucle !

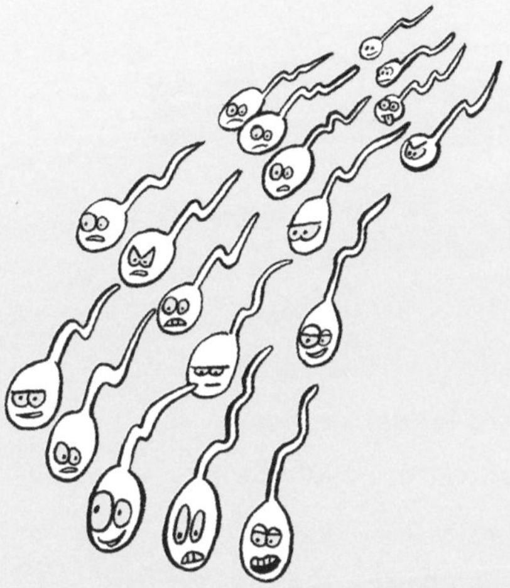

Les mystères du sexe

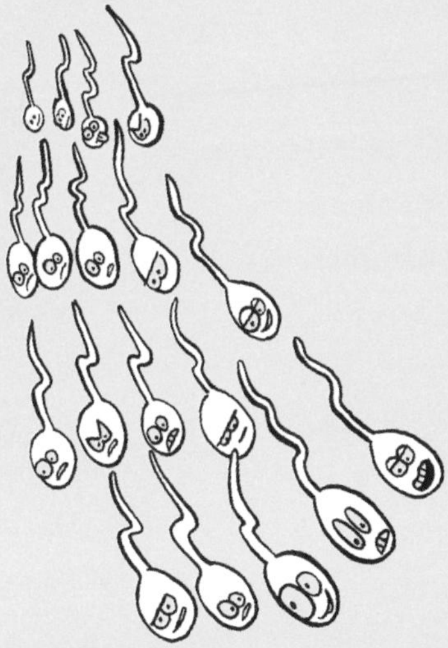

Les spermatozoïdes accélèrent-ils l'évolution ?

Top départ ! Des millions de spermatozoïdes se lancent dans une course effrénée qui déterminera lequel aura la chance d'atteindre son rêve et de rencontrer cet ovule tant désiré. Mais, en réalité, la course commence bien avant, dans les starting-blocks des testicules, où chaque spermatozoïde se met en condition pour le sprint. Comme tout athlète de haut niveau, ces coureurs se préparent en amont pour optimiser leurs performances ; une préparation relativement aléatoire, puisqu'ils ignorent ce qui leur sera utile pour la compétition… Le choix qu'ils vont devoir faire au pifomètre pourrait pourtant entraîner de lourdes conséquences sur l'évolution. Alors, vont-ils tirer le billet gagnant ?

Le hasard est le moteur de l'évolution. Des mutations et autres modifications génétiques surviennent régulièrement dans toutes les cellules, chez tous les êtres vivants. Ces modifications accidentelles du génome frappent un peu partout, complètement à l'aveugle. Si ces changements ont lieu dans les cellules germinales (qui deviendront les gamètes, c'est-à-dire les spermatozoïdes et les ovules), ils peuvent être transmis à la progéniture. Dans le cas – heureux – où ces nouveautés génétiques leur apportent un quelconque avantage (meilleure survie ou meilleures chances de procréation), elles seront privilégiées par la sélection naturelle : et c'est ainsi que l'avantage en question sera transmis à chaque nouvelle génération, favorisant le développement d'une lignée porteuse de ces changements vertueux.

L'évolution, elle, n'est pas un sprint, mais plutôt une course d'endurance ; il s'agit d'une lente accumulation de mutations qui finissent par donner un « avantage évolutif », processus qui se déroule sur plusieurs générations. Il semble toutefois y avoir une exception à ce rythme de sénateur : les spermatozoïdes. Chez eux, l'accumulation de mutations se jouerait en accéléré, selon une étude publiée en décembre 2022 dans la revue *Nature*, par des chercheurs de l'Institut national de recherche pour l'agriculture, l'alimentation et l'environnement (INRAE) de Rennes et de l'université de Heidelberg, en Allemagne[1].

L'évolution en aurait-elle marre de sa propre lenteur ? Essaierait-elle de se donner un coup de boost, juste pour voir ce que ça donne ? L'accélération constatée se passe au moment de la maturation des spermatozoïdes, un processus nommé *spermatogenèse*. Durant cette étape, une accumulation très rapide de modifications génétiques s'opère dans le génome de ces cellules reproductrices, notamment lorsque l'ADN des spermatozoïdes est compacté un max pour pouvoir se caler dans les petites têtes de ces coureurs de l'extrême. Normalement, l'ADN est enroulé autour de protéines nommées *histones*, comme du fil autour d'une bobine. Pour le compacter davantage, les histones sont remplacées par des protéines plus petites, des *protamines*. Et c'est pendant les quelques instants de ce remplacement, lorsque le « fil d'ADN » est déroulé, avant d'être enroulé de nouveau, que la magie évolutive opère.

Déroulés, de grands fragments d'ADN sont exposés, ce qui n'est pas sans conséquences. Premièrement : l'ADN étant moins protégé, il peut subir des cassures, susceptibles d'introduire des mutations (où un acide nucléique est remplacé par un autre). Deuxièmement : ainsi exposés, les gènes deviennent « lisibles » au hasard. En temps normal (quand l'ADN est gentiment enroulé sur son histone), la machinerie transcriptionnelle, qui lit les gènes et produit des copies en forme d'ARN messager, n'a accès qu'aux gènes dont la cellule a besoin à un moment donné, suivant une programmation cellulaire très stricte. Un peu comme si la cellule devait lire telle page (et pas telle autre) du livre de l'ADN. Or, quand l'ADN est déroulé, c'est comme si le livre était tombé par terre ouvert à n'importe quelle page : les gènes sont exposés au petit bonheur la chance, et la machinerie peut contourner la programmation pour aller lire n'importe quelle portion d'ADN, au pif, générant un chaos transcriptionnel.

Les chercheurs ont comparé l'expression génétique (les ARN messagers) pendant la spermatogenèse dans les spermatozoïdes d'une dizaine de mammifères différents (allant de l'ornithorynque à l'humain). Ils ont démontré que les mêmes gènes s'activaient chez les différentes espèces aux mêmes moments – témoin d'une programmation génétique très bien « conservée » dans l'évolution –, sauf lors de la dernière étape de la spermatogenèse. À ce moment-là, l'expression génétique était très différente selon les espèces. Ce fameux moment, vous me voyez venir, c'est justement celui du déroulage de l'ADN, quand les gènes sont exprimés « au hasard », de manière complètement aléatoire. Du fait de ce hasard, les millions de spermatozoïdes qui commencent la course vers l'ovule pourraient tous avoir un comportement différent (en fonction des gènes exprimés), ce qui influencerait sans doute leurs performances.

Mieux : parmi les gènes activés, il peut y avoir des *rétrotranscriptases*, des enzymes héritées des virus qui produisent de l'ADN à partir de l'ARN. Logiquement, elles sont capables de faire leur job (créer des copies ADN de n'importe quel ARN) à un moment où la cellule est en plein chambardement à cause de tous les gènes exposés. Ces nouveaux bouts d'ADN créés peuvent ensuite s'insérer dans le génome, ce qui pourrait potentiellement donner naissance à de nouveaux gènes. Le spermatozoïde arrivé en tête apportera avec lui toutes les modifications génétiques survenues durant sa maturation, les transmettant au futur embryon.

Cette euphorie mutationnelle a d'autant plus de répercussions lorsqu'elle touche le chromosome X chez les hommes, car ils n'en ont qu'un exemplaire (alors que les effets d'une mutation dans d'autres chromosomes peuvent être masqués par la copie de ce gène présente sur l'autre chromosome de la paire).

Ainsi, grâce au bazar génétique des spermatozoïdes, la course d'endurance de l'évolution devient momentanément un sprint fait de hasard et de chaos. La vie, quoi... mais en accéléré.

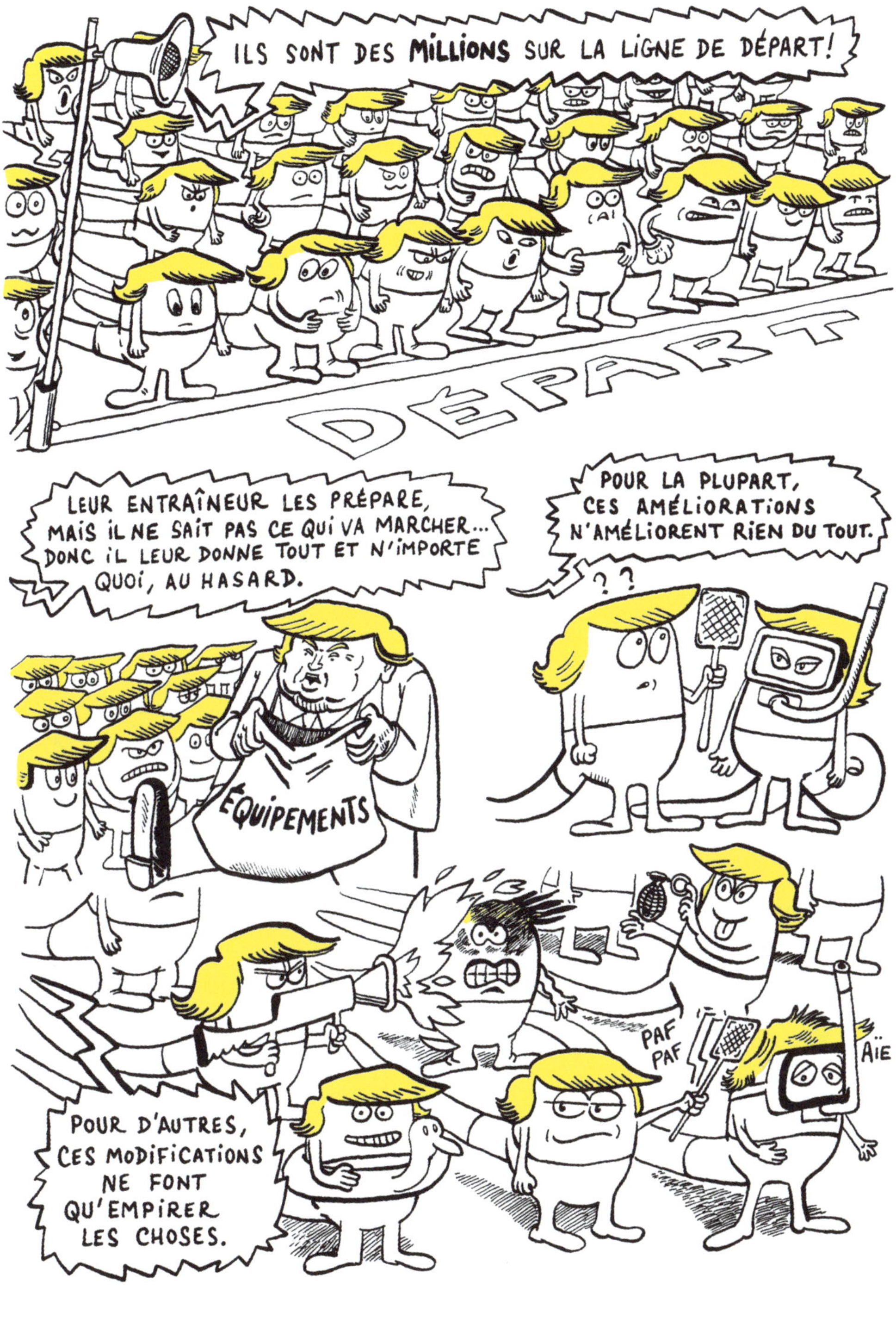
ILS SONT DES **MILLIONS** SUR LA LIGNE DE DÉPART !
DÉPART
LEUR ENTRAÎNEUR LES PRÉPARE, MAIS IL NE SAIT PAS CE QUI VA MARCHER... DONC IL LEUR DONNE TOUT ET N'IMPORTE QUOI, AU HASARD.
ÉQUIPEMENTS
POUR LA PLUPART, CES AMÉLIORATIONS N'AMÉLIORENT RIEN DU TOUT.
? ?
PAF PAF
AÏE
POUR D'AUTRES, CES MODIFICATIONS NE FONT QU'EMPIRER LES CHOSES.

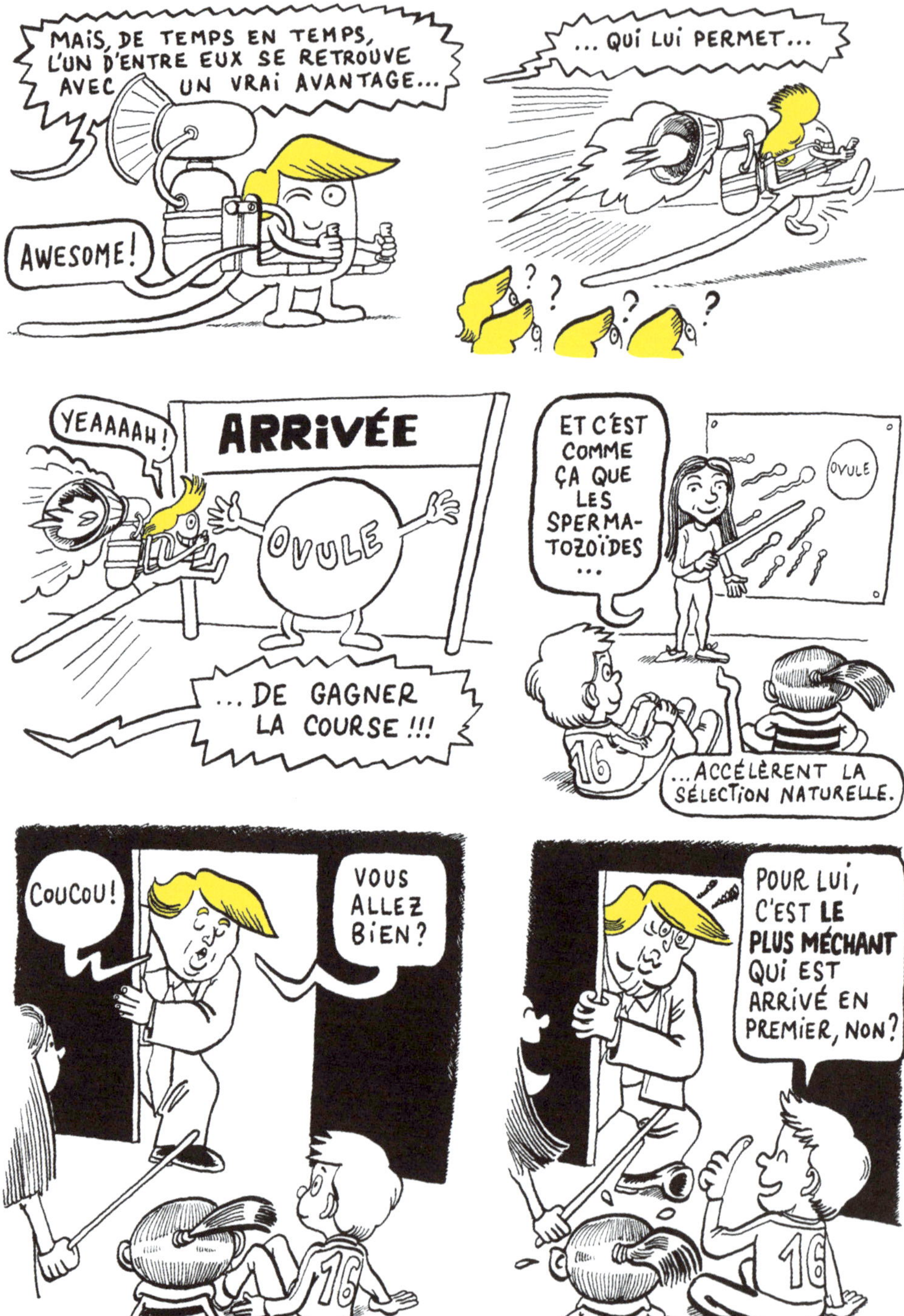
MAIS, DE TEMPS EN TEMPS, L'UN D'ENTRE EUX SE RETROUVE AVEC UN VRAI AVANTAGE...
AWESOME!
... QUI LUI PERMET...
YEAAAAH!
ARRIVÉE
OVULE
... DE GAGNER LA COURSE !!!
ET C'EST COMME ÇA QUE LES SPERMATOZOÏDES ...
OVULE
... ACCÉLÈRENT LA SÉLECTION NATURELLE.
16
COUCOU!
VOUS ALLEZ BIEN?
16
POUR LUI, C'EST **LE PLUS MÉCHANT** QUI EST ARRIVÉ EN PREMIER, NON?
16

L'ovule en mode vigile : un spermatozoïde et c'est tout !

Des millions de spermatozoïdes sont sur la ligne de départ, mais un seul entrera dans l'ovule ! Pourtant, l'heureux élu n'est pas le seul à atteindre son but. Il arrive juste un peu avant tout le monde. Ceux qui le suivent s'écrasent, eux, contre la barrière impénétrable de l'ovule, comme rembarrés à la porte d'entrée par le videur de la boîte de nuit la plus sélecte du monde. Mais comment l'ovule parvient-il à garder à distance ses autres prétendants ?

Un spermatozoïde et c'est tout ! L'extrême exclusivité de l'ovule est vitale, car c'est ainsi qu'il s'assure du bon équilibre chromosomique du futur embryon. Pour rappel, petite plongée dans vos cours de biologie de lycée : l'être humain a deux copies de ses 23 chromosomes (il est *diploïde*), chaque copie étant donnée par l'un des parents, au moyen des *gamètes* (le spermatozoïde et l'ovule). Ces gamètes sont *haploïdes*, c'est-à-dire qu'ils ont chacun une seule copie de ces chromosomes. Si jamais un spermatozoïde supplémentaire pénétrait dans l'ovule, l'embryon se retrouverait avec trois copies (ou plus) des chromosomes parentaux (*polyploïdie*). Les répercussions seraient immédiates : ce déséquilibre rendrait l'embryon non viable, à de rares exceptions près où il pourrait survivre, mais en risquant tout de même de développer des problèmes de santé potentiellement graves (trisomie 21).

Alors, comment l'ovule fait-il pour bloquer l'entrée des autres spermatozoïdes qui tentent de forcer le passage ? Des chercheurs de l'Institut Karolinska, en Suède, et de l'université d'Osaka, au Japon, ont montré qu'après le passage de l'heureux élu l'ovule revêt une armure qui le rend invulnérable. Leur découverte, présentée dans la revue *Cell* en mars 2024, met en évidence une protéine qui s'active au moment du passage du premier spermatozoïde, pour ensuite changer de forme et entourer l'ovule d'une cotte de mailles impénétrable[2].

Pour résumer tout cela en langage scientifique : l'ovule est protégé par une barrière composée de protéines et de sucres, nommée *zone pellucide*. Les spermatozoïdes doivent traverser ce revêtement d'environ 12 micromètres, plus du double de leur tête. Pour franchir cette barrière, ils libèrent un cocktail d'enzymes qui dégrade les protéines de cette zone pellucide. Un travail de mineur de fond qui prend pas mal de temps et constitue une énième étape dans la sélection du plus persévérant de la course.

Une fois que le premier mineur parvient à percer la barrière, sa tête atteint la membrane de l'ovule et fusionne avec, libérant son information génétique. Après cette fécondation, la zone pellucide devient rapidement rigide, grâce à une protéine présente à sa surface nommée *ZP2* (pour *zona pellucida glycoprotein 2*), qui se charge de fermer complètement le passage à tout nouveau venu.

Pour percer le mystère de ce tour de force ovulaire, les auteurs ont observé de très près ce qui se passait au niveau de cette protéine après la fécondation, à une résolution de 2,7 Å (1 *ångström* correspond à 10^{-10} mètre, c'est-à-dire 0,0000001 millimètre). Grâce à ce zoom hyperrapproché, ils ont constaté que ZP2 se « coupe » après la fécondation et change de forme pour devenir une sorte de « V ». Cette modification expose une partie de la protéine qui est reconnaissable par une autre ZP2, elle aussi en V. Les deux s'assemblent alors en un *dimère*. Puis, deux dimères s'unissent pour donner un *tétramère*, composé de quatre copies de la protéine. Ce sont ces tétramères qui vont ensuite se coller les uns aux autres, formant des filaments qui s'emboîtent à la manière d'une fermeture Éclair. Ces filaments entourent l'ovule et constituent ainsi une structure sept fois plus compacte qu'avant la fécondation, ce qui rend le travail de perçage de la zone pellucide pratiquement impossible pour les autres spermatozoïdes.

Comme un rideau métallique protège un magasin la nuit, ce rideau de filaments de ZP2 rend l'ovule infranchissable – sans quoi, plusieurs spermatozoïdes pourraient s'y introduire, détruisant les chances de survie du futur embryon.

D'ailleurs, l'étude suédo-japonaise a révélé que certaines mutations touchant les protéines de la zone pellucide sont une cause d'infertilité. Elles empêcheraient l'interaction entre les protéines ZP2, bloquant la formation de cette barrière naturelle, et entraînant le cercle vicieux suivant : trop de spermatozoïdes dans l'ovule, trop de chromosomes, embryon non viable.

Bien que la nature ne nous dicte pas nos préférences sexuelles, elle est intransigeante en ce qui concerne la fécondation et n'accepte, sur ce plan, aucun ménage à trois !

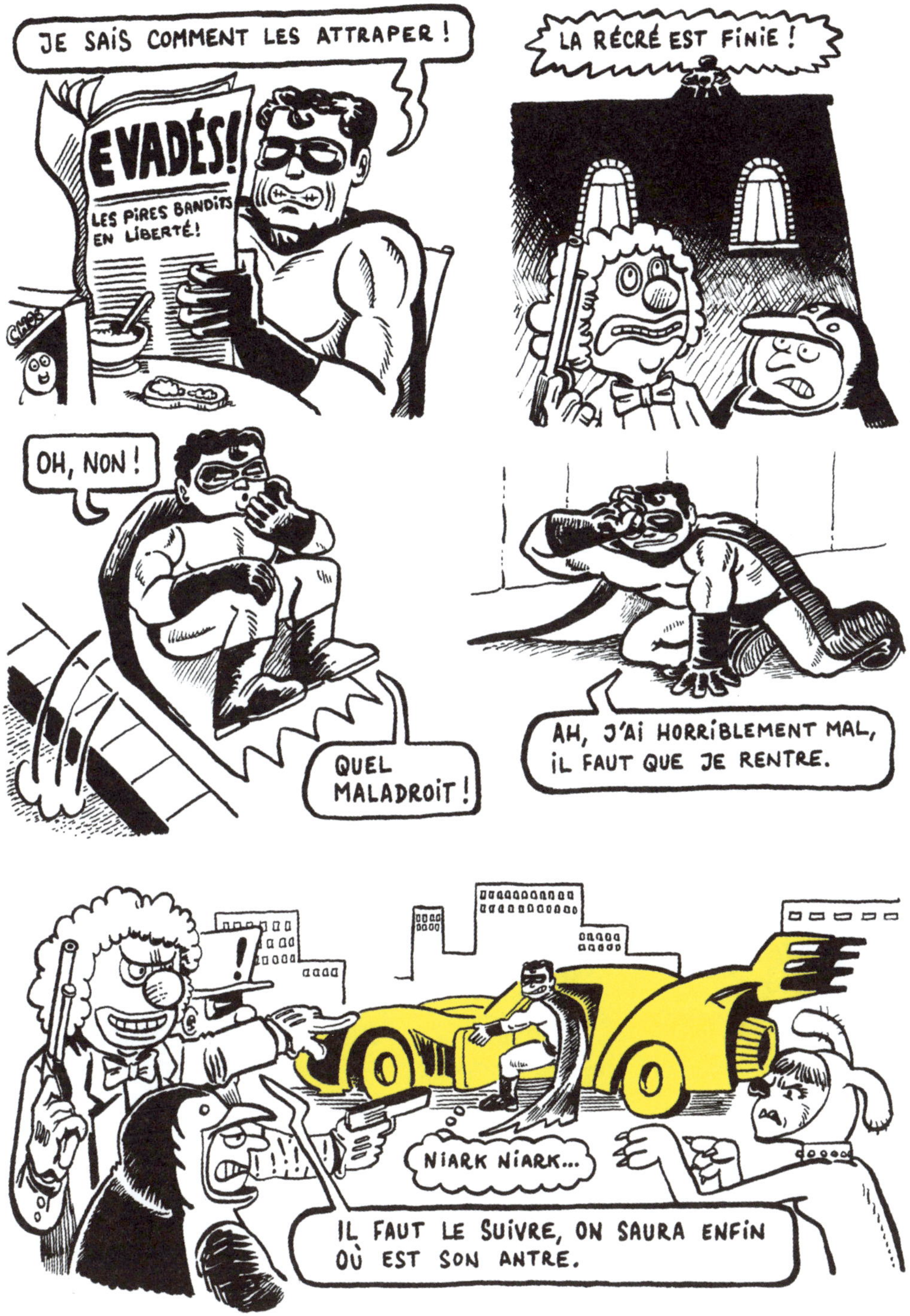
JE SAIS COMMENT LES ATTRAPER !
EVADÉS!
LES PIRES BANDITS EN LIBERTÉ!
LA RÉCRÉ EST FINIE !
OH, NON !
QUEL MALADROIT !
AH, J'AI HORRIBLEMENT MAL, IL FAUT QUE JE RENTRE.
NIARK NIARK...
IL FAUT LE SUIVRE, ON SAURA ENFIN OÙ EST SON ANTRE.

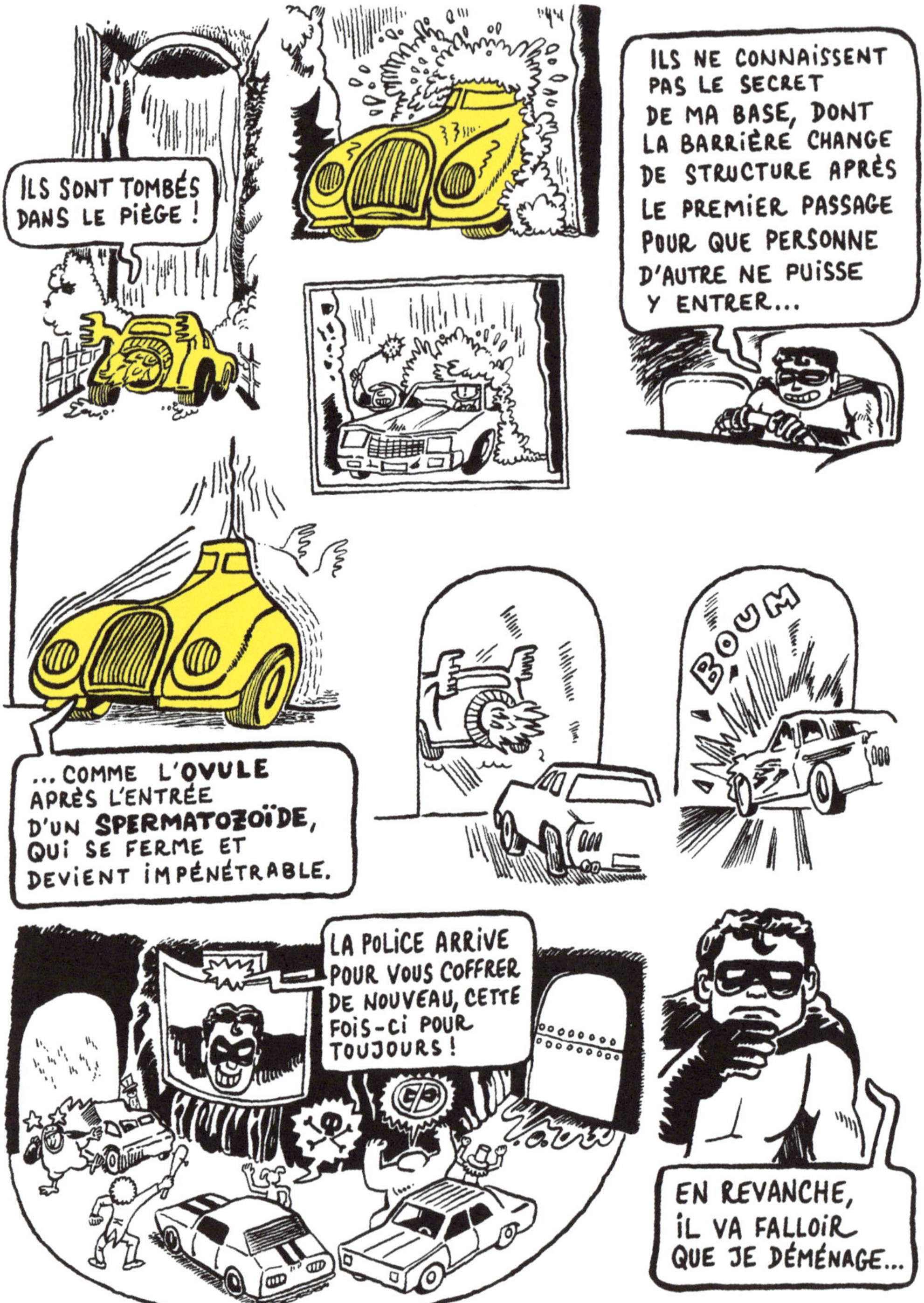
ILS SONT TOMBÉS DANS LE PIÈGE !
ILS NE CONNAISSENT PAS LE SECRET DE MA BASE, DONT LA BARRIÈRE CHANGE DE STRUCTURE APRÈS LE PREMIER PASSAGE POUR QUE PERSONNE D'AUTRE NE PUISSE Y ENTRER...
... COMME L'OVULE APRÈS L'ENTRÉE D'UN SPERMATOZOÏDE, QUI SE FERME ET DEVIENT IMPÉNÉTRABLE.
BOUM
LA POLICE ARRIVE POUR VOUS COFFRER DE NOUVEAU, CETTE FOIS-CI POUR TOUJOURS !
EN REVANCHE, IL VA FALLOIR QUE JE DÉMÉNAGE...

La maternité gravée dans les os

La grossesse est un des phénomènes les plus étonnants de la biologie. En quelques mois, un nouvel être est fabriqué de A à Z dans les entrailles de sa mère, ce qui requiert une énorme quantité de ressources. Des ressources que la génitrice devra trouver coûte que coûte, si besoin en les cherchant au fond de son propre organisme… Quelles traces laisse cette grande aventure dans le corps de la femme ? On pense à certaines, relativement évidentes, mais d'autres sont bien plus surprenantes…

La maternité n'a rien d'anodin. Jouer le rôle d'incubateur d'un autre être humain pendant neuf mois demande énormément de ressources. C'est une bouche à nourrir, en somme, même avant sa naissance ! Si la future mère peut essayer de s'adapter à cette nouvelle situation en mangeant plus, elle ne parviendra pas à compenser et à fournir au fœtus tous les nutriments dont il a besoin. Son corps doit donc « prendre sur lui », littéralement, laissant des traces indélébiles.

Le *calcium* est un des nutriments essentiels au futur bébé, car il est nécessaire pour la formation des os – os qui doivent être fabriqués en grande quantité et en peu de temps. Le fœtus accapare la majorité du calcium présent dans le flux sanguin de la mère – des études sur des souris montrent que le calcium circulant dans le corps de la mère irait au fœtus, à 80 % environ ! La mère, elle, a aussi besoin de calcium pour nourrir ses propres os et ses dents ; elle doit donc faire avec beaucoup moins. Son corps s'adapte en augmentant l'absorption de cet élément et en diminuant son évacuation par les urines. Mais cela ne suffit pas, un dernier sacrifice est nécessaire : la mère doit se défaire d'une partie du calcium de ses os pour alimenter le taux de calcium circulant, un peu comme si on retirait son épargne pour avoir quelques billets à disposition. Et c'est le cas aussi pour d'autres nutriments, tels que le *magnésium* ou le *phosphore*.

Alors, à quel point ce braquage de l'épargne maternel en nutriments laisse-t-il des traces chez les mères ? Des chercheurs de l'université de New York ont étudié cette question chez des macaques morts de causes naturelles dans des conditions de captivité. Dans une étude publiée en novembre 2022 dans *PloS ONE*, ils ont comparé les os de deux femelles ayant été mères à ceux de deux femelles nullipares (qui n'ont jamais porté d'enfant), comme l'on compare deux souches d'arbres[3].

La majeure partie du tissu osseux est lamellaire, c'est-à-dire qu'il est constitué d'une superposition de lamelles concentriques, comme les cernes (ou anneaux) de croissance d'un arbre. Ces couches successives apparaissent tout au long de la vie d'un individu, et enregistrent ainsi son état de santé à différentes étapes de son existence. Avec le temps, les lamelles les plus anciennes (les couches profondes) sont résorbées, c'est-à-dire que l'os peut y puiser des ressources, mais l'ensemble donne toutefois un bon nombre d'informations sur les événements ayant eu une forte incidence sur la santé du sujet, comme les maladies, les changements brusques de régime alimentaire… et les grossesses.

Les chercheurs se sont intéressés à l'os le plus grand du corps : le fémur. En les regardant de près, la différence sautait aux yeux : les os des macaques ayant eu des enfants contenaient un taux beaucoup plus faible de calcium, de phosphore et de magnésium. Les chercheurs s'attendaient à ne constater ces écarts que dans certaines couches des os – pas dans les plus récentes datées d'après la naissance des bambins. Il n'en est rien : le coût d'une grossesse se paie toute la vie, et les os conservent pour toujours ces taux amoindris. Toutefois, cet effet ne semble pas cumulable, car il n'y avait aucune différence entre une femelle macaque ayant eu un seul enfant et une autre en ayant eu neuf. Comme s'il existait un seuil minimal pour ces nutriments, que l'os ne peut franchir.

Le vol éhonté des ressources maternelles ne s'arrête pas à la grossesse ! L'étude américaine pointe aussi l'allaitement comme en partie coupable de l'affaiblissement nutritionnel des os. Plus spécifiquement, la grossesse serait la responsable de la baisse observée en calcium et en phosphore, alors que le taux de magnésium baisserait au moment de l'allaitement. Ce transfert de la mère vers l'enfant est également observé dans les os des macaques qui ont été allaités : alors que le taux de magnésium des mères baisse pendant qu'elles allaitent leur petit, c'est l'inverse qui se produit chez le bambin : la teneur en magnésium de ses os augmente après sa naissance, principalement durant la période de l'allaitement.

J'exagère un peu en parlant de vol ; il est probable que si l'on demandait aux mères leur consentement pour ce transfert de nutriments de leurs os vers ceux de leurs bébés, la plupart répondraient par l'affirmative avec enthousiasme. Après tout, on dit qu'un parent est prêt à s'affamer pour nourrir son enfant… C'est littéralement le cas des mères, qu'elles le veuillent ou non.

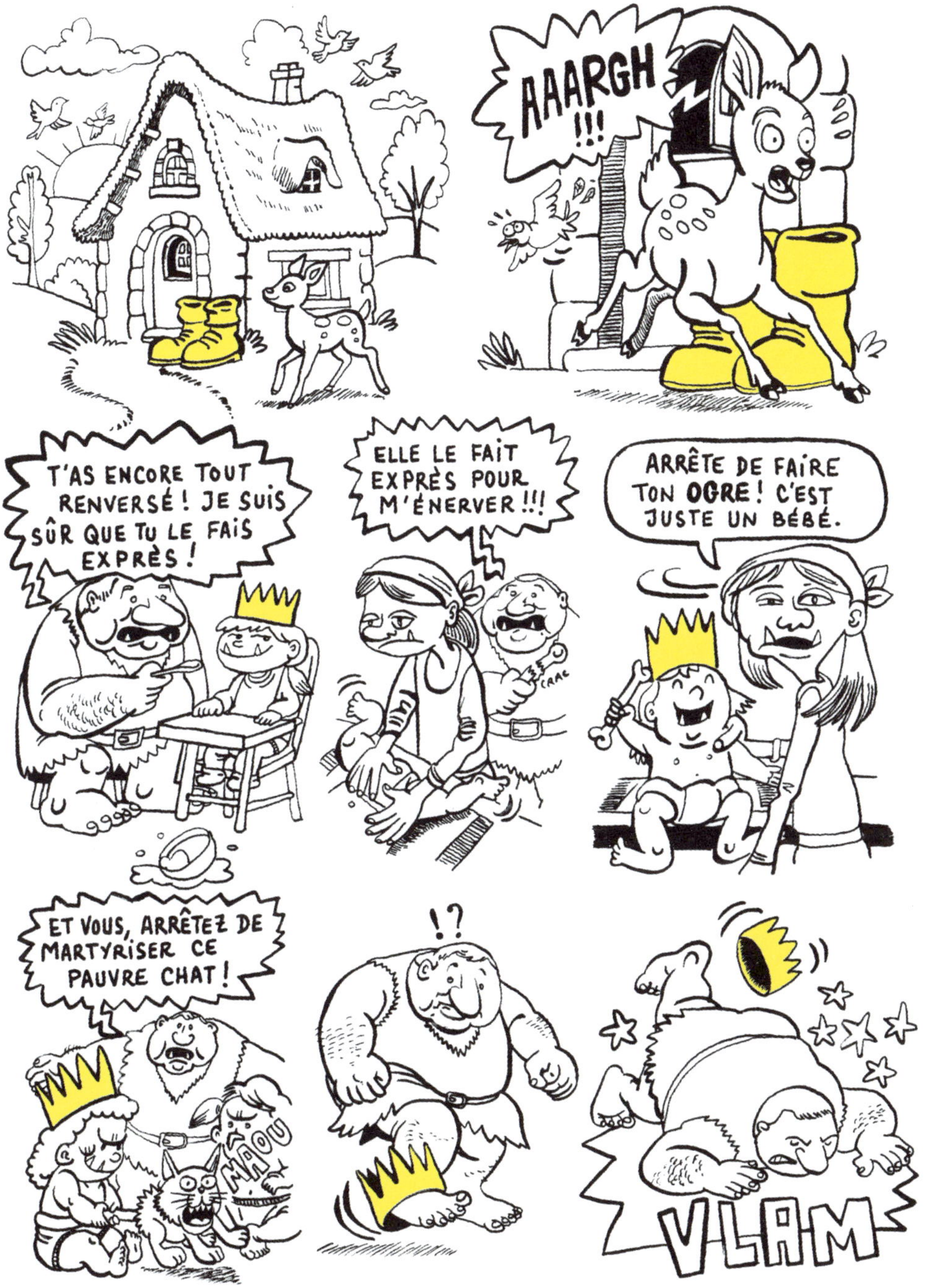
AAARGH !!!
T'AS ENCORE TOUT RENVERSÉ ! JE SUIS SÛR QUE TU LE FAIS EXPRÈS !
ELLE LE FAIT EXPRÈS POUR M'ÉNERVER !!!
ARRÊTE DE FAIRE TON OGRE ! C'EST JUSTE UN BÉBÉ.
ET VOUS, ARRÊTEZ DE MARTYRISER CE PAUVRE CHAT !
MAOU
!?
VLAM

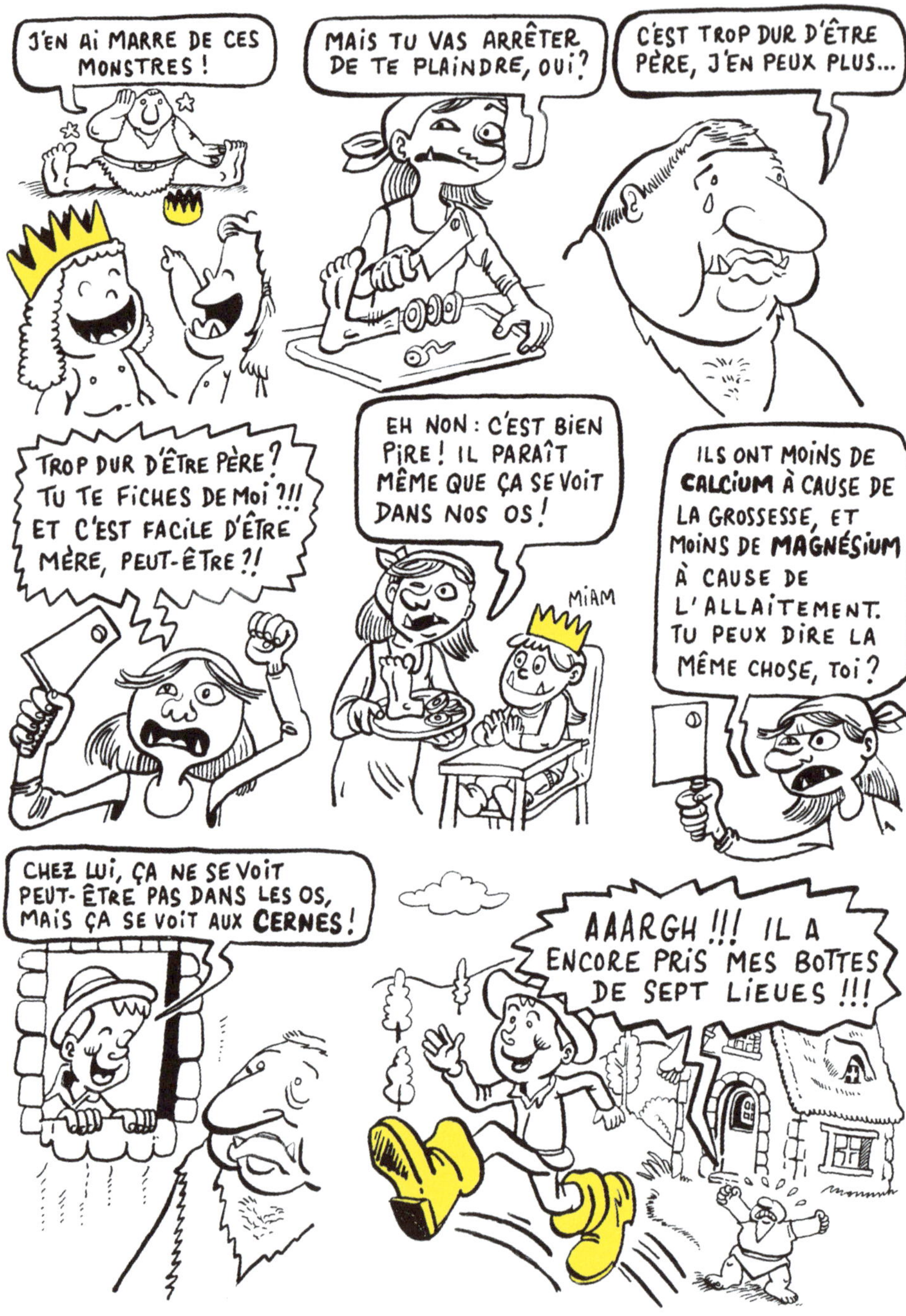
J'EN AI MARRE DE CES MONSTRES !
MAIS TU VAS ARRÊTER DE TE PLAINDRE, OUI ?
C'EST TROP DUR D'ÊTRE PÈRE, J'EN PEUX PLUS...
TROP DUR D'ÊTRE PÈRE ? TU TE FICHES DE MOI ?!! ET C'EST FACILE D'ÊTRE MÈRE, PEUT-ÊTRE ?!
EH NON : C'EST BIEN PIRE ! IL PARAÎT MÊME QUE ÇA SE VOIT DANS NOS OS !
MIAM
ILS ONT MOINS DE **CALCIUM** À CAUSE DE LA GROSSESSE, ET MOINS DE **MAGNÉSIUM** À CAUSE DE L'ALLAITEMENT. TU PEUX DIRE LA MÊME CHOSE, TOI ?
CHEZ LUI, ÇA NE SE VOIT PEUT-ÊTRE PAS DANS LES OS, MAIS ÇA SE VOIT AUX **CERNES** !
AAARGH !!! IL A ENCORE PRIS MES BOTTES DE SEPT LIEUES !!!

Le superintestin des femmes enceintes

La grossesse représente un véritable défi pour le corps humain. Pendant neuf mois, l'organisme féminin se transforme en incubateur vivant, s'adaptant à toute vitesse pour soutenir la croissance d'un autre être en son sein. En plus des changements visibles, tels que l'élargissement des seins ou le gonflement de l'abdomen, de nombreuses modifications se cachent à l'intérieur du corps de la femme. L'une d'elles, très inattendue, sert à bien nourrir le futur bébé…

Le corps de la femme enceinte doit prendre sur lui et mettre les bouchées doubles pour apporter l'oxygène et les nutriments nécessaires à la croissance du futur bébé. Pour ce faire, le cœur augmente son activité, grossissant légèrement pour pomper davantage de sang[4] ; les poumons travaillent plus pour fournir les besoins croissants en oxygène ; et le système digestif s'adapte pour absorber plus de nutriments, afin de pouvoir nourrir la mère et l'enfant.

Certes, les femmes enceintes ont tendance à manger un peu plus, mais cela n'est pas suffisant, car le fœtus est un vrai goinfre ! Pour assurer sa croissance hyperrapide, il a des besoins gigantesques. Il est donc aussi nécessaire d'optimiser l'absorption de nutriments au niveau des intestins maternels. Le corps de la femme gestante se met ainsi en mode « zéro gaspi » : rien ne doit se perdre. Il utilise pour cela plusieurs stratégies, dévoilées en janvier 2025 dans *Nature* par des scientifiques de l'université de Vienne, en Autriche[5].

D'abord, la surface des intestins grandit, afin d'augmenter les points de contact avec la nourriture et de s'assurer d'absorber absolument tout ce qui pourrait servir à la nutrition. Chez des souris gestantes, les chercheurs autrichiens ont montré que cet élargissement est dû au ralentissement du renouvellement des *villosités* qui tapissent la muqueuse des intestins. Ces villosités sont des replis de la paroi intestinale d'environ 1 millimètre de hauteur qui, déjà en temps normal, permettent d'augmenter la surface des intestins. Chez la femme enceinte, elles grossissent encore plus, car les cellules qui les composent se mettent à vivre plus longtemps. Généralement, ces cellules meurent vite et sont remplacées par de nouvelles. Durant la grossesse, elles retardent leur mort, et les nouvelles cellules ne prennent plus leur place, mais s'ajoutent, tout simplement, augmentant le nombre de cellules, donc la taille du tissu.

En plus de cet élargissement, les villosités changent aussi de forme afin d'optimiser l'absorption. Elles s'allongent davantage, s'aplatissant sur la face qui reçoit le flux de nourriture. Cela ralentit le transit des nutriments, laissant plus de temps à l'intestin pour tout absorber (le risque de constipation s'en trouve accru... mais rien n'est gratuit dans la vie).

Ce n'est pas tout. La grossesse (puis, ensuite, la lactation) entraîne une augmentation du nombre de *transporteurs* au niveau de ces villosités. Ces transporteurs sont les responsables directs de l'absorption, attrapant les nutriments pour les faire entrer dans les cellules. Les scientifiques ont remarqué que c'était le cas, par exemple, des transporteurs qui reconnaissent les lipides, les acides aminés, ou encore les vitamines.

Toutes ces adaptations intestinales sont déclenchées par les hormones liées à la grossesse, notamment la *prolactine* (connue pour son rôle dans la lactation, d'où son nom). Cette hormone est produite naturellement tout le temps (même les hommes en fabriquent), mais cette production est boostée durant la grossesse, particulièrement pendant les deuxième et troisième trimestres, ainsi que durant la lactation. Il suffit de retirer le nouveau-né à sa mère pour faire chuter le taux de prolactine et pour que la taille des intestins revienne à la normale.

En somme, pendant la grossesse, la mère doit tout assurer. Sans ces adaptations, le bon développement du fœtus ne serait pas garanti. En effet, les souriceaux nés de souris qui n'avaient pas développé cette augmentation de la surface intestinale manifestaient des problèmes à la naissance (et après!) : ils étaient plus petits et présentaient un risque plus élevé de diabète à l'âge adulte.

Ces modifications durant la grossesse sont un bon exemple de la plasticité du corps humain, qui peut s'adapter à tout type de circonstances... y compris celle de faire pousser en son sein un autre corps humain!

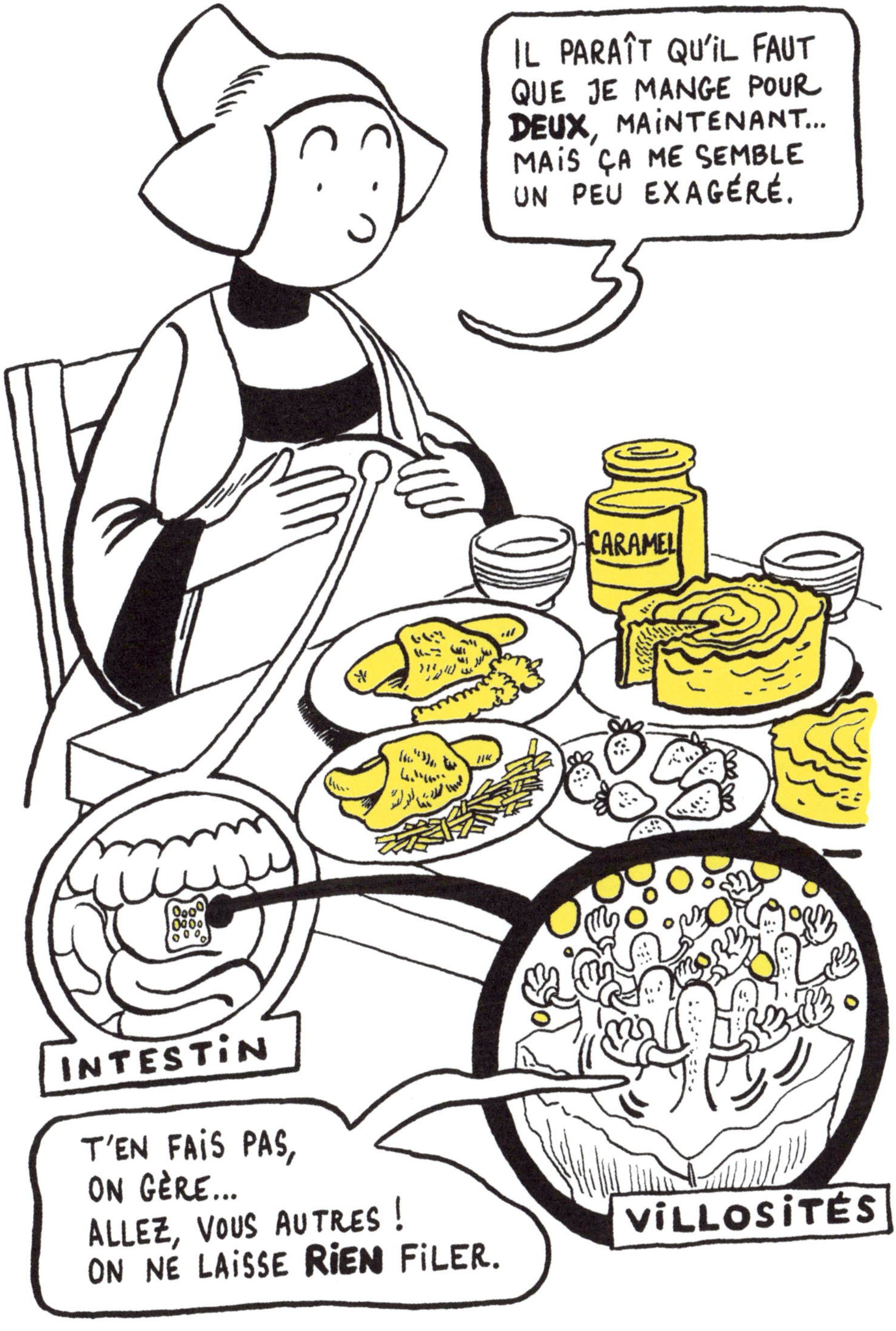
IL PARAÎT QU'IL FAUT QUE JE MANGE POUR **DEUX**, MAINTENANT... MAIS ÇA ME SEMBLE UN PEU EXAGÉRÉ.
CARAMEL
INTESTIN
VILLOSITÉS
T'EN FAIS PAS, ON GÈRE... ALLEZ, VOUS AUTRES ! ON NE LAISSE **RIEN** FILER.

La masturbation sert-elle à quelque chose ?

Peu de comportements sont aussi curieux que la masturbation. Tout le monde ou presque s'y adonne… et ce n'est pas une exclusivité humaine : la majorité des primates se livre avec joie à cette perte de temps hédoniste. Personne n'a jamais pu faire d'enfants en se tripotant tout seul dans son coin, pourtant, l'évolution semble favorable à l'onanisme. Alors pourquoi diable ce comportement persiste-t-il depuis la nuit des temps ?

Les bienfaits scientifiques ou médicaux de la masturbation ne sont pas évidents, raison pour laquelle on a longtemps associé cette pratique à une sorte de perversion ou de dérive pathologique. Les premières observations réalisées sur nos cousins les singes au début du siècle dernier allaient dans ce sens : c'étaient surtout les individus en captivité qui semblaient coutumiers de ces plaisirs solitaires, peut-être poussés au vice par l'absence de partenaires sexuels. Mais on a ensuite rapidement découvert que les singes agissent de la même façon dans leur milieu naturel, entourés de partenaires potentiels.

L'enfermement et la solitude ne favoriseraient donc pas forcément la masturbation. Au contraire, l'onanisme s'avère être un comportement habituel pour un grand nombre d'espèces, ce qui en fait probablement quelque chose d'important, mais pourquoi ? Des chercheurs de l'University College à Londres ont tenté de résoudre ce mystère en analysant le phénomène chez une centaine d'espèces de primates (compilant les données d'une multitude de travaux scientifiques antérieurs). Leur étude, publiée en juin 2023, atteste de cette pratique chez tous les *catarhiniens* (singes de l'Ancien Monde, c'est-à-dire originaires d'Afrique ou d'Asie, dont l'humain fait partie), une branche évolutive de primates qui a divergé des autres singes (ceux vivant en Amérique) il y a environ 40 millions d'années[6]. En d'autres termes, cela fait quelques dizaines de millions d'années que nous, grands singes, nous masturbons !

Et ce n'est peut-être pas du temps perdu ! L'étude établit un lien direct entre la quantité de pathogènes sexuellement transmissibles retrouvés chez une espèce et son penchant pour l'onanisme. En effet, les singes les plus propres sont aussi ceux qui se masturbent le moins, peut-être parce qu'ils n'en ont pas besoin. Selon les chercheurs, il est possible que la masturbation soit en fait un moyen de nettoyer l'urètre, en profitant des pouvoirs du sperme pour éliminer les bactéries qu'on peut éventuellement attraper lors des rapports sexuels. Les singes très exposés aux maladies sexuellement transmissibles auraient donc tout intérêt à faire ce petit « décrassage » le plus souvent possible. L'habitude des uns n'est pas forcément celle des autres : contrairement aux catarhiniens, les lémuriens, les ouistitis ou encore les capucins sont nettement moins portés sur la chose : particulièrement agiles, ils se nettoient les parties génitales… oralement.

La masturbation pourrait aussi permettre un renouvellement régulier du sperme. Cela dans le but de toujours disposer de sperme frais prêt à l'emploi, améliorant les chances de reproduction. Ce « roulement » serait important, notamment chez les espèces où les femelles s'accouplent avec plusieurs partenaires – faisant de la qualité du sperme une exigence vitale dans la concurrence entre les différents mâles (pour décider de celui qui aura la chance d'avoir une descendance). D'ailleurs, la masturbation masculine est moins présente chez les espèces où la femelle n'a qu'un seul partenaire, quand la concurrence est moindre et qu'il y a moins de risques d'infection…

Qu'en est-il des femelles, justement ? Biais scientifique classique : les diverses études sur le sujet se sont moins penchées sur leur appétence pour les plaisirs en solo. Elles semblent toutefois elles aussi les apprécier, peut-être dans une moindre mesure par rapport à leurs congénères mâles. Chez elles, l'excitation sexuelle générée par la masturbation rendrait le vagin plus hospitalier (moins acide), autant pour les spermatozoïdes que pour les microbes. Ce comportement pourrait également favoriser la reproduction dans les jours suivant un rapport sexuel, grâce aux contractions produites par l'orgasme, qui aideraient le sperme à avancer dans la cavité utérine.

Pour conclure, il est encore difficile de statuer sur la réelle utilité de la masturbation. Certains chercheurs étudient son lien potentiel avec la diminution des risques de cancer de la prostate, d'autres y voient surtout une question d'hygiène. Quoi qu'il en soit, il semble que le plaisir ne soit pas forcément le but principal de l'onanisme. Il s'agirait plutôt d'une incitation à faire quelque chose d'important du point de vue évolutif… De la même façon que le plaisir lors du coït n'est qu'un leurre pour nous pousser à nous reproduire. Nous croyons contrôler notre corps, alors qu'en réalité c'est plutôt lui qui est aux manettes.

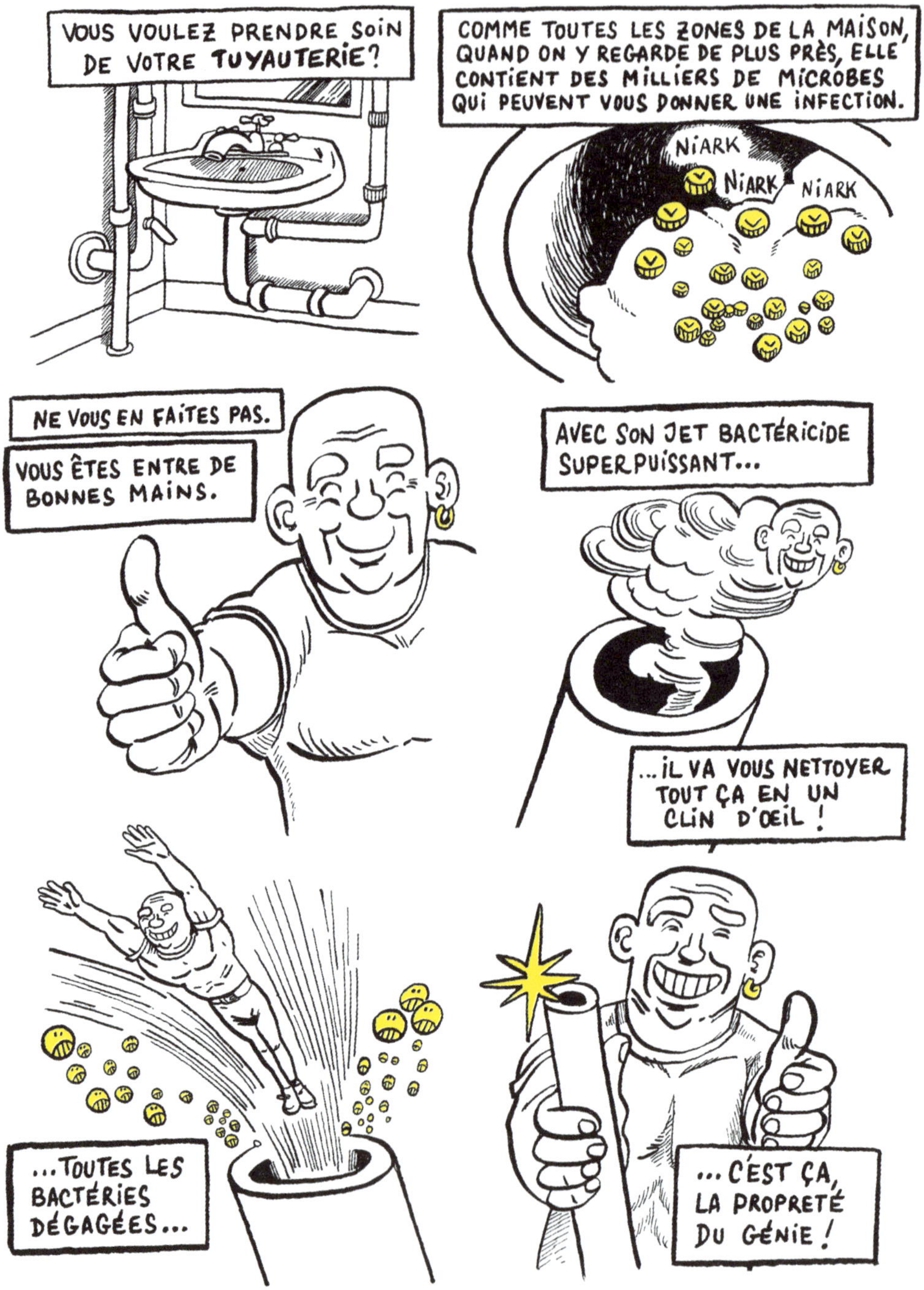
VOUS VOULEZ PRENDRE SOIN DE VOTRE TUYAUTERIE?
COMME TOUTES LES ZONES DE LA MAISON, QUAND ON Y REGARDE DE PLUS PRÈS, ELLE CONTIENT DES MILLIERS DE MICROBES QUI PEUVENT VOUS DONNER UNE INFECTION.
NIARK
NIARK
NIARK
NE VOUS EN FAITES PAS.
VOUS ÊTES ENTRE DE BONNES MAINS.
AVEC SON JET BACTÉRICIDE SUPERPUISSANT...
...IL VA VOUS NETTOYER TOUT ÇA EN UN CLIN D'ŒIL !
...TOUTES LES BACTÉRIES DÉGAGÉES...
...C'EST ÇA, LA PROPRETÉ DU GÉNIE !

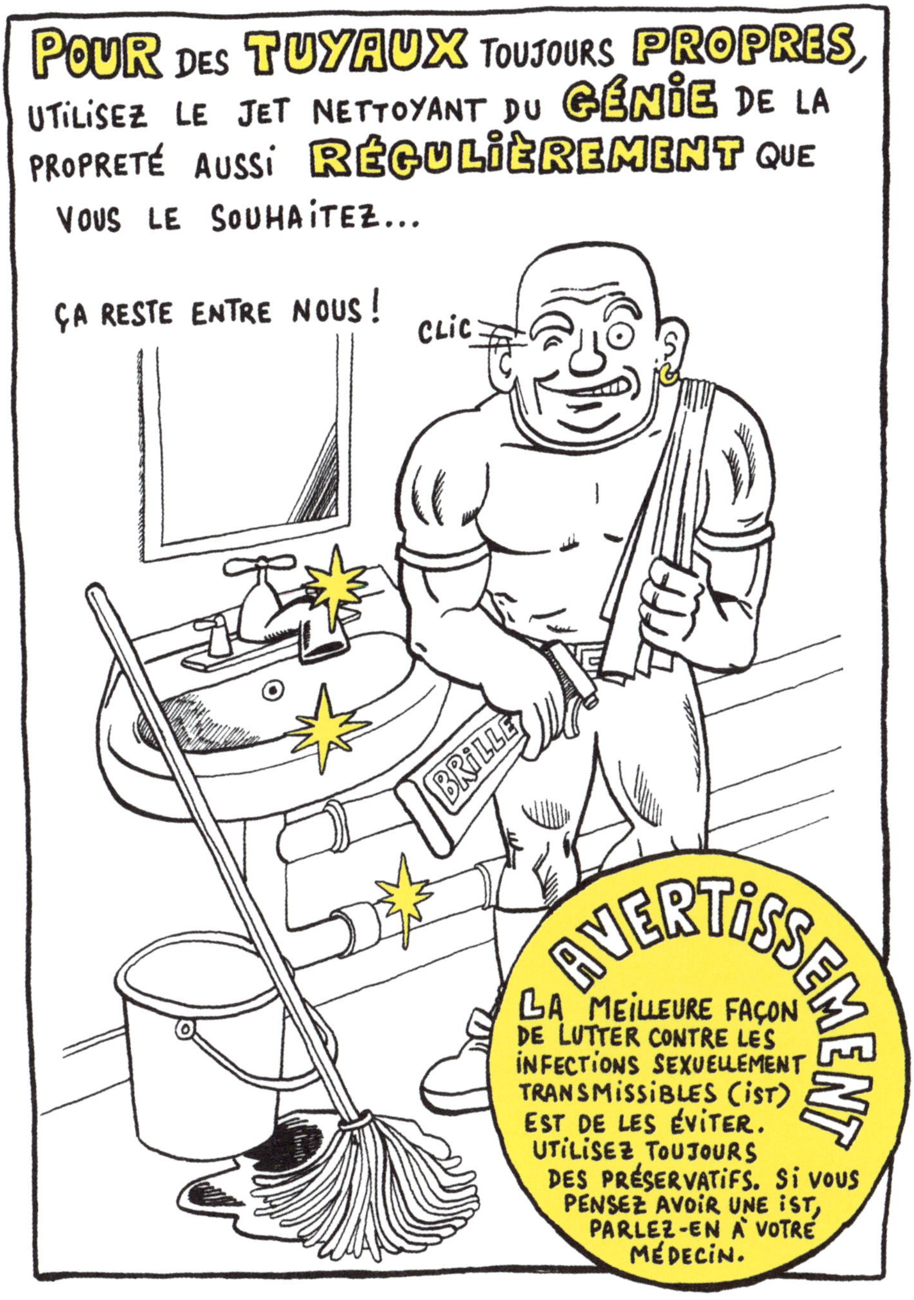
POUR DES TUYAUX TOUJOURS PROPRES, UTILISEZ LE JET NETTOYANT DU GÉNIE DE LA PROPRETÉ AUSSI RÉGULIÈREMENT QUE VOUS LE SOUHAITEZ...
ÇA RESTE ENTRE NOUS !
CLIC
BRILLE
AVERTISSEMENT
LA MEILLEURE FAÇON DE LUTTER CONTRE LES INFECTIONS SEXUELLEMENT TRANSMISSIBLES (IST) EST DE LES ÉVITER. UTILISEZ TOUJOURS DES PRÉSERVATIFS. SI VOUS PENSEZ AVOIR UNE IST, PARLEZ-EN À VOTRE MÉDECIN.

Le clitoris, ce surdoué du plaisir

Petit, mais puissant ! Le clitoris a beaucoup de choses en commun avec son collègue masculin, le pénis. Les deux organes se développent à partir d'une même structure embryonnaire, ils ont tous les deux des corps caverneux qui se gorgent de sang lors de l'excitation sexuelle, et ils sont tous les deux très sensibles… Toutefois, l'un l'est beaucoup plus que l'autre. Pourquoi ?

Si le clitoris et le pénis ont beaucoup de choses en commun, il est un aspect qui les différencie complètement : leur taille. Cette différence n'est pas si flagrante si on prend on compte la totalité des organes (dont les parties internes, qui ne se voient pas) : le pénis fait environ 16 centimètres au repos et le clitoris environ 11 centimètres. Mais la donne change si l'on prend en compte seulement la « partie émergée » de chaque organe : la partie visible du pénis mesure une dizaine de centimètres, alors que le gland du clitoris, la seule partie émergée de l'organe féminin, ne fait que 0,5 centimètre !

Les parties visibles de nos organes sexuels sont les plus sensibles, évidemment, puisque ce sont les seules exposées aux stimuli externes. Comme l'organe masculin visible est vingt fois plus grand que celui de la femme, on pourrait s'attendre à vingt fois plus de sensibilité. Mais non, c'est tout le contraire ! Le clitoris est beaucoup plus sensible que le pénis. Un grand mystère, qui défie la logique, et sur lequel se sont penchés des chercheurs de Harvard.

Dans un article publié dans *Nature* en juin 2024, ils ont analysé les neurones responsables de la sensibilité de ces organes sexuels, notamment aux vibrations[7]. En pratique, ceux-ci se regroupent dans des structures nommées *corpuscules de Krause*. Les hommes et les femmes possèdent un nombre similaire de ces récepteurs sensoriels, autour de 600. Mais, chez l'homme, ils sont éparpillés dans tout le pénis, du gland jusqu'à l'intérieur des corps caverneux, alors que chez la femme ils sont tous concentrés sur le gland du clitoris.

Résultat : la partie émergée du clitoris jouit de quinze fois plus de récepteurs que la partie émergée du pénis !

Le clitoris étant petit, ces terminaisons nerveuses sont très rapprochées les unes des autres, lui donnant une extrême sensibilité. Par comparaison, la densité des terminaisons nerveuses dans le gland du clitoris est trois fois plus importante que celle du bout de nos doigts, qui sont déjà extrêmement sensibles.

La supériorité sensitive des femmes ne s'arrête pas là. Non seulement elles ont une concentration beaucoup plus élevée de ces corpuscules de Krause, mais ces derniers comportent également plus de neurones que ceux du pénis. Chez l'homme, 30 % de ces corpuscules ne possèdent qu'un seul neurone, alors que, chez la femme, ce chiffre est seulement de 7 %. En d'autres termes, ces neurones sensibles aux vibrations sont hyper-concentrés dans le clitoris, expliquant l'hypersensibilité de l'organe féminin.

Mis à part cette énorme différence de concentration, ces neurones sont très similaires entre les deux sexes et ils répondent aux mêmes stimuli : la seule chose qui les intéresse, c'est la vibration. Plus spécifiquement, une vibration d'une fréquence de 50 hertz environ. Comme par hasard, c'est à ces fréquences que vibrent la plupart des jouets sexuels d'aujourd'hui. Comme quoi, les fabricants n'ont pas eu besoin d'attendre ces résultats scientifiques ; ils avaient déjà trouvé empiriquement le bon rythme du plaisir.

Comme chacun le suppose, le plaisir n'est évidemment pas le but ultime de nos organes sexuels. Leur fonction principale est la reproduction, dans l'optique de perpétuer l'espèce. Cependant, force est de constater que c'est ce plaisir qui facilite le coït. Sans lui, on serait beaucoup moins enclins à la chose, donc on se reproduirait moins. C'est d'ailleurs ce que les chercheurs ont remarqué chez des souris modifiées génétiquement pour ne plus produire ces neurones du plaisir. Sans eux, les femelles étaient beaucoup moins réceptives aux avances des mâles, et la pénétration devenait plus rare et plus courte lorsqu'elle avait lieu (montrant l'importance de la stimulation du clitoris dans le rapport sexuel). Chez les mâles, l'absence de ces neurones rendait l'érection plus difficile à maintenir : ils parvenaient à avoir une érection, montrant que d'autres facteurs (olfactif, visuel, etc.) entrent en compte dans l'excitation sexuelle, mais elle ne durait pas. Voilà la preuve que lesdits neurones jouent un rôle dans le maintien de l'excitation.

Les auteurs pensent que cela explique la présence de ces neurones dans la totalité du pénis émergé, notamment dans les corps caverneux, où ils seraient stimulés par les changements de pression du sang pour conserver l'érection.

Le plaisir est donc primordial pour la survie de l'espèce. Pas étonnant que l'évolution ait tout fait pour l'amplifier... même si elle a été beaucoup plus généreuse avec les dames.

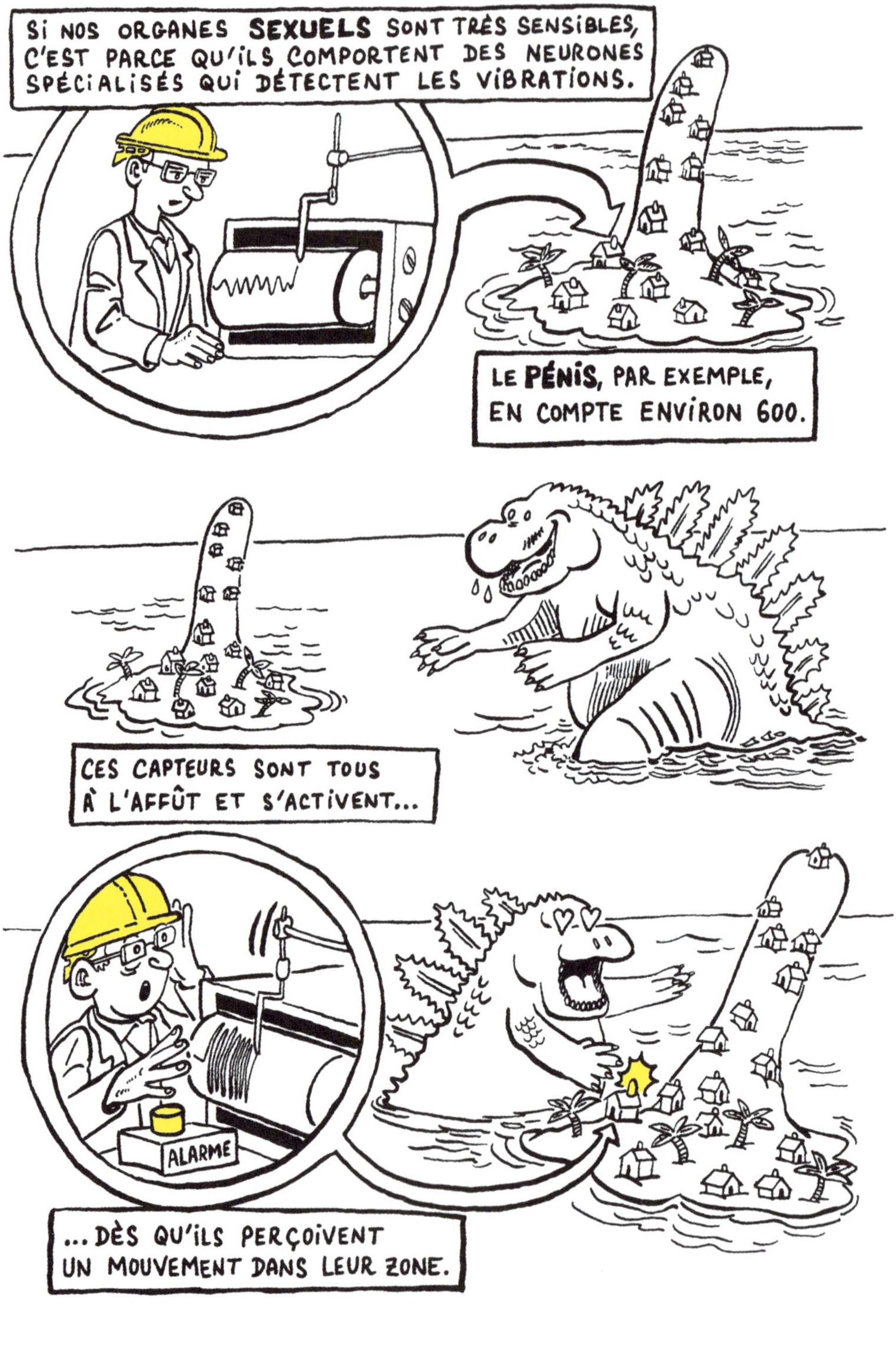
SI NOS ORGANES **SEXUELS** SONT TRÈS SENSIBLES, C'EST PARCE QU'ILS COMPORTENT DES NEURONES SPÉCIALISÉS QUI DÉTECTENT LES VIBRATIONS.
LE **PÉNIS**, PAR EXEMPLE, EN COMPTE ENVIRON 600.
CES CAPTEURS SONT TOUS À L'AFFÛT ET S'ACTIVENT...
ALARME
... DÈS QU'ILS PERÇOIVENT UN MOUVEMENT DANS LEUR ZONE.

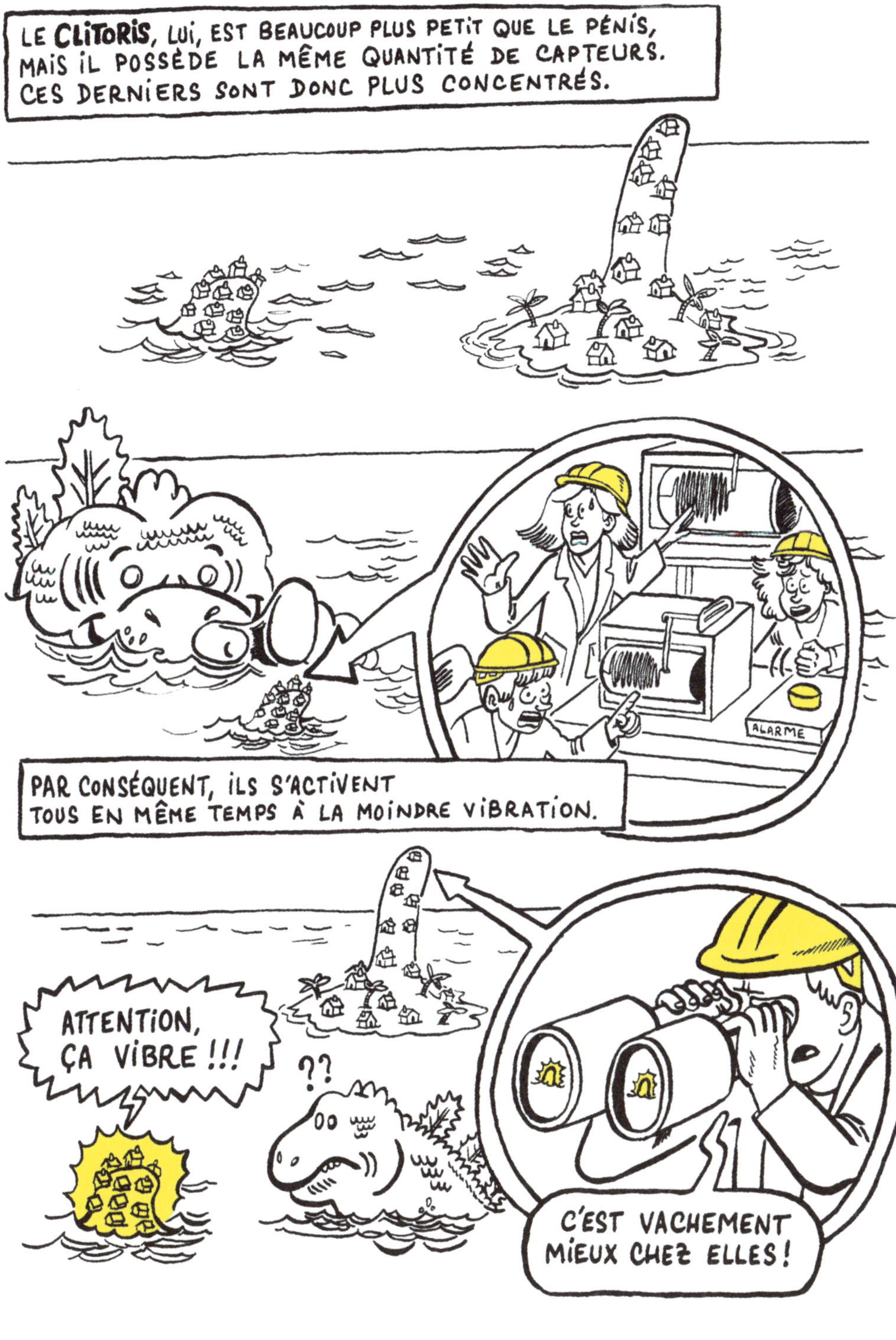
LE CLITORIS, LUI, EST BEAUCOUP PLUS PETIT QUE LE PÉNIS, MAIS IL POSSÈDE LA MÊME QUANTITÉ DE CAPTEURS. CES DERNIERS SONT DONC PLUS CONCENTRÉS.
ALARME
PAR CONSÉQUENT, ILS S'ACTIVENT TOUS EN MÊME TEMPS À LA MOINDRE VIBRATION.
ATTENTION, ÇA VIBRE !!!
??
C'EST VACHEMENT MIEUX CHEZ ELLES !

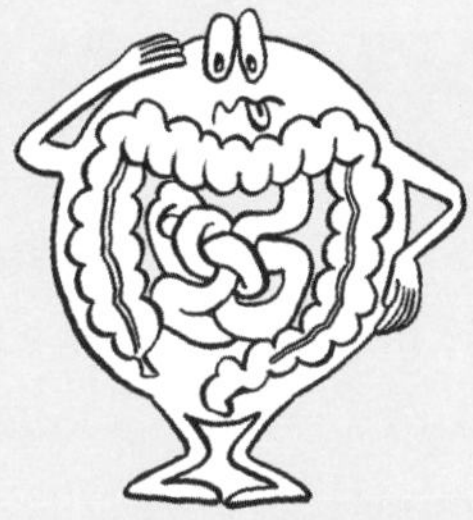

Les mystérieuses défaillances du corps

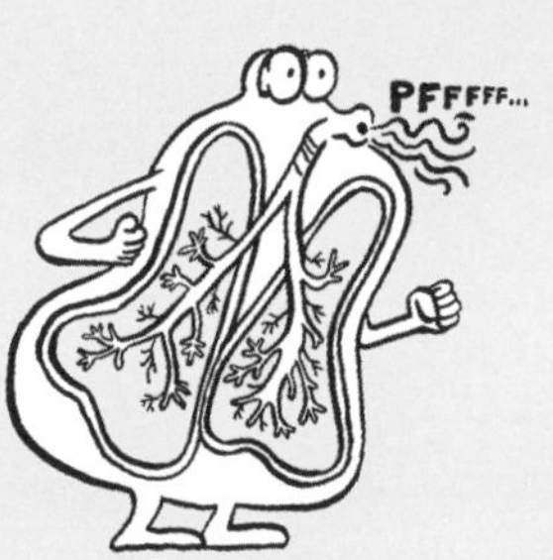

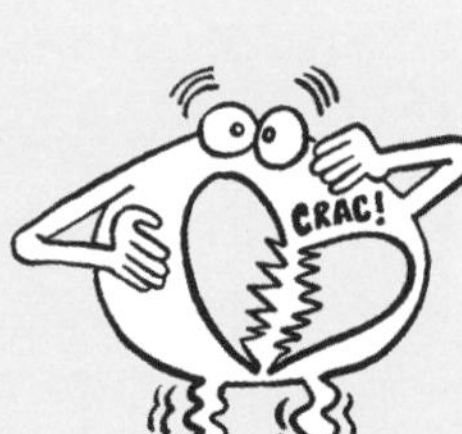

L'évanouissement : une décision venue du cœur

Contrairement à la grande majorité des autres mammifères, nous passons la plupart de notre temps à la verticale. Cette bipédie a eu un impact très positif sur notre évolution, nous permettant de libérer nos membres supérieurs et d'utiliser nos mains pour manier des outils, entre autres. Mais cette position debout a un prix : nous sommes beaucoup plus sensibles aux évanouissements que les autres animaux !

Les évanouissements, scientifiquement appelés *syncopes*, sont des pertes de connaissance brèves qui peuvent avoir plusieurs causes : émotion forte, effort trop puissant, hypoglycémie... Mais la majorité d'entre eux ont pour origine des problèmes de circulation sanguine, que notre mode de vie de bipède favorise bien malgré lui. En effet, se tenir debout oblige notre cœur à lutter contre la gravité pour pomper le sang partout dans notre corps. À force, à la verticale, le sang « s'entasse » dans les jambes et a de plus en plus de mal à remonter vers le cœur. Celui-ci reçoit donc moins de sang, ne se remplit pas entièrement et ne parvient pas à pomper suffisamment. Par conséquent, la tension artérielle chute, et le sang ne peut plus « se déplacer » correctement, notamment vers le cerveau, qui est « tout en haut ».

Pourtant, ce centre de contrôle nécessite de recevoir de l'oxygène en continu, sinon c'est toute la machine qui risque de tomber en panne ! Le cœur sent alors le danger et ordonne au cerveau de se mettre en pause. Tout s'arrête momentanément : la personne s'évanouit et tombe. Le corps, couché, revient à l'horizontale. Le sang entassé dans les jambes peut enfin se redistribuer dans le reste de l'organisme, le cœur peut se remplir à nouveau. La machine se remet en route, la personne se réveille. Le pire a été évité.

C'est le *réflexe de Bezold-Jarisch*. Il permet au cœur d'informer le cerveau d'une baisse de tension importante, pour que ce dernier oblige le corps à prendre une position horizontale afin de normaliser la tension sanguine. Ce phénomène a été décrit pour la première fois en 1867 par le médecin allemand Albert von Bezold, mais la façon dont ce fameux message est envoyé au cerveau est restée un mystère jusqu'en novembre 2023. Des chercheurs de l'université de Californie à San Diego et de l'institut de recherche Scripps (aussi aux États-Unis) ont trouvé la voie par laquelle transite le message et ainsi mis au jour un secret ancestral, partageant leur découverte dans un article de la revue *Nature*[1].

Nous savions déjà que l'entassement du sang dans les membres inférieurs causait une baisse de la quantité de sang entrant dans le cœur. Ce dernier doit donc faire plus d'effort pour se contracter, ce qui active des neurones qui connectent le cœur au cerveau par le nerf vague (celui qui relie le cerveau aux organes du torse : cœur, poumons, tube digestif...). Pour confirmer cette théorie et identifier les neurones impliqués, les chercheurs ont utilisé des souris modifiées génétiquement, dont les neurones du nerf vague peuvent être activés par la lumière (technique appelée *optogénétique*). Ainsi, ils ont mis en évidence que l'activation d'un groupe de neurones de ce nerf suffisait pour induire une syncope chez les souris.

Ces neurones connectent la paroi cardiaque à une zone du cerveau connue pour son implication dans certains réflexes corporels, tels que le vomissement. Ils s'activent donc lorsqu'ils sentent que l'effort du cœur augmente trop et envoient un message d'urgence à travers le nerf vague. Mais que se passe-t-il au niveau du cerveau lorsque celui-ci reçoit le signal d'alarme ?

Les auteurs ont analysé l'activité cérébrale avant, pendant et après l'activation de ces neurones du nerf vague. Très rapidement, à peine 8 millisecondes après l'envoi du signal, l'*hypothalamus* se met en marche. Cette structure, à la base du cerveau et voisine de la zone d'où partent les neurones du nerf vague, contrôle un grand nombre de fonctions du corps, telles que la température corporelle, la fatigue et le sommeil. Peu après l'activation de l'hypothalamus, le cerveau s'éteint : la circulation sanguine à l'intérieur baisse drastiquement ; quant à l'activité cérébrale, elle chute de 50 %. La mise en pause du cerveau n'est donc pas simplement la conséquence d'un manque d'oxygène causé par une chute de tension artérielle, mais bien une décision du cerveau qui, après l'activation de l'hypothalamus, se met en veille momentanément.

Résumons : la station debout tenue trop longtemps favorise l'évanouissement, car le sang s'entasse dans les jambes, il n'y a plus assez de sang qui arrive au cœur, celui-ci doit faire de plus en plus d'efforts pour pomper suffisamment de sang pour alimenter le corps (et notamment le cerveau), il sent qu'il ne va pas y arriver, il envoie un signal à travers les neurones du nerf vague, ce message est reçu par l'hypothalamus, qui ordonne au reste du cerveau de s'éteindre, l'activité cérébrale chute, le cerveau ne contrôle plus le corps, celui-ci tombe, la personne se retrouve couchée. Une fois le corps à l'horizontale, la gravité ne tire plus tout le sang vers les jambes, et, sans cette contrainte, le sang se redistribue dans le corps rapidement, le cerveau se rallume, la personne se réveille.

Maintenant, vous le savez : si vous commencez à vous sentir mal, c'est peut-être votre cœur qui vous dit de faire une pause. Écoutez-le, et allongez-vous... avant qu'il ne vous force à le faire.

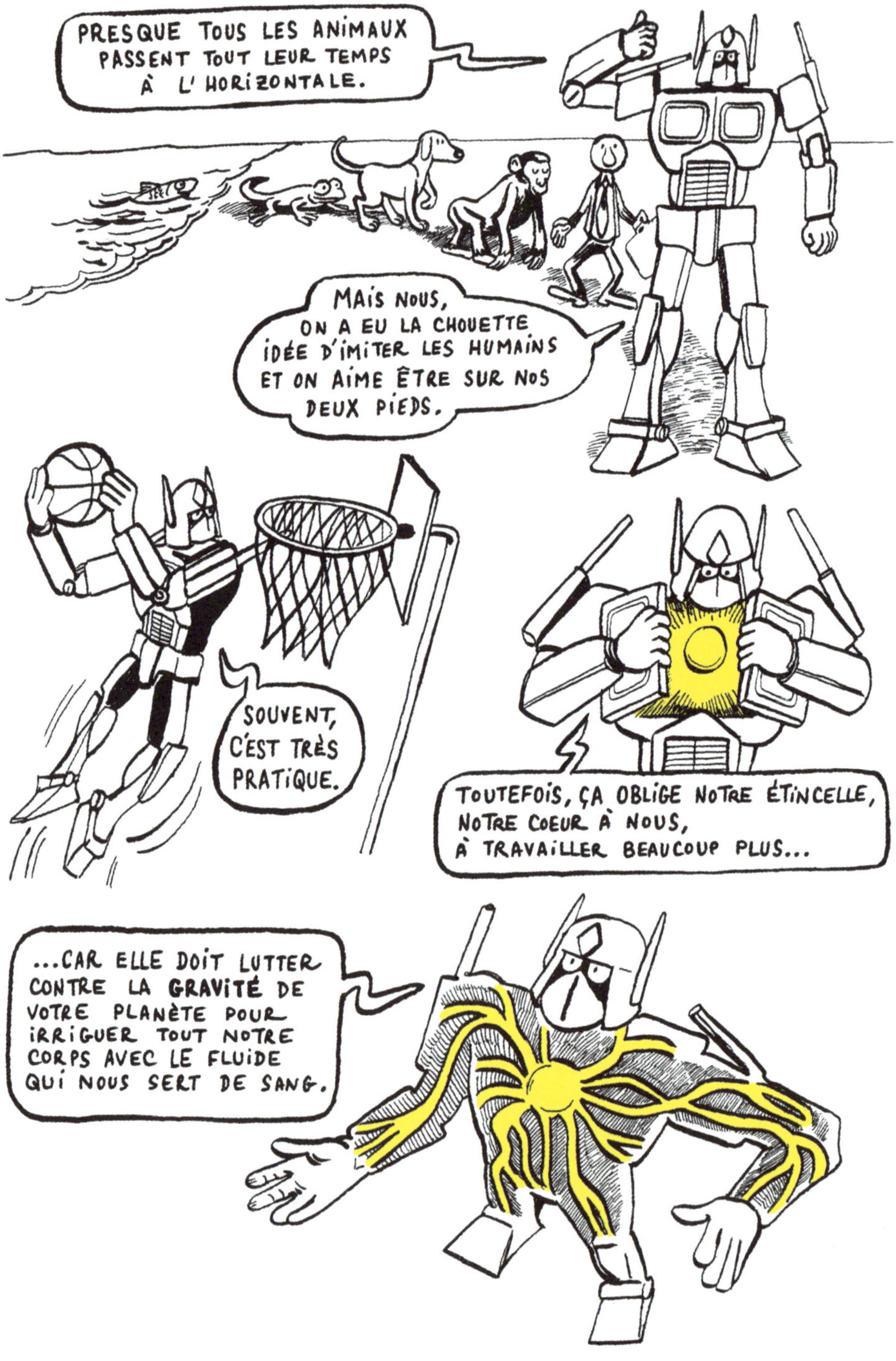
PRESQUE TOUS LES ANIMAUX PASSENT TOUT LEUR TEMPS À L'HORIZONTALE.
MAIS NOUS, ON A EU LA CHOUETTE IDÉE D'IMITER LES HUMAINS ET ON AIME ÊTRE SUR NOS DEUX PIEDS.
SOUVENT, C'EST TRÈS PRATIQUE.
TOUTEFOIS, ÇA OBLIGE NOTRE ÉTINCELLE, NOTRE COEUR À NOUS, À TRAVAILLER BEAUCOUP PLUS...
...CAR ELLE DOIT LUTTER CONTRE LA **GRAVITÉ** DE VOTRE PLANÈTE POUR IRRIGUER TOUT NOTRE CORPS AVEC LE FLUIDE QUI NOUS SERT DE SANG.

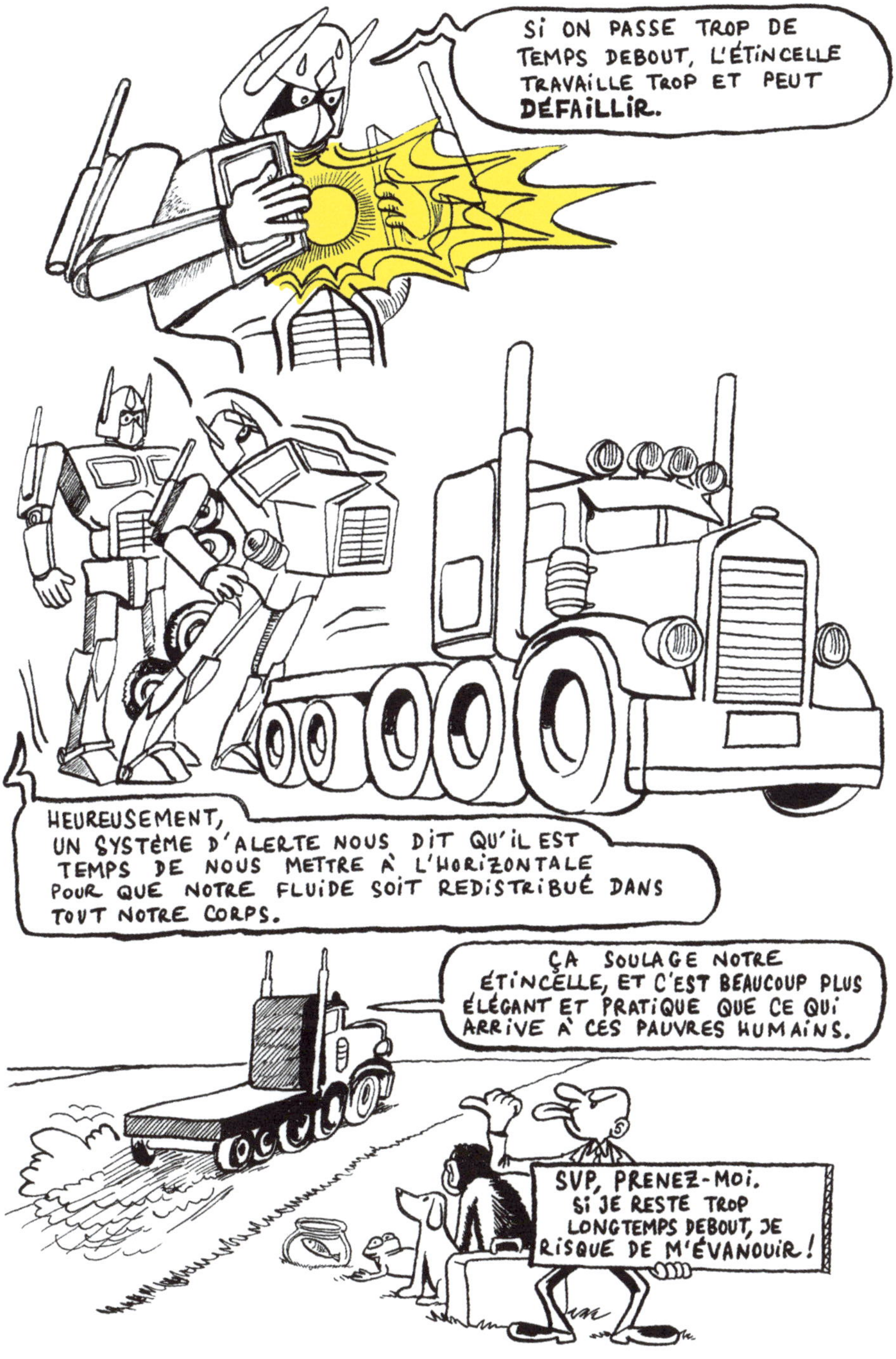
SI ON PASSE TROP DE TEMPS DEBOUT, L'ÉTINCELLE TRAVAILLE TROP ET PEUT DÉFAILLIR.
HEUREUSEMENT, UN SYSTÈME D'ALERTE NOUS DIT QU'IL EST TEMPS DE NOUS METTRE À L'HORIZONTALE POUR QUE NOTRE FLUIDE SOIT REDISTRIBUÉ DANS TOUT NOTRE CORPS.
ÇA SOULAGE NOTRE ÉTINCELLE, ET C'EST BEAUCOUP PLUS ÉLÉGANT ET PRATIQUE QUE CE QUI ARRIVE À CES PAUVRES HUMAINS.
SVP, PRENEZ-MOI. SI JE RESTE TROP LONGTEMPS DEBOUT, JE RISQUE DE M'ÉVANOUIR !

Timing de la douleur : le pire moment de la journée existe vraiment !

La douleur est extrêmement subjective. Nous n'avons pas tous les mêmes seuils de tolérance au mal, ni la même perception de la douleur. Il y a toutefois quelques constantes : se donner un coup de marteau sur le pouce en essayant d'enfoncer un clou, ça fait mal… Et, bizarrement, ça fait encore plus mal si ça arrive la nuit…

Pourquoi a-t-on souvent l'impression qu'une douleur est plus forte la nuit ? D'ailleurs, est-ce seulement une impression ? Ou y a-t-il une vraie base physiologique derrière ce curieux phénomène ? Est-ce parce qu'on est censé dormir à ces heures indues et que notre corps supporte moins bien la douleur ?

Vous n'êtes pas seul à vous poser ces questions. Des chercheurs du Centre de recherche en neurosciences de Lyon et de l'université Paris-Saclay se sont aussi interrogés sur cette temporalité de la douleur. Pour y voir plus clair, ils ont mis en place une expérience toute particulière… que certains pourraient même qualifier de légère torture.

Douze hommes en bonne santé, dans leur vingtaine, ont été enfermés dans une pièce sans fenêtre pendant 56 heures. Ils ne voyaient donc pas la lumière du soleil, et personne n'avait le droit de leur dire quelle heure il était. La première journée, après leur arrivée à 10 heures du matin, ils ont déjeuné à 12 h 30 et dîné à 19 heures. S'en est suivie une extinction des feux durant 8 heures. Une première journée bien cadrée, pour que tous les participants alignent au mieux leurs *cycles circadiens*, ces horloges internes qui contrôlent notre physiologie, y compris le sommeil, la fatigue et la faim, en fonction du cycle jour-nuit.

Le lendemain, la torture a commencé. Toutes les deux heures, leurs avant-bras étaient exposés à une source de chaleur de 42, 44 ou 46 °C. Nos courageux cobayes devaient signaler le moment où le stimulus devenait douloureux, et noter de 1 à 10 l'intensité de la douleur ressentie. Et ce, pendant 34 heures, avec interdiction de dormir ! Un des chercheurs était avec eux tout au long de l'expérience pour s'en assurer…

Pendant tout ce temps, les participants devaient rester couchés sur un lit incliné à 45° – souci du détail : ils devaient même faire leurs besoins dans cette position. La température de la chambre était constante, la lumière tamisée, et nos 12 jeunes hommes recevaient de quoi boire et manger toutes les heures. Rien de tel pour perdre totalement ses repères ! Dans ces conditions, le corps n'a plus aucun indice concernant l'heure qu'il est. Il ne lui reste que le souvenir des horaires de la veille.

Les résultats de cette expérience, qu'on imagine un tantinet pénible, ont été publiés en septembre 2022 dans la revue *Brain*[2]. Ils révèlent que, malgré quelques différences individuelles, tous les participants répondaient de façon similaire à la douleur. Pour les températures les plus élevées, donc les plus difficiles à supporter, la sensation d'inconfort sur les avant-bras augmentait au fil des heures : plus nos cobayes passaient d'heures éveillés, plus ils avaient mal. Cela démontre que le manque de sommeil est une variable importante, qui augmente la perception de la douleur – alors que le repos, au contraire, aide à soulager l'inconfort et à nous rendre plus résilients.

L'aspect le plus étonnant du travail des chercheurs a été de découvrir que la relation entre le temps et la douleur n'était pas tout à fait linéaire. Les scientifiques évoquent même une caractéristique sinusoïdale ascendante : comme une vague qui monte la nuit et descend la journée, tout en progressant vers le haut. Concrètement : au matin du jour 2, la douleur était plus élevée que celle ressentie la veille à la même heure, mais plus faible que durant la nuit précédente. En moyenne, c'est entre 15 et 16 heures que les participants avaient le moins mal, et entre 3 et 4 heures du matin que la douleur était la plus forte. Les participants n'avaient pas conscience que c'était la nuit, alors que leurs corps le savaient visiblement, grâce à leur horloge interne.

Le sommeil est donc un facteur important, mais c'est surtout la fameuse horloge interne des individus qui dicte leur rapport à la douleur. Si c'était l'inverse, le pic de douleur aurait eu lieu à la fin de l'expérience, après 34 heures sans dormir. Or, il est intervenu plusieurs heures avant, au milieu de la nuit. Selon les calculs des scientifiques, le cycle circadien compterait pour environ 80 % de la variation observée dans la perception de la douleur en fonction de l'heure, les 20 % restants seraient dus au manque de sommeil. Attention toutefois : les auteurs précisent que ces pourcentages sont valables pour de jeunes gens en bonne santé. Il se peut que le sommeil joue un rôle plus prononcé chez des personnes plus âgées ou souffrantes.

En résumé, il est tout à fait normal d'avoir plus mal la nuit. Pensez-y la prochaine fois que vous faites du bricolage chez vous : préférez l'après-midi, car si vous vous ratez et vous écrasez le pouce sous un marteau, cela vous fera moins mal. Et n'oubliez pas de dormir, il paraît que ça aide.

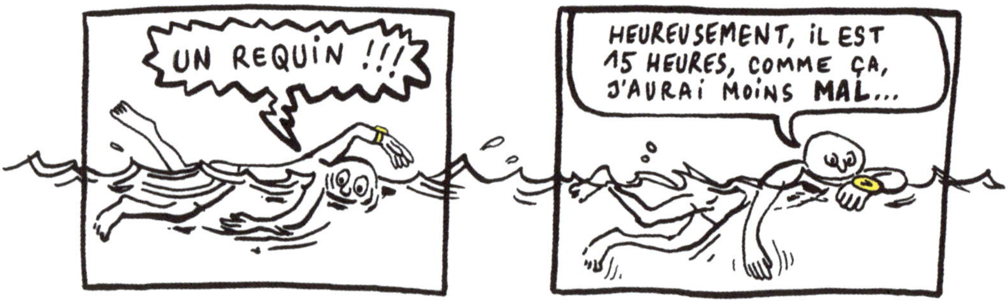
UN REQUIN !!!
HEUREUSEMENT, IL EST 15 HEURES, COMME ÇA, J'AURAI MOINS MAL...

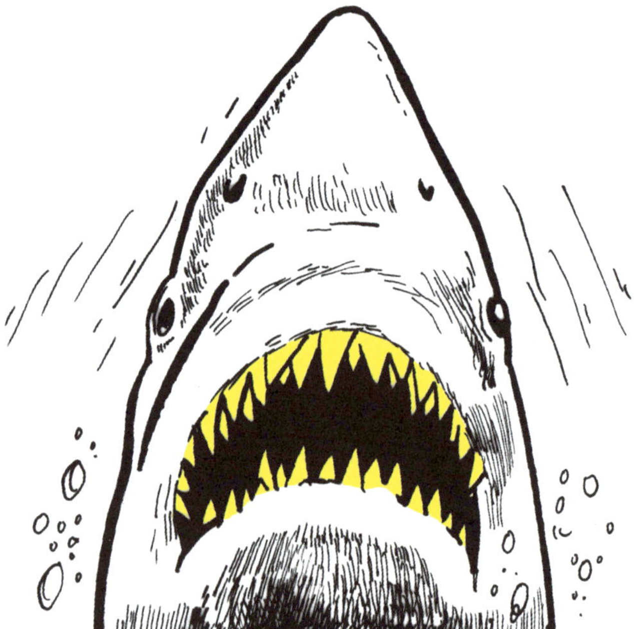

Le lundi, c'est Infarctus Party !

Qu'est-ce que c'est bien, le week-end ! Enfin un peu de repos, un bon repas le vendredi soir, une soirée entre amis le samedi, une bonne grasse mat' le dimanche… C'est en attendant cette petite oasis d'oisiveté qu'on arrive à tenir le rythme affolant de la semaine. Mais tout a une fin, surtout le week-end. Et, quand le lundi arrive, on est parfois un peu ronchon… Ce qui va suivre ne va pas vous aider à commencer les semaines du bon pied, car, le lundi, il se pourrait qu'on mette davantage notre santé en danger…

Personne n'aime les lundis. Fini le repos, il faut à nouveau se lever tôt, s'occuper des enfants, tracer pour aller au travail, se taper des réunions interminables… Le temps s'allonge et on passe la journée à regarder sa montre, en se disant que la semaine va être (trop) longue. Vous savez qui d'autre n'aime pas les lundis ? Le cœur !

Évidemment, un problème cardiaque peut survenir n'importe quel jour de la semaine, mais il y aurait des jours plus à risque que d'autres. C'est du moins la conclusion d'une étude présentée lors de la conférence de la Société cardiovasculaire britannique en 2023[3]. L'étude en question, réalisée par des docteurs irlandais, a analysé les données médicales de plus de 10 000 patients hospitalisés pour un infarctus entre 2013 et 2018 en Irlande et en Irlande du Nord. La conclusion est sans appel : en termes de risque cardiovasculaire, tous les jours ne se valent pas.

Les infarctus du myocarde surviennent lorsque l'artère qui alimente le cœur en sang (l'*artère coronaire*) est bouchée. De ce fait, les cellules cardiaques ne reçoivent plus assez d'oxygène pour fonctionner et meurent rapidement. Par conséquent, le muscle cardiaque ne peut plus se contracter correctement, et ne parvient donc plus à pomper suffisamment de sang dans le corps. En France, il y a environ 80 000 infarctus par an, tuant dans l'heure près de 10 % des personnes affectées.

C'est donc du lourd, cette histoire d'infarctus du myocarde ! Et comme si le lundi n'était pas déjà le pire jour de la semaine, selon l'étude irlandaise, c'est aussi le jour où il y a le plus d'infarctus : leur taux serait 13 % plus élevé que les autres jours. Belle façon de commencer la semaine !

Mais pourquoi serions-nous plus sensibles aux problèmes cardiovasculaires le lundi ? Probablement à cause du week-end. Pendant la semaine, nous avons des horaires plutôt réguliers : on se lève tous les jours à peu près à la même heure, on mange aux mêmes horaires, et on va se coucher au même moment. Puis, le vendredi arrive, et, avec lui, le désordre : on se couche bien plus tard le vendredi et le samedi, et on se lève bien plus tard le samedi et le dimanche. Ça fait du bien, c'est sûr, et ça permet même de rattraper un peu le sommeil en retard de la semaine. Mais lorsque lundi arrive, et qu'il faut remettre toutes les pendules à l'heure, le corps peut avoir un peu de mal à s'adapter.

Le corps a tendance à être extrêmement routinier. Il aime quand on fait les mêmes choses aux mêmes moments. Entre un réveil à 10 heures le dimanche et un réveil à 6 heures le lundi, il y a un monde auquel se heurte de plein fouet cet obsédé de la régularité. Plus spécifiquement, ce décalage perturbe les *rythmes circadiens* du corps, qui régulent un grand nombre de fonctions corporelles, dont le métabolisme, l'appétit, le sommeil, les hormones… et la fonction cardiaque. C'est aussi pour cette raison que les personnes travaillant la nuit présentent un risque plus élevé de développer des problèmes cardiovasculaires : le décalage entre les horaires perçus comme normaux par le corps et les horaires qu'on lui impose dérégule un grand nombre de processus corporels, ce qui, à long terme, augmente le risque d'infarctus.

Le décalage du cycle circadien n'est pas pour autant le seul responsable de ces lundis risqués : le retour des horaires contraignants est accompagné du retour du stress, lié aux études ou au travail. Ainsi, le taux de cortisol, l'hormone du stress, peut avoir tendance à augmenter un peu trop le lundi matin, exerçant une pression supplémentaire sur un cœur déjà en stress à cause des horaires décalés.

Voilà, maintenant, vous avez une raison de plus pour détester le lundi ! Mais, au lieu de rester dans votre rage, respirez un bon coup et efforcez-vous plutôt de surmonter cette épreuve. Essayez de diminuer le décalage horaire du week-end par rapport au lundi, en vous couchant et en vous levant un peu plus tôt. Et, surtout, restez zen : la meilleure façon d'éviter un infarctus le lundi est de faire le nécessaire pour éviter un infarctus tout court, peu importe le jour de la semaine. Une alimentation équilibrée, suffisamment de sommeil, davantage d'activité physique, moins d'alcool et plus du tout de tabac… Vous verrez, votre cœur et votre corps vous remercieront. Et peut-être même que vos lundis vous paraîtront moins difficiles…

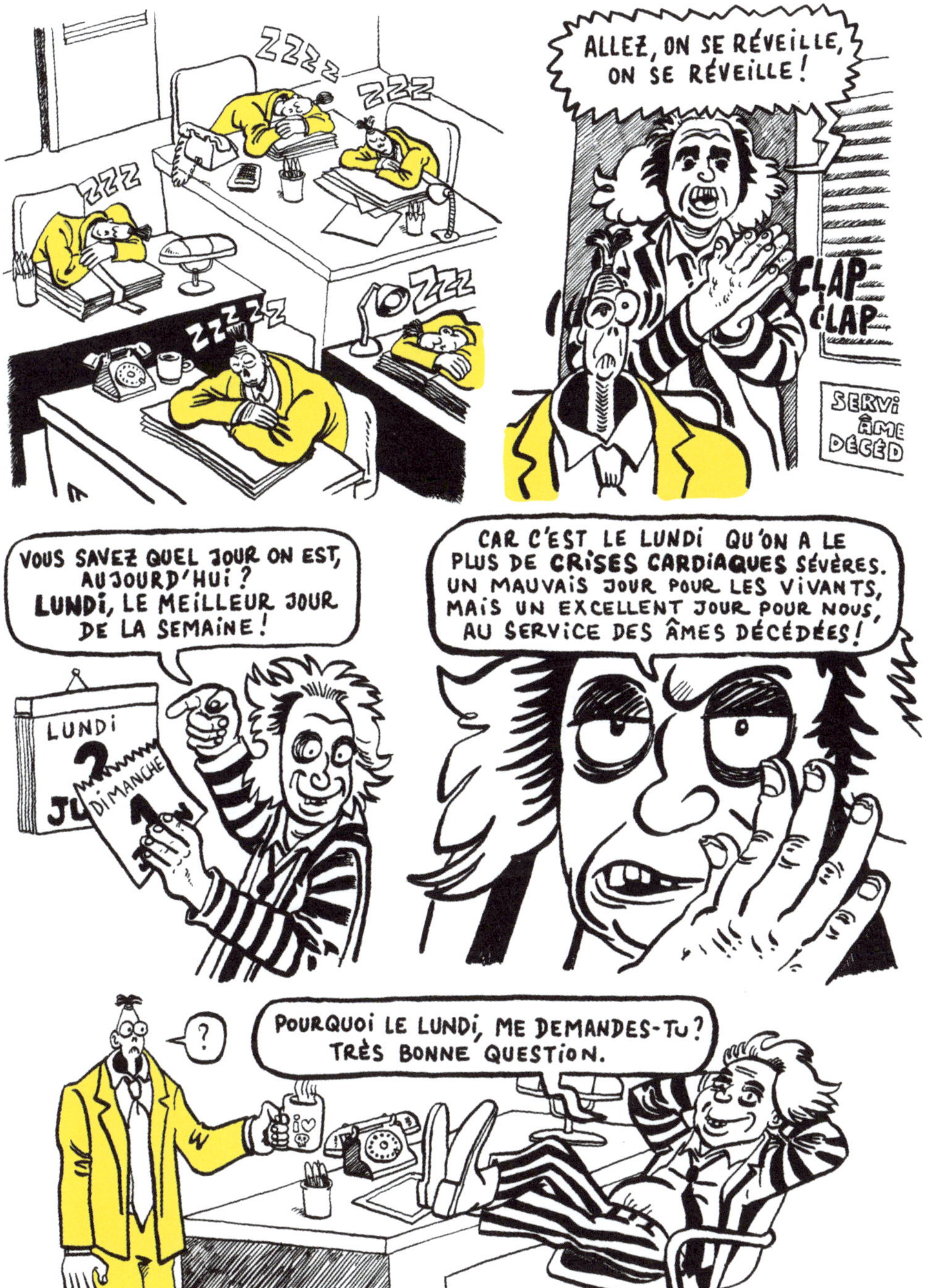
ZZZZ
ZZZ
ZZZ
ZZZ
ZZZZZ
ALLEZ, ON SE RÉVEILLE, ON SE RÉVEILLE !
CLAP CLAP
SERVI ÂME DÉCÉD
VOUS SAVEZ QUEL JOUR ON EST, AUJOURD'HUI ? LUNDI, LE MEILLEUR JOUR DE LA SEMAINE !
LUNDI
DIMANCHE
CAR C'EST LE LUNDI QU'ON A LE PLUS DE CRISES CARDIAQUES SÉVÈRES. UN MAUVAIS JOUR POUR LES VIVANTS, MAIS UN EXCELLENT JOUR POUR NOUS, AU SERVICE DES ÂMES DÉCÉDÉES !
?
POURQUOI LE LUNDI, ME DEMANDES-TU ? TRÈS BONNE QUESTION.

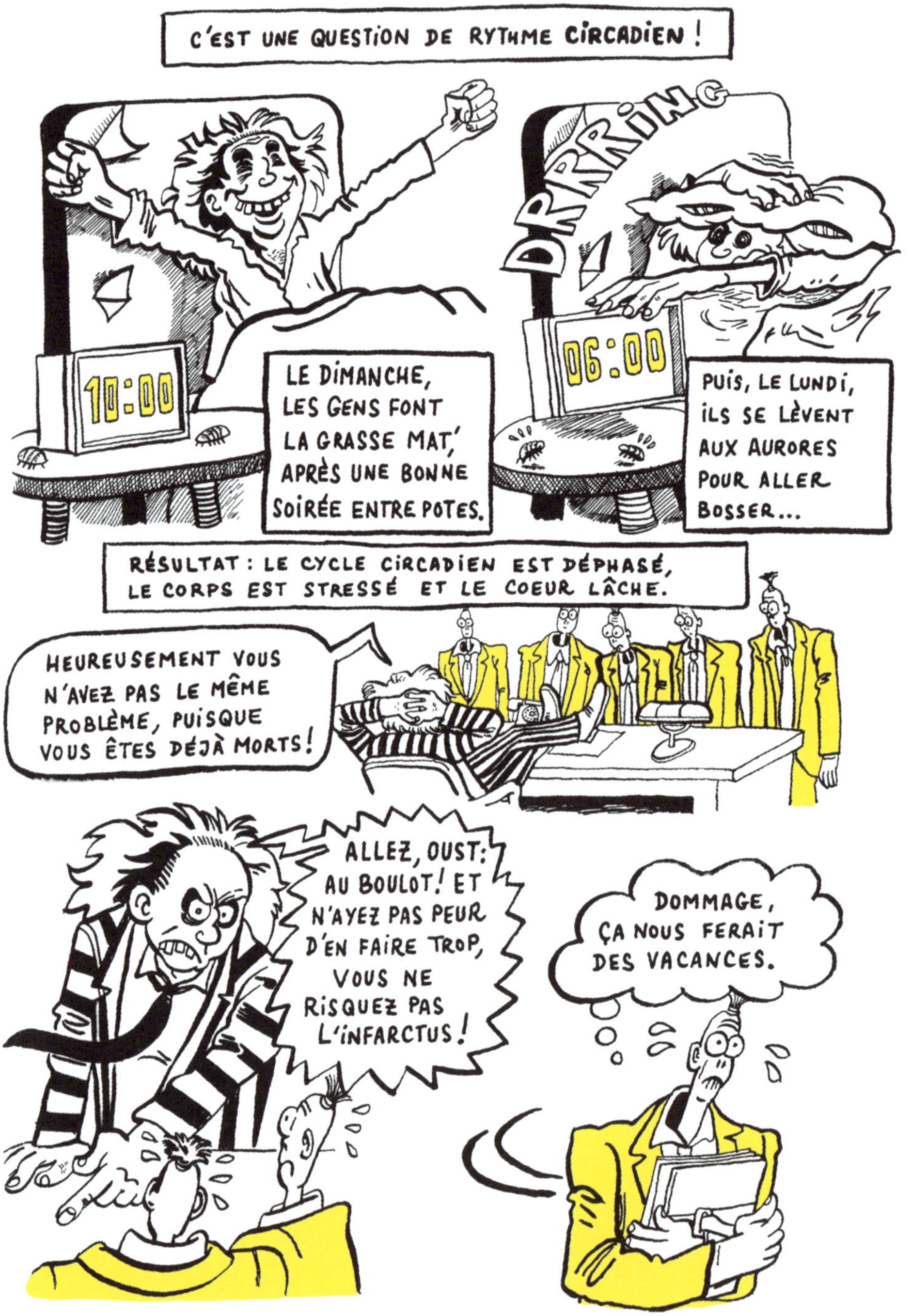
C'EST UNE QUESTION DE RYTHME CIRCADIEN !
10:00
LE DIMANCHE, LES GENS FONT LA GRASSE MAT', APRÈS UNE BONNE SOIRÉE ENTRE POTES.
DRRRING
06:00
PUIS, LE LUNDI, ILS SE LÈVENT AUX AURORES POUR ALLER BOSSER...
RÉSULTAT : LE CYCLE CIRCADIEN EST DÉPHASÉ, LE CORPS EST STRESSÉ ET LE COEUR LÂCHE.
HEUREUSEMENT VOUS N'AVEZ PAS LE MÊME PROBLÈME, PUISQUE VOUS ÊTES DÉJÀ MORTS !
ALLEZ, OUST : AU BOULOT ! ET N'AYEZ PAS PEUR D'EN FAIRE TROP, VOUS NE RISQUEZ PAS L'INFARCTUS !
DOMMAGE, ÇA NOUS FERAIT DES VACANCES.

Dodo : quand le cœur impose sa loi après un grand traumatisme

Une bonne nuit de sommeil et la vie vaut la peine d'être vécue ! On se réveille en forme, plein d'énergie, rien ne nous semble insurmontable. Alors qu'au contraire une mauvaise nuit nous rend irritables, impatients, embrouille nos idées et tout nous paraît difficile. Et ça, c'est quand on est en bonne santé, alors imaginez à quel point le sommeil est important quand le corps ne va pas bien ! Ce n'est pas pour rien si beaucoup de problèmes de santé nous font dormir davantage : une bonne grippe, un accident grave, une chirurgie lourde... Le corps a besoin de repos pour pouvoir se réparer et le sommeil devient une question de vie ou de mort. Mais pourquoi rejoindre Morphée éloignerait-il le danger ?

On ne le dira jamais assez : le sommeil est vital ! Le corps a besoin de ce repos quotidien pour faire toutes les petites réparations nécessaires et ainsi éviter que les dégâts causés par les stress de la vie ne s'accumulent. C'est pourquoi le manque de sommeil augmente le risque de développer un grand nombre de maux, dont des maladies cardiovasculaires.

Ces pauses sont d'autant plus importantes après un grand traumatisme, tel qu'un infarctus. Le cœur a alors besoin de tout le repos possible pour avoir le temps de se réparer au mieux. Le cerveau comprend qu'il s'agit d'une question vitale et fait tout ce qu'il peut pour aider le cœur, en obligeant le corps à dormir le plus possible. Mais comment le cerveau le sait-il ? Qui l'informe de ce besoin accru de sommeil pour sauvegarder le muscle cardiaque ? Le cœur lui-même, selon une étude publiée en octobre 2024, dans la revue *Nature*[4].

Dans celle-ci, des chercheurs de l'École de médecine Icahn de Mount Sinaï, à New York, ont mis en évidence que ce repos supplémentaire est essentiel à la survie de l'individu. Ils l'ont d'abord constaté sur des souris ayant souffert d'un infarctus du myocarde, le tissu musculaire du cœur, induit par une ligature d'une des artères irriguant le cœur (ligature opérée par les chercheurs eux-mêmes qui peuvent, on le sait, être diaboliques pour l'amour de la science). Pendant la première semaine suivant leur crise cardiaque, ces souris dormaient deux fois plus que les souris qui avaient subi une chirurgie sans ligature artérielle (ou ouvre, on referme, mais on ne ligature rien – très sympa aussi…). Preuve que ce n'est pas le stress de la chirurgie, mais bien la crise cardiaque qui entraîne ce besoin accru de sommeil. Et si les souris ne parvenaient pas à dormir autant qu'elles le désiraient (c'est-à-dire si les cruels chercheurs les maintenaient éveillées), elles développaient des tachycardies et leur taux de mortalité augmentait.

Ce besoin vital de sommeil est aussi valable chez l'humain. Les auteurs ont suivi pendant deux années 78 patients ayant souffert d'un syndrome coronarien aigu (causé par le rétrécissement ou l'obstruction des artères coronaires). Ceux qui déclaraient avoir bien dormi durant le premier mois après l'infarctus présentaient un meilleur rétablissement de la fonction cardiaque. Et, vous l'avez bien compris, ceux qui avaient mal dormi durant ce premier mois avaient deux fois plus de risques de subir un nouveau problème cardiovasculaire grave pendant les deux ans de suivi.

Ce besoin de sommeil n'est pas simplement causé par la fatigue produite par l'infarctus. Au contraire, il existe tout un mécanisme de signalisation qui finit par endormir le cerveau. Il commence juste après l'infarctus : le cœur en souffrance libère des protéines pro-inflammatoires nommées *interleukines*. Portées par le sang, elles atteignent rapidement le cerveau, où elles activent des cellules protectrices, les *cellules microgliales*. Une fois éveillées, elles sonnent l'alarme, attirant des cellules immunitaires du sang vers le cerveau. En quelques heures, le cerveau est inondé de globules blancs, particulièrement au niveau du *thalamus*, une structure impliquée dans le sommeil. Sur place, ces globules blancs produisent des protéines impliquées dans l'inflammation, nommées *facteurs de nécrose tumorale* (TNF, pour le terme en anglais *tumor necrosis factors*). Ces protéines sont ensuite reconnues par les neurones dans le thalamus, ce qui favorise le sommeil. Pour résumer, après un infarctus, le cœur cause une légère inflammation au niveau du cerveau, le forçant à activer le sommeil. Ce repos du corps soulage le cœur et diminue l'inflammation dans le muscle cardiaque, favorisant son rétablissement.

Ce mécanisme protecteur qui favorise le sommeil après un infarctus pourrait aussi jouer un rôle dans d'autres moments de grand stress mettant en danger la survie de l'individu. Des blessures graves ou des infections pourraient aussi entraîner ce transfert de globules blancs vers le cerveau, pour lui dire qu'il est temps de se poser un peu et de permettre au corps de se réparer. Le corps est sage (parfois), et, s'il vous dit de dormir, il vaut mieux l'écouter.

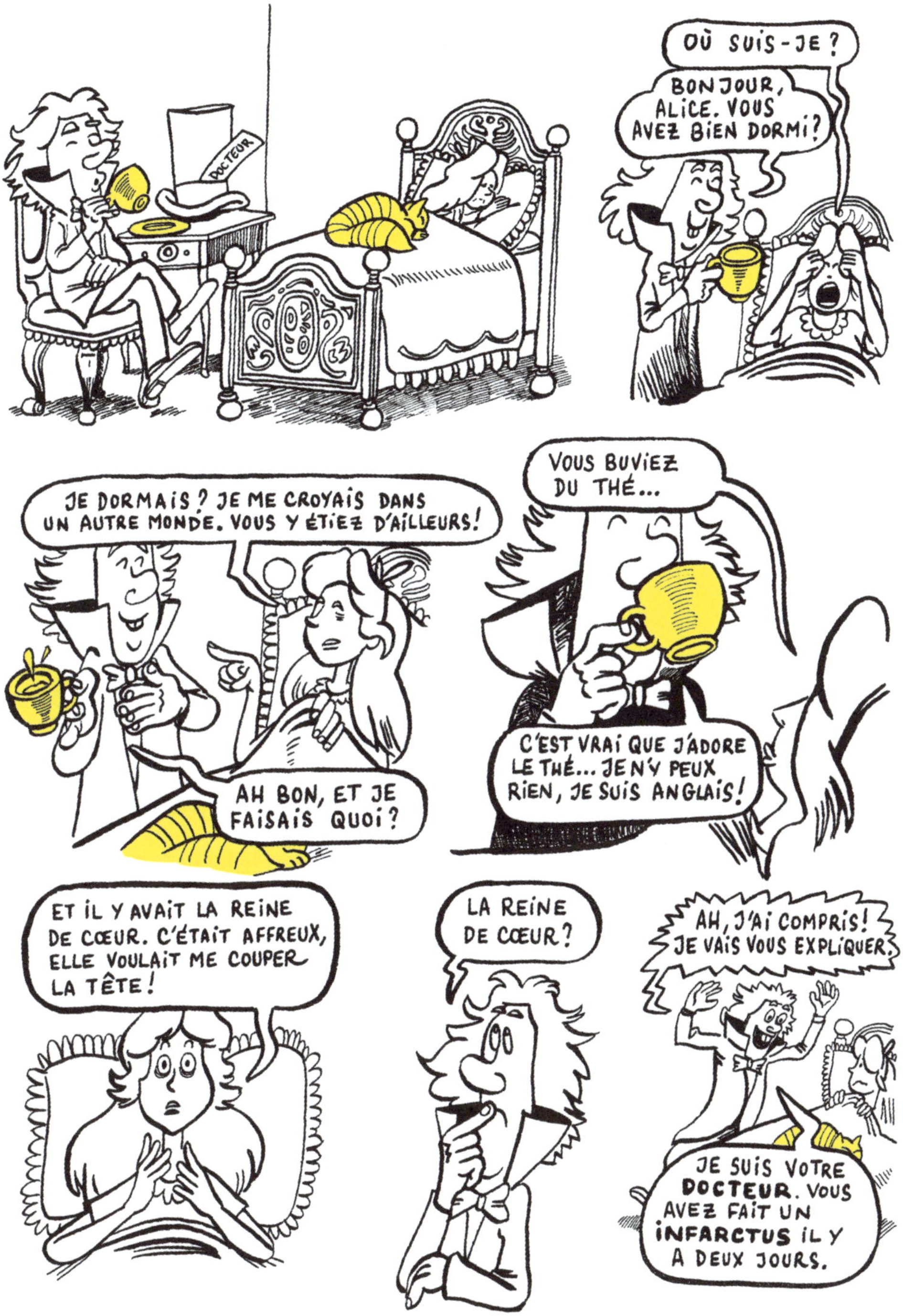
OÙ SUIS-JE ?
BONJOUR, ALICE. VOUS AVEZ BIEN DORMI ?
JE DORMAIS ? JE ME CROYAIS DANS UN AUTRE MONDE. VOUS Y ÉTIEZ D'AILLEURS !
AH BON, ET JE FAISAIS QUOI ?
VOUS BUVIEZ DU THÉ...
C'EST VRAI QUE J'ADORE LE THÉ... JE N'Y PEUX RIEN, JE SUIS ANGLAIS !
ET IL Y AVAIT LA REINE DE CŒUR. C'ÉTAIT AFFREUX, ELLE VOULAIT ME COUPER LA TÊTE !
LA REINE DE CŒUR ?
AH, J'AI COMPRIS ! JE VAIS VOUS EXPLIQUER.
JE SUIS VOTRE **DOCTEUR**. VOUS AVEZ FAIT UN **INFARCTUS** IL Y A DEUX JOURS.
DOCTEUR

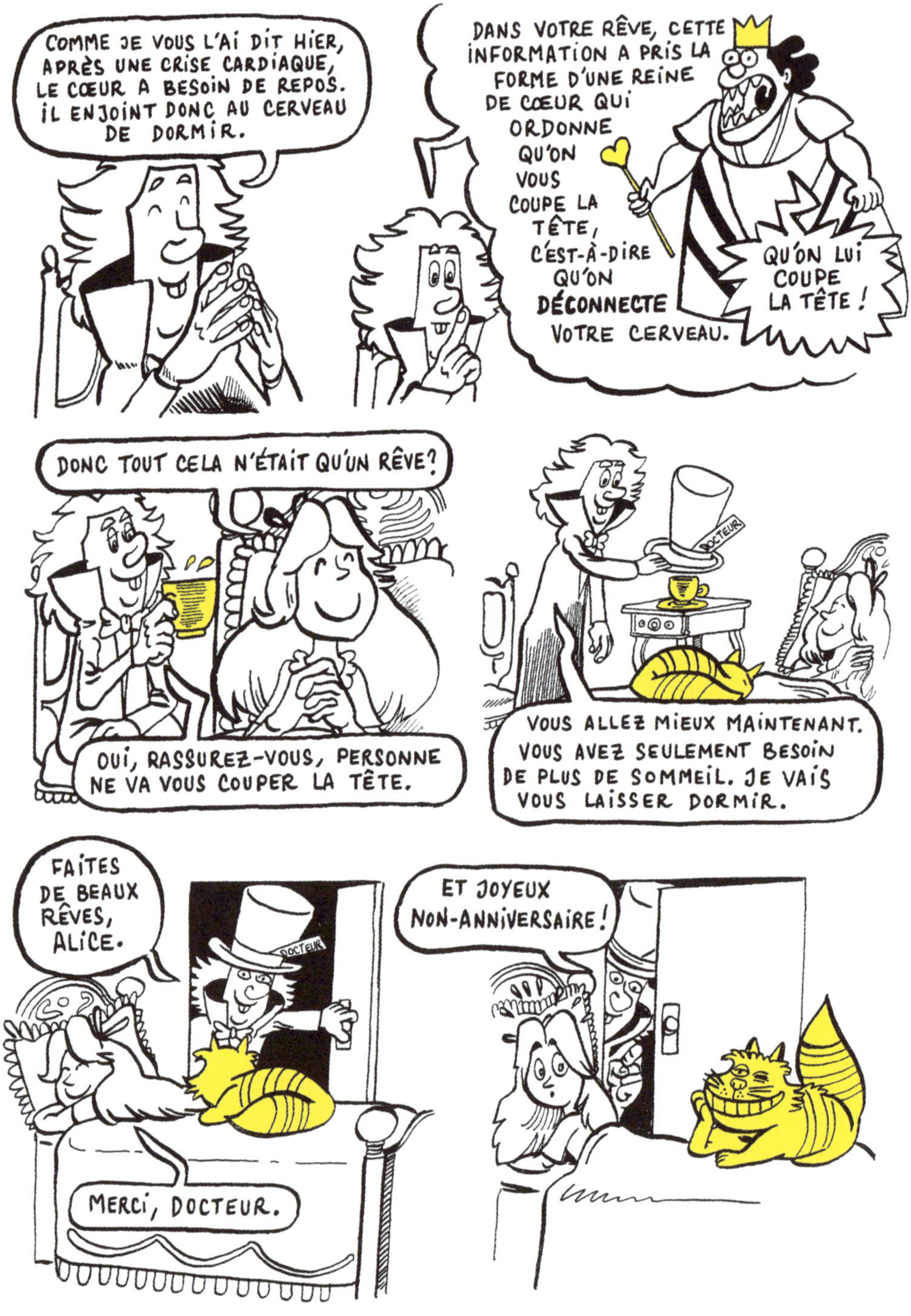
COMME JE VOUS L'AI DIT HIER, APRÈS UNE CRISE CARDIAQUE, LE CŒUR A BESOIN DE REPOS. IL ENJOINT DONC AU CERVEAU DE DORMIR.
DANS VOTRE RÊVE, CETTE INFORMATION A PRIS LA FORME D'UNE REINE DE CŒUR QUI ORDONNE QU'ON VOUS COUPE LA TÊTE, C'EST-À-DIRE QU'ON **DÉCONNECTE** VOTRE CERVEAU.
QU'ON LUI COUPE LA TÊTE !
DONC TOUT CELA N'ÉTAIT QU'UN RÊVE ?
OUI, RASSUREZ-VOUS, PERSONNE NE VA VOUS COUPER LA TÊTE.
DOCTEUR
VOUS ALLEZ MIEUX MAINTENANT. VOUS AVEZ SEULEMENT BESOIN DE PLUS DE SOMMEIL. JE VAIS VOUS LAISSER DORMIR.
FAITES DE BEAUX RÊVES, ALICE.
DOCTEUR
MERCI, DOCTEUR.
ET JOYEUX NON-ANNIVERSAIRE !

Effet yo-yo sur la balance : la mémoire du corps coupable ?

Qu'il est difficile de perdre du poids ! La société tout entière nous y incite, inondant nos rues et nos écrans de pubs de femmes minces et d'hommes musclés. Les recommandations médicales nous rappellent à quel point être en surpoids est mauvais pour la santé. Et nos proches ne ratent aucune occasion de relever qu'on a pris un léger embonpoint… Sous la pression générale, on essaye de se débarrasser de nos kilos en trop, en suivant des régimes draconiens, en se livrant à des tortures de tout genre à la salle de sport mais, au moindre relâchement, on reprend tout le poids perdu grâce à ces efforts surhumains. Et si notre corps ne voulait pas nous voir maigrir ?

Avez-vous déjà essayé de perdre du poids rapidement ? Si oui, vous avez sûrement expérimenté le fameux effet yo-yo, qui nous fait reprendre tout le poids perdu en deux temps trois mouvements. Rassurez-vous, cela nous arrive à tous… et ce n'est pas vraiment de notre faute. Ça n'a rien à voir avec un quelconque manque de volonté ou d'amour-propre : c'est notre corps lui-même qui, en refusant de coopérer, finit par saboter nos efforts.

Nos cellules n'ont aucune idée des normes de beauté en vigueur, elles ne savent même pas quel devrait être notre poids idéal, en fonction de notre âge et de notre physionomie. Pour notre corps, notre poids habituel est notre poids normal, point. Et tout écart de cette norme déclenche une multitude d'alarmes.

La première d'entre elles sonne dans le cerveau. Bien que nous soyons conscients de notre volonté d'affiner notre silhouette, une partie de notre cerveau ne reçoit pas la consigne et ne se rend pas compte que cette diminution en nutriments est volontaire. Des millions d'années d'évolution ont mis en place un système d'alerte qui s'active lorsque nous perdons du poids. Par le passé, tout amaigrissement rapide était causé par une famine ou une maladie – pas vraiment comparable à une envie de pouvoir rentrer dans nos vêtements de jeunesse. L'urgence était donc de refaire les stocks le plus rapidement possible, en prévision de la prochaine difficulté.

L'obsession pour la reprise du poids concerne particulièrement un groupe de neurones localisés dans l'*hypothalamus*. Cette structure du système nerveux, située au centre du crâne, est connue pour son rôle dans plusieurs processus métaboliques, y compris le contrôle de la faim. En mai 2023, un groupe de recherche de l'Institut Max Planck, en Allemagne, a mis en évidence que ces neurones s'activent après un amaigrissement rapide et incitent le cerveau à vouloir manger davantage. Selon leur étude, publiée dans *Cell Metabolism*, leur activation augmente l'appétit et réduit la consommation énergétique du corps, pour lui permettre de refaire ses stocks de graisse rapidement[5].

En d'autres termes, alors qu'on continue à faire attention à ce qu'on mange, notre cerveau joue contre nous : il nous incite à manger davantage, et ce qu'on mangera sera plus rapidement transformé en graisse… Dur de cohabiter avec de tels traîtres !

Et le cerveau n'est pas seul à nous faire ce coup bas. Il est aidé par notre tissu adipeux, lui aussi nostalgique de notre ancien état physiologique. En clair, l'excès de poids entraîne tout un tas de modifications physiologiques, et notamment il change la programmation épigénétique des *adipocytes*, les cellules qui stockent les graisses et sont majoritaires dans le tissu adipeux. Chez les personnes obèses, l'expression de certains gènes y est dérégulée, particulièrement ceux impliqués dans le métabolisme, dont l'activité baisse. Résultat, les cellules consomment plus de glucose et d'acides gras.

Une étude publiée en novembre 2024 dans *Nature* par des chercheurs de l'École polytechnique fédérale de Zurich (Suisse) montre que cette dérégulation épigénétique persiste même après la perte de poids[6]. En somme, bien que la personne ne soit plus obèse, ses cellules continuent d'agir comme si elle l'était. Qu'est-ce qu'elles sont têtues, ces cellules !

Conclusion : reprendre des kilos après un régime est normal. Vous n'avez pas toutes les cartes en main et vous êtes influencé par votre corps, qui s'entête à ne pas vouloir entendre parler de perte de poids. Cela ne veut pas dire que tout est perdu. Il est possible de maigrir durablement, mais il faudra beaucoup de patience pour donner le temps à votre corps de se défaire de sa nostalgie et de faire le deuil de votre ancien poids.

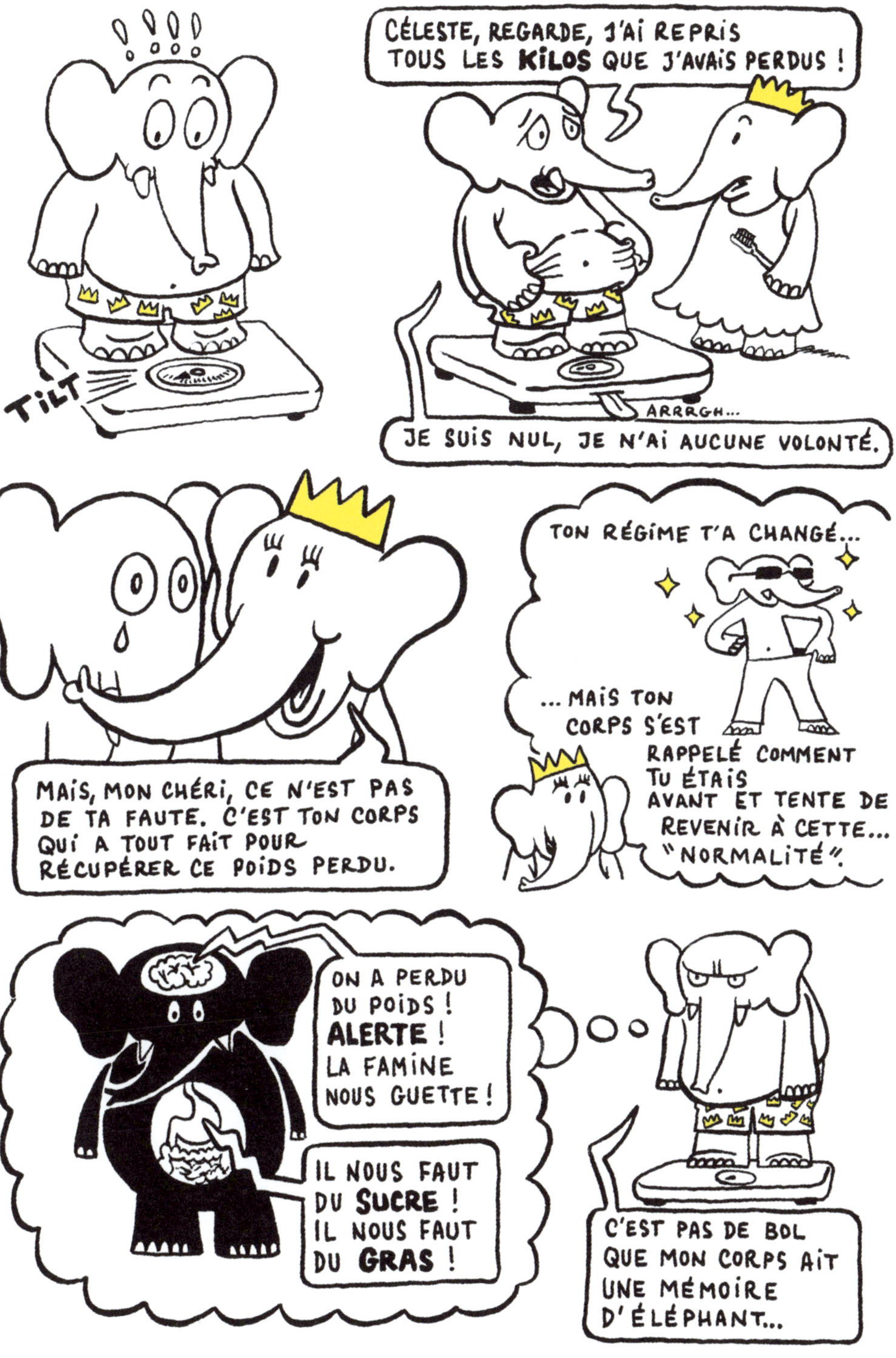
TILT
CÉLESTE, REGARDE, J'AI REPRIS TOUS LES KILOS QUE J'AVAIS PERDUS !
ARRRGH...
JE SUIS NUL, JE N'AI AUCUNE VOLONTÉ.
MAIS, MON CHÉRI, CE N'EST PAS DE TA FAUTE. C'EST TON CORPS QUI A TOUT FAIT POUR RÉCUPÉRER CE POIDS PERDU.
TON RÉGIME T'A CHANGÉ...
... MAIS TON CORPS S'EST RAPPELÉ COMMENT TU ÉTAIS AVANT ET TENTE DE REVENIR À CETTE... "NORMALITÉ".
ON A PERDU DU POIDS ! ALERTE ! LA FAMINE NOUS GUETTE !
IL NOUS FAUT DU SUCRE ! IL NOUS FAUT DU GRAS !
C'EST PAS DE BOL QUE MON CORPS AIT UNE MÉMOIRE D'ÉLÉPHANT...

Intoxications alimentaires : un jour empoisonné, toujours traumatisé

Ça nous est tous arrivé. Moi, je devais avoir 13 ans. J'étais chez ma grand-mère. Elle avait acheté un fruit qui avait l'air délicieux : la *badea*, cousin du fruit de la passion. Je me suis jeté dessus, évidemment, mais ça n'a pas bien fini : il n'était plus très frais et j'ai été malade tout le week-end. Depuis, presque trente ans ont passé, mais il me suffit de voir ce fruit pour avoir la nausée. Comment mon cerveau fait-il pour associer cet aliment au malaise que j'ai ressenti après l'avoir mangé ?

Le mystère de mon profond dégoût pour la *badea*, qui m'a questionné pendant des décennies, a été résolu en avril 2025 par des chercheurs de l'université de Princeton, aux États-Unis. Ces derniers ont découvert la voie neuronale responsable de ces souvenirs traumatiques culinaires. Leur étude, publiée dans *Nature*, nous apprend qu'en effet le cerveau garde bien une mémoire de l'épisode d'intoxication alimentaire et parvient à relier cet événement douloureux à l'aliment qui l'aurait causé[7].

Les scientifiques ont étudié ce phénomène chez des souris, qu'ils rendaient malades – du moins le croyaient-elles – en leur faisant boire du Kool-Aid, une boisson en poudre à mélanger avec de l'eau, artificiellement aromatisée, très sucrée, très colorée, très chimique et adorée par les enfants états-uniens. Petite précision : les chercheurs ne sont pas des monstres, donc ils ne sont pas allés jusqu'à faire ingurgiter du Kool-Aid périmé aux pauvres souris. À la place, ils leur ont injecté un produit qui provoque les symptômes d'une intoxication alimentaire tout juste 30 minutes après l'ingestion de la mixture. Vous l'aurez compris : ils ont ainsi trompé le cerveau des rongeurs crédules, en leur faisant croire que leur état était dû à la boisson.

Quelques jours plus tard, ils ont testé l'appétence de ces souris pour le Kool-Aid. Toutes se sont montrées dégoûtées… à l'exception de celles qui en avaient déjà bu avant l'expérience sadique. Chez ces dernières, la supposée intoxication alimentaire ne changeait pas leurs préférences et elles continuaient à faire confiance à cette boisson qu'elles aimaient.

Cette réaction est probablement une question de sécurité face à de nouveaux aliments. Dans la nature, de nombreuses choses ont l'air mangeables, mais certaines sont toxiques. Le corps a tout intérêt à s'en rappeler et à éviter d'en remanger pour ne pas se mettre en danger.

Cette différence entre les nouveaux goûts et ceux déjà connus se fait au niveau du cerveau, qui s'active différemment. Un contact avec un goût inédit pour nos papilles active l'*amygdale*, une structure située en bas du cerveau, impliquée dans l'apprentissage associatif et qui fonctionne aussi comme système d'alerte (lié à la peur et à l'anxiété). Cette amygdale n'est pas activée par les goûts déjà connus. Ainsi, chaque fois que l'on mange quelque chose de nouveau, la bouche envoie une information au cerveau, activant un groupe spécifique de neurones de l'amygdale qui crée une sorte de signature de l'aliment en question.

Lorsque l'on tombe malade à cause d'une intoxication, l'intestin envoie cette information au cerveau, plus spécifiquement au *tronc cérébral*, qui relie le cerveau à la moelle épinière et serait impliqué dans le sentiment de malaise. Et là, surprise : cela entraîne ensuite l'activation, dans l'amygdale, des mêmes neurones ci-dessus évoqués – ceux qui interviennent dans la signature de l'aliment qu'on vient de manger ! Ainsi, le malaise renforce la représentation de la saveur liée à cet aliment, pour que le cerveau s'en souvienne. En somme, la maladie nous permet d'apprendre à identifier cette nourriture qui nous a rendus malades, pour nous en tenir éloignés à jamais.

C'est ainsi qu'une intoxication alimentaire avec un nouvel aliment crée des souvenirs négatifs durables, qui nous reviennent chaque fois qu'on rencontre de nouveau ce goût et qui nous font ressentir… du dégoût. Les chercheurs comparent ce phénomène à celui subi par les personnes atteintes de stress post-traumatique, chez qui les stimuli liés à un événement traumatique vont ensuite déclencher une réponse négative. Cette réponse se joue, elle aussi, au niveau de l'amygdale.

Voilà en tout cas un réflexe qui était sûrement très utile lorsque nous vivions à l'air libre. Aujourd'hui, dans notre monde de réfrigérateurs et de supermarchés, il est plutôt pénible, car il peut nous fermer des portes culinaires. La prochaine fois que vous voulez goûter un nouvel aliment, vérifiez bien qu'il n'est pas périmé. Sinon, votre cerveau risque de lui donner une mauvaise réputation, pour toujours.

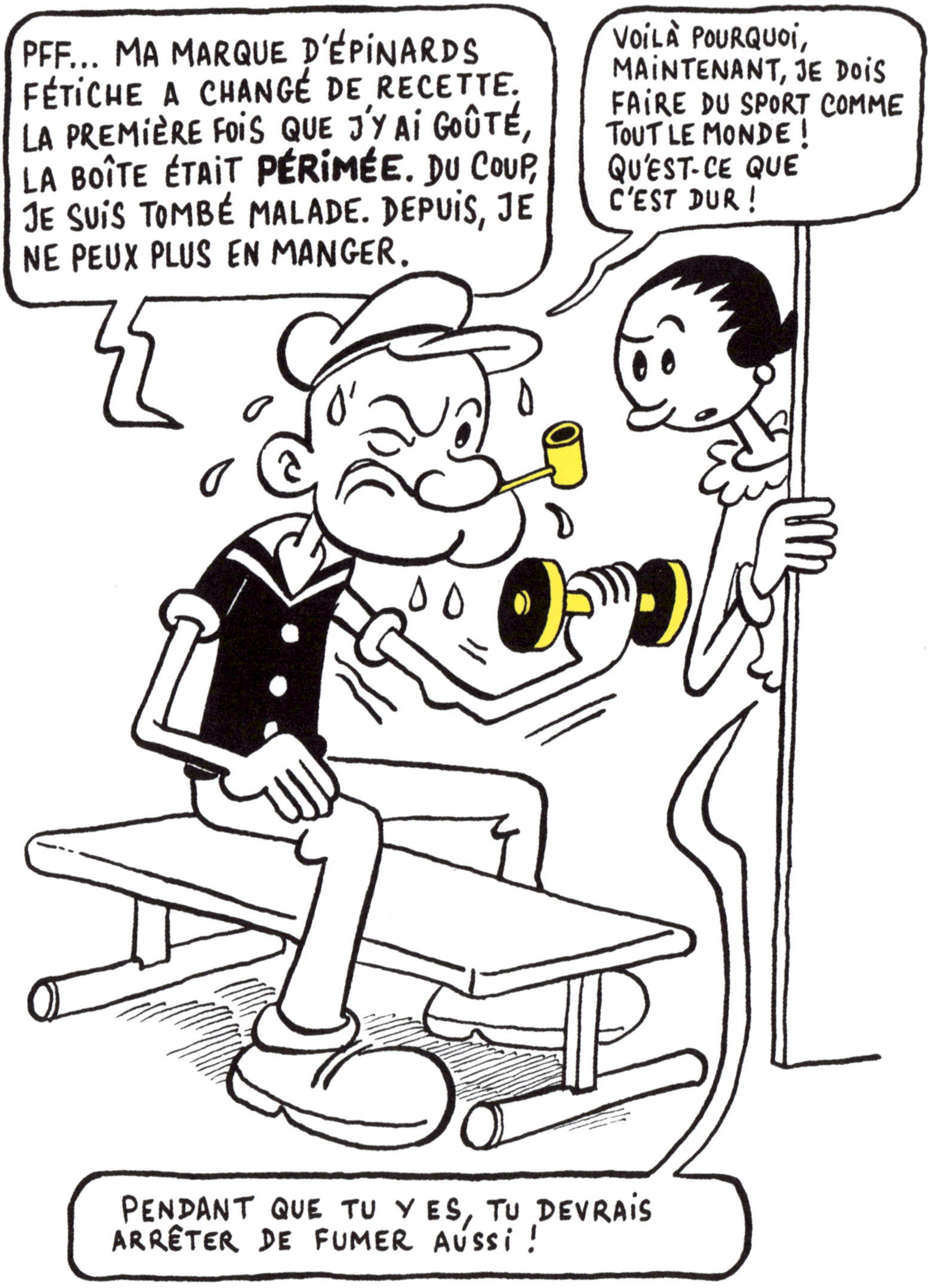
PFF... MA MARQUE D'ÉPINARDS FÉTICHE A CHANGÉ DE RECETTE. LA PREMIÈRE FOIS QUE J'Y AI GOÛTÉ, LA BOÎTE ÉTAIT **PÉRIMÉE.** DU COUP, JE SUIS TOMBÉ MALADE. DEPUIS, JE NE PEUX PLUS EN MANGER.
VOILÀ POURQUOI, MAINTENANT, JE DOIS FAIRE DU SPORT COMME TOUT LE MONDE ! QU'EST-CE QUE C'EST DUR !
PENDANT QUE TU Y ES, TU DEVRAIS ARRÊTER DE FUMER AUSSI !

Chauve qui peut : la science s'attaque au crâne nu !

Depuis notre plus tendre enfance, les cheveux font partie de notre identité. Nos parents s'en servent pour montrer au monde si on est un garçon ou une fille, un enfant classique ou original. Lorsque, un peu plus tard, nous avons voix au chapitre, nous optons pour des coupes à la mode ou, au contraire, en marge, selon l'allure qu'on veut se donner ou le groupe social auquel on souhaite appartenir. En somme, nos cheveux sont comme une carte de visite et renseignent les autres sur notre personnalité (plutôt conventionnelle ou plutôt rebelle, organisée ou bordélique…), éventuellement sur nos goûts musicaux, voire sur notre orientation politique… Mais, après la vingtaine, une bonne partie des hommes (et quelques femmes) commencent à les perdre. Faut-il définitivement accepter cette fatalité ou y a-t-il de l'espoir ?

La perte de cheveux nous affecte tous : elle fait partie du cycle capillaire. Toutefois, normalement, lorsqu'un cheveu tombe, il est rapidement remplacé, et le volume total de la chevelure ne change pas. Mais, chez un bon nombre d'hommes, ce remplacement se fait de moins en moins bien, exposant toujours davantage le cuir chevelu et aboutissant parfois à une calvitie. Selon un sondage réalisé par l'Ifop en 2015, en France, la calvitie toucherait un homme sur quatre, contre 2 % des femmes. Et parmi les Français qui n'en sont pas atteints, trois sur quatre ont malgré tout le sentiment que leur tignasse décline avec le temps… C'est à s'en arracher les cheveux !

Le type le plus fréquent de calvitie se nomme *alopécie androgénétique*, et concerne principalement le dessus du crâne. Ce phénomène est causé par un malheureux mélange de sensibilité aux hormones masculines, de prédisposition génétique et d'âge. Pour le moment, aucun traitement ne parvient efficacement à éviter la perte de cheveux ; la meilleure option reste de l'assumer, ou de cacher sa calvitie grâce à une greffe de cheveux... ou une casquette. Mais des chercheurs de l'université Northwestern aux États-Unis ont peut-être enfin trouvé la solution.

Leur étude, publiée en mai 2023 dans le journal scientifique de l'Académie américaine des sciences, indique que la perte de cheveux serait due à une rigidification des cellules souches qui les produisent, ce qui les empêche de renouveler le cycle cellulaire et de fabriquer de nouveaux cheveux[8]. Ce cycle est composé de trois phases : *anagène*, lorsque le cheveu pousse ; *catagène*, ou phase de repos ; et *télogène*, quand le cheveu ne pousse plus et finit par tomber pour laisser la place à un nouveau follicule pileux qui produira un nouveau cheveu. Lorsque le follicule pileux entre dans ce dernier stade, les cellules souches se contractent (elles peuvent perdre jusqu'à la moitié de leur volume initial) et se rigidifient. Et plus on vieillit, plus elles deviennent rigides (un peu comme nous en vieillissant), au point qu'elles perdent toute flexibilité et ne parviennent plus à revenir à la phase anagène.

Les chercheurs ont montré que cette rigidité lors de la phase télogène chez la souris est causée par le renforcement de la charpente interne des cellules souches (leur *cytosquelette*), à cause d'une plus grande production de *fibres d'actine*, qui soutiennent cette charpente. À chaque nouvelle phase anagène, ces cellules perdent une partie de ces fibres qui les rigidifient et peuvent reprendre du service. Ce passage de la phase télogène à la phase anagène est piloté en partie par un *microARN*, une petite molécule qui dit aux gènes quand ils doivent s'activer. L'expression de ce petit coach génétique, nommé *miR-205*, entraîne la chute de l'expression des gènes qui produisent l'actine, donc une diminution de la rigidité de ces cellules souches.

C'est là que ça devient intéressant : en forçant l'expression de ce microARN, les scientifiques sont parvenus à raccourcir significativement la durée de la phase télogène, qui est passée d'environ 30 jours à seulement 5. Et, magie, magie : les poils des souris se sont mis à repousser deux fois plus vite que d'habitude. Cet effet était encore plus impressionnant chez les souris âgées, chez qui la phase télogène dure une centaine de jours. En doublant l'expression de miR-205, la durée de cette phase est tombée à 14 jours, débouchant sur une forte repousse des poils. Niveau rigidité, les cellules souches devenaient aussi souples que celles des jeunes souris... Moralité : on a peut-être trouvé la clé pour rajeunir les cheveux !

La prochaine étape des chercheurs sera de tester si le même effet rajeunissant peut être obtenu en injectant ce microARN directement dans le cuir chevelu des hommes... Tenez bon, amis aux crânes dégarnis ! Le combat n'est pas perdu !

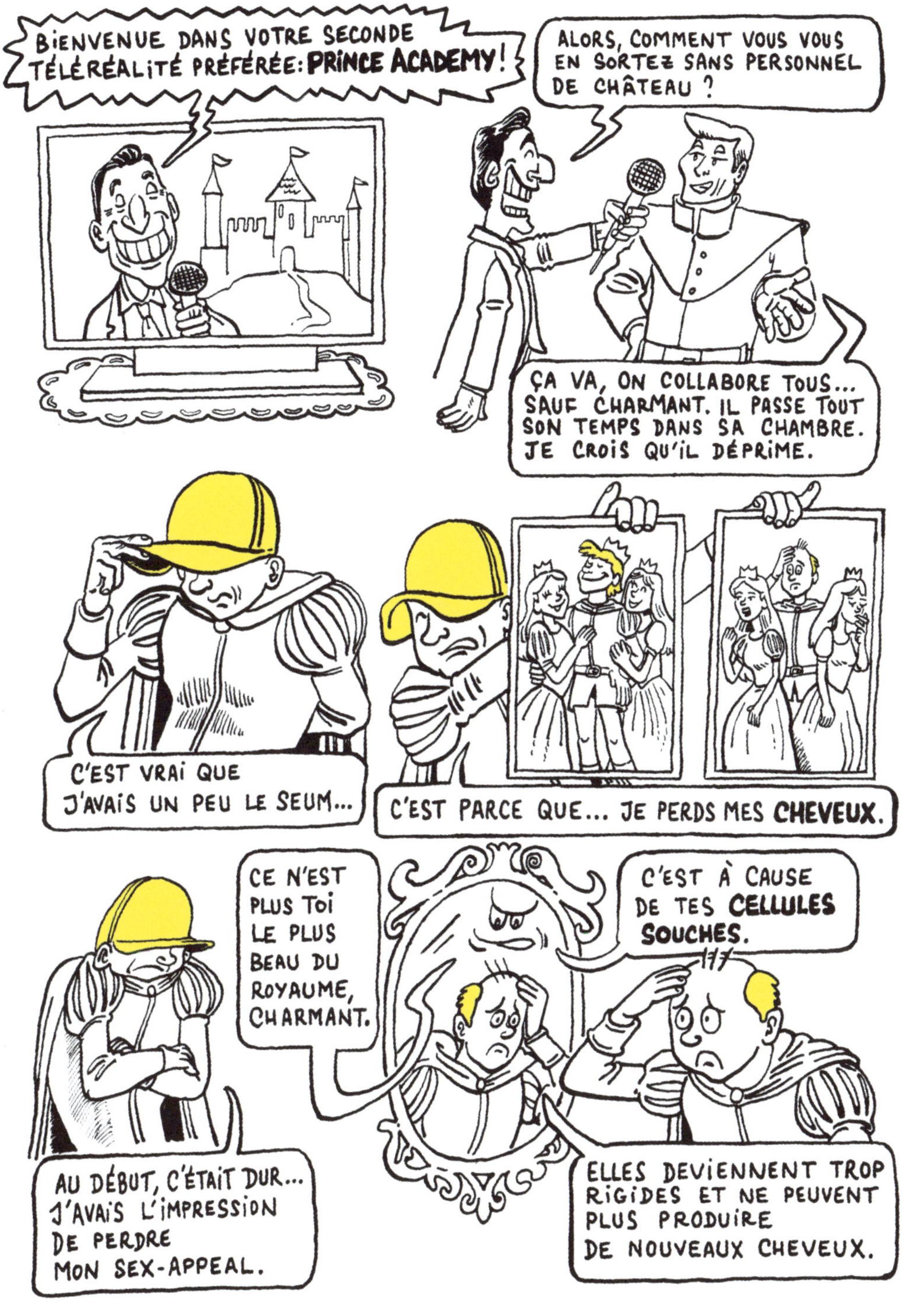
BIENVENUE DANS VOTRE SECONDE TÉLÉRÉALITÉ PRÉFÉRÉE : **PRINCE ACADEMY** !
ALORS, COMMENT VOUS VOUS EN SORTEZ SANS PERSONNEL DE CHÂTEAU ?
ÇA VA, ON COLLABORE TOUS… SAUF CHARMANT. IL PASSE TOUT SON TEMPS DANS SA CHAMBRE. JE CROIS QU'IL DÉPRIME.
C'EST VRAI QUE J'AVAIS UN PEU LE SEUM…
C'EST PARCE QUE… JE PERDS MES **CHEVEUX**.
AU DÉBUT, C'ÉTAIT DUR… J'AVAIS L'IMPRESSION DE PERDRE MON SEX-APPEAL.
CE N'EST PLUS TOI LE PLUS BEAU DU ROYAUME, CHARMANT.
C'EST À CAUSE DE TES **CELLULES SOUCHES**.
ELLES DEVIENNENT TROP RIGIDES ET NE PEUVENT PLUS PRODUIRE DE NOUVEAUX CHEVEUX.

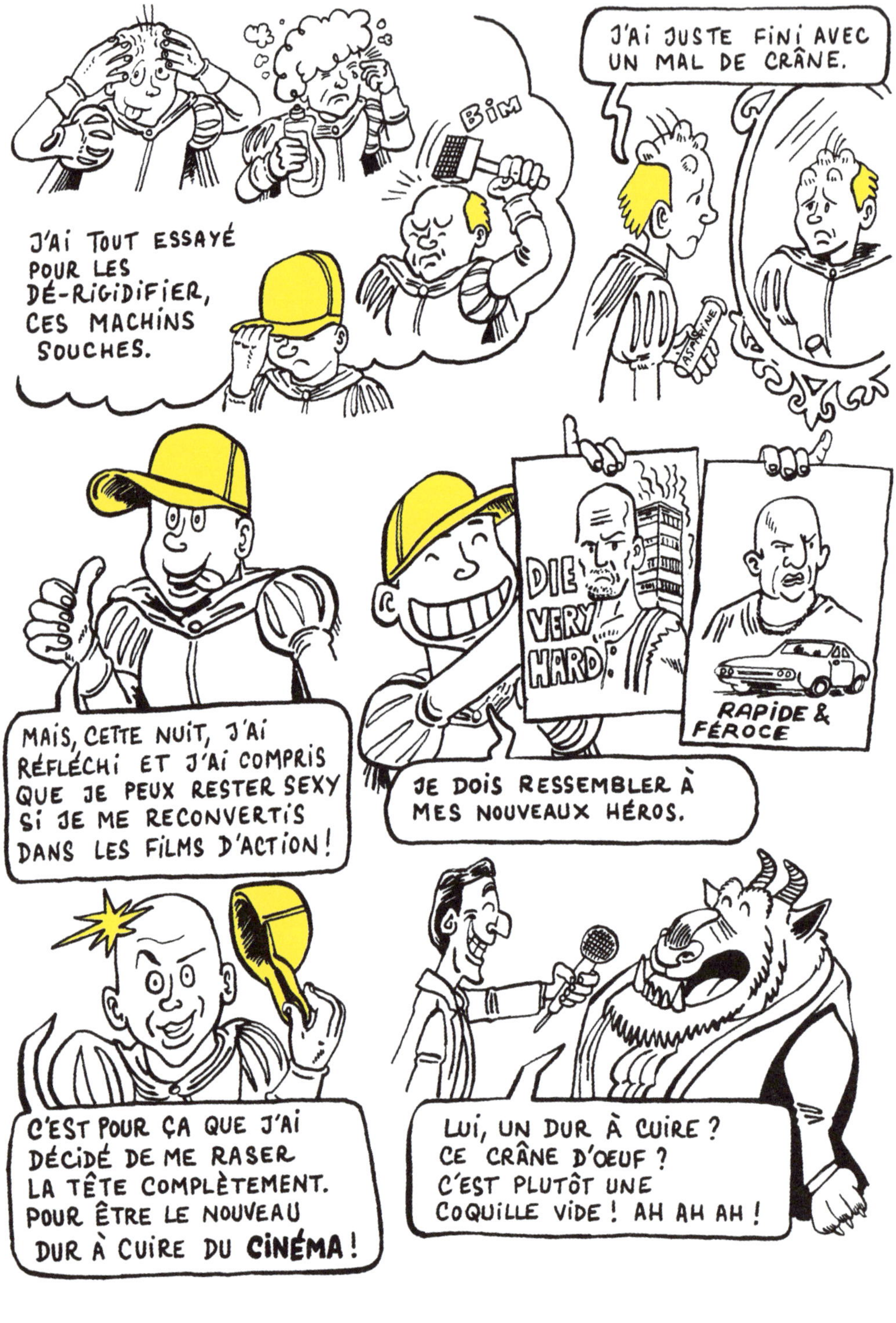

BIM
J'AI TOUT ESSAYÉ POUR LES DÉ-RIGIDIFIER, CES MACHINS SOUCHES.
J'AI JUSTE FINI AVEC UN MAL DE CRÂNE.
ASPIRINE
MAIS, CETTE NUIT, J'AI RÉFLÉCHI ET J'AI COMPRIS QUE JE PEUX RESTER SEXY SI JE ME RECONVERTIS DANS LES FILMS D'ACTION !
DIE VERY HARD
RAPIDE & FÉROCE
JE DOIS RESSEMBLER À MES NOUVEAUX HÉROS.
C'EST POUR ÇA QUE J'AI DÉCIDÉ DE ME RASER LA TÊTE COMPLÈTEMENT. POUR ÊTRE LE NOUVEAU DUR À CUIRE DU CINÉMA !
LUI, UN DUR À CUIRE ? CE CRÂNE D'OEUF ? C'EST PLUTÔT UNE COQUILLE VIDE ! AH AH AH !

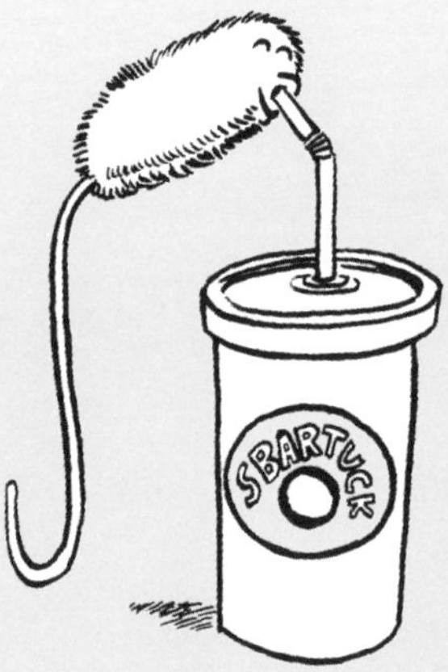

Les petits mystères du corps

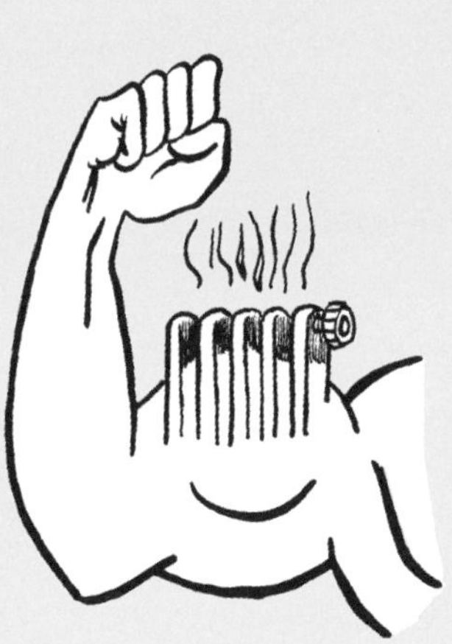

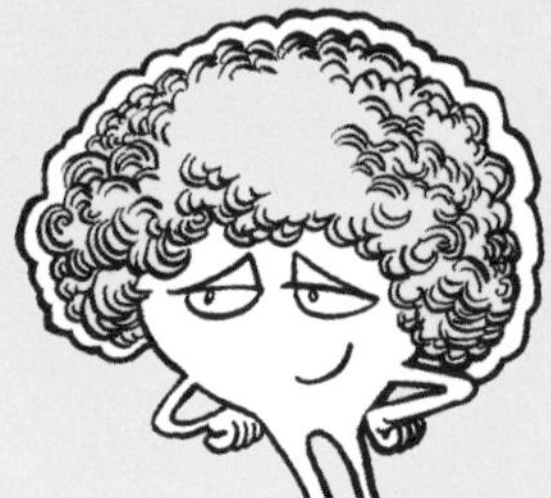

Les muscles : votre chauffage non-stop 24 h/24 !

Notre corps est constitué principalement de muscles, qu'on soit baraqué ou maigrichon. Si le cerveau est le chef qui contrôle tout, les muscles sont ses petites mains les plus importantes, qui transforment ses commandes en action et en mouvement. Sans eux, on serait un tas d'os et de viscères, pas plus mobile qu'une plante. C'est grâce à nos muscles que nous pouvons tenir debout, marcher, danser, parler… et nous réchauffer ?

Qu'on soit en Sibérie ou au Sahara, peu importe que la température extérieure soit de – 20 °C ou de 40 °C, notre corps est toujours à 37 °C environ, l'idéal pour le bon fonctionnement de notre organisme. Cette capacité à garder une température corporelle stable est une des clés du succès des mammifères, qui ont réussi à habiter tous les écosystèmes sur Terre, s'adaptant aux froids extrêmes des pôles comme aux chaleurs suffocantes des déserts. L'être humain en est le meilleur exemple : nous nous sommes implantés dans tous les recoins du globe, et cela bien avant qu'on ait inventé le chauffage et l'air conditionné !

Les reptiles et les amphibiens n'ont pas cette chance. La température de leur corps dépend de celle de leur environnement. C'est pour ça qu'on voit souvent les crocodiles et les lézards immobiles au soleil : ils ne bronzent pas, ils se réchauffent. Nous, en revanche, nous n'avons pas besoin de nous exposer au soleil comme des statues (même si certains le font volontiers, pour des raisons esthétiques, quitte à attraper un cancer). Au contraire, notre espèce a besoin de mouvement, d'activité, car c'est précisément en bougeant que nous nous réchauffons.

Pourquoi ? En réalité, ce sont nos muscles qui nous chauffent. À chaque contraction, les cellules musculaires consomment de l'énergie et doivent donc en produire davantage ; c'est cette production d'énergie qui génère de la chaleur. Vous avez sans doute déjà remarqué qu'un grand froid fait grelotter et trembler. Dans ces cas-là, les muscles se contractent involontairement – c'est-à-dire que nous ne commandons pas ce frissonnement qui nous fait claquer des dents –, il leur faut pour cela de l'énergie, que les cellules produisent donc, générant ainsi de la chaleur.

Mais nos muscles ont aussi un pouvoir caché : ils peuvent nous chauffer, même sans se contracter, grâce à un système de gaspillage volontaire. Pour comprendre cet étonnant mécanisme, il faut parler des cellules. La contraction des muscles est activée par une libération de calcium à l'intérieur des cellules du muscle. Normalement, ce calcium est gardé dans un compartiment spécifique, le *réticulum sarcoplasmique*, et une fois que le système nerveux fait signe aux muscles de bouger, ce calcium est relâché dans la cellule, activant les *protéines contractiles* des fibres musculaires. À chaque contraction, le calcium doit être stocké à nouveau dans son compartiment, ce qui nécessite qu'il soit pompé vers le réticulum sarcoplasmique. C'est ce pompage qui utilise de l'énergie et qui produit de la chaleur.

C'est là que le gaspillage joue un rôle : chez les mammifères, ce compartiment à calcium fuit constamment. La pompe doit donc fonctionner en continu pour garder une quantité suffisante de calcium à l'intérieur et ainsi pouvoir assurer la prochaine contraction. Conséquence de ce gaspillage énergétique : les cellules musculaires produisent de la chaleur tout le temps ! D'ailleurs, ce gaspillage peut être encouragé par l'organisme lorsque nous avons froid : la cellule peut accentuer la fuite de calcium pour obliger la pompe à travailler davantage et à utiliser plus d'énergie, pour ainsi produire plus de chaleur.

Ce mécanisme était déjà connu, mais une question restait sans réponse : comment se fait-il que la cellule musculaire ne se contracte pas en permanence à cause de ces fuites de calcium ? Une étude australienne, publiée en 2023, dévoile enfin le secret qui permet à nos cellules de se livrer au gaspillage sans nous faire trembler tout le temps comme de la gelée[1]. Elle a révélé que nos cellules musculaires supportent des augmentations assez fortes de la concentration de calcium autour de la pompe, permettant ces fuites de calcium, sans pour autant déclencher de contractions musculaires.

Chez les reptiles et les amphibiens, cette fuite existe, mais est beaucoup plus petite, car leurs cellules musculaires réagissent bien plus rapidement à toute augmentation de la concentration de calcium dans la cellule. Chez eux, une hausse de calcium dans la cellule entraîne la libération du calcium stocké dans le réticulum sarcoplasmique, déclenchant une contraction. La fuite reste donc très faible pour ne pas causer de contractions indésirables.

Le point négatif pour eux, c'est qu'ils ne peuvent pas produire autant de chaleur corporelle que nous... En revanche, ils gaspillent moins d'énergie et ont donc besoin de moins de calories. C'est pour ça qu'ils mangent très peu, et qu'on mange constamment ! On ne peut pas tout avoir.

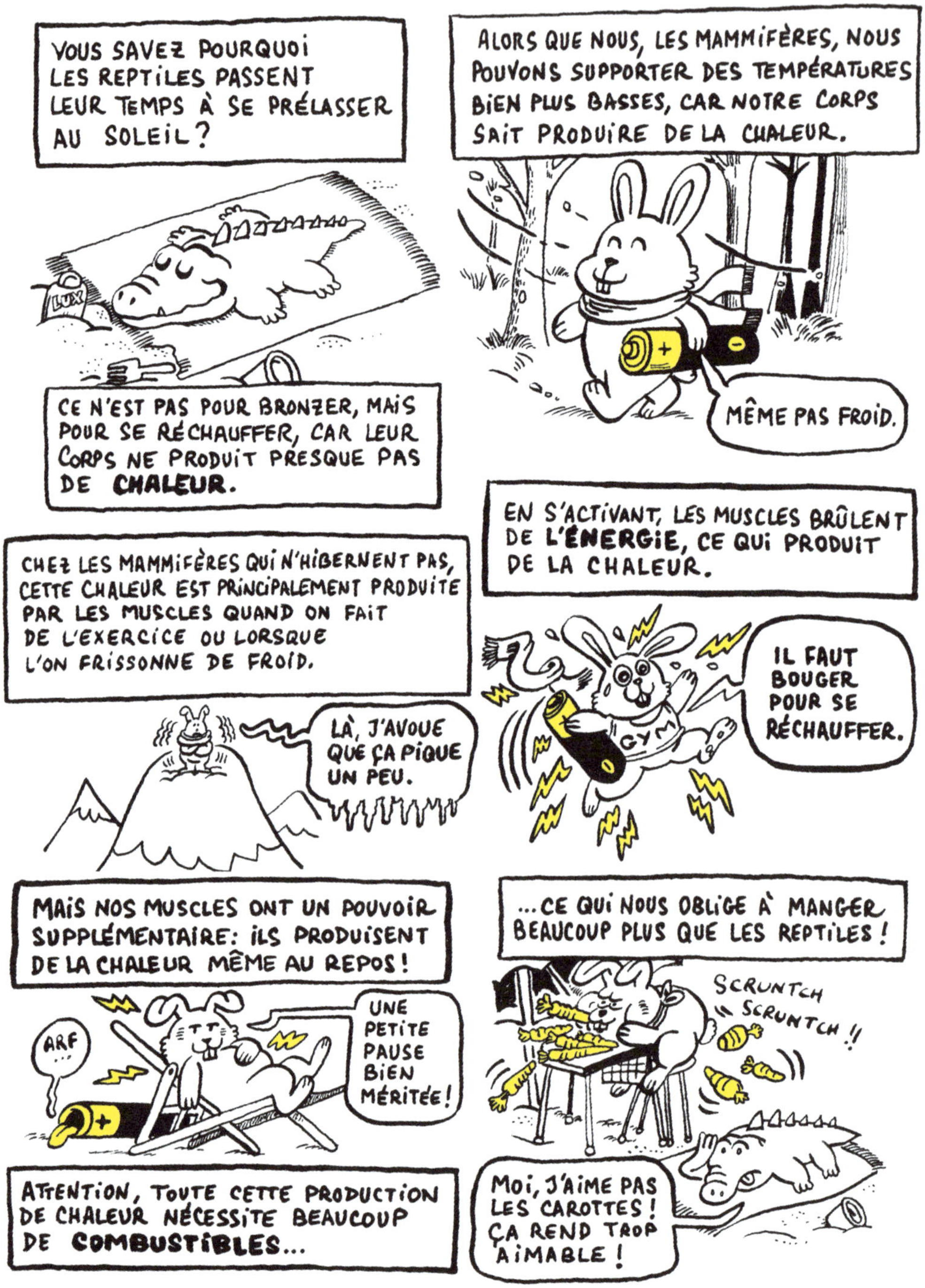

VOUS SAVEZ POURQUOI LES REPTILES PASSENT LEUR TEMPS À SE PRÉLASSER AU SOLEIL ?
LUX
CE N'EST PAS POUR BRONZER, MAIS POUR SE RÉCHAUFFER, CAR LEUR CORPS NE PRODUIT PRESQUE PAS DE **CHALEUR**.
ALORS QUE NOUS, LES MAMMIFÈRES, NOUS POUVONS SUPPORTER DES TEMPÉRATURES BIEN PLUS BASSES, CAR NOTRE CORPS SAIT PRODUIRE DE LA CHALEUR.
MÊME PAS FROID.
CHEZ LES MAMMIFÈRES QUI N'HIBERNENT PAS, CETTE CHALEUR EST PRINCIPALEMENT PRODUITE PAR LES MUSCLES QUAND ON FAIT DE L'EXERCICE OU LORSQUE L'ON FRISSONNE DE FROID.
LÀ, J'AVOUE QUE ÇA PIQUE UN PEU.
EN S'ACTIVANT, LES MUSCLES BRÛLENT DE **L'ÉNERGIE**, CE QUI PRODUIT DE LA CHALEUR.
GYM
IL FAUT BOUGER POUR SE RÉCHAUFFER.
MAIS NOS MUSCLES ONT UN POUVOIR SUPPLÉMENTAIRE : ILS PRODUISENT DE LA CHALEUR MÊME AU REPOS !
ARF...
UNE PETITE PAUSE BIEN MÉRITÉE !
ATTENTION, TOUTE CETTE PRODUCTION DE CHALEUR NÉCESSITE BEAUCOUP DE **COMBUSTIBLES**...
...CE QUI NOUS OBLIGE À MANGER BEAUCOUP PLUS QUE LES REPTILES !
SCRUNTCH SCRUNTCH !!
MOI, J'AIME PAS LES CAROTTES ! ÇA REND TROP AIMABLE !

Le bouclier anti-chaleur des cheveux frisés

À l'exception des spécimens aquatiques, de quelques espèces glabres comme les éléphants, les rhinocéros ou les hippopotames, et de certaines races de chats ou de chiens, les mammifères sont couverts de poils. L'humain, lui aussi, déroge à cette règle : bien que nous soyons plus ou moins poilus, nous gardons surtout des poils longs à un endroit bien spécifique : sur notre tête. Ces chevelures sont très variables, en couleurs et en formes : lisses et plates chez certains, bouclées ou très frisées chez d'autres. Mis à part l'esthétique, y aurait-il une raison à cela ?

Le fait de passer des branches d'arbres aux plaines a engendré énormément de changements sur le corps humain. Petit à petit, nous sommes devenus bipèdes et notre cerveau s'est élargi. Notre corps a dû trouver des façons de réguler sa température dans ces nouvelles conditions : en quittant l'ombre des arbres, nous avons été davantage exposés au soleil, particulièrement notre tête, où se trouve le cerveau – l'organe qui chauffe le plus.

La solution du corps humain fut de se délester de la plupart de son pelage, pour que la peau puisse transpirer. Cependant, la partie la plus exposée au soleil, le chef, a conservé sa « couverture », devenue notre chevelure. Pourquoi ? Parce que la tête chauffe trop. Entre le cerveau qui carbure sans arrêt et le soleil qui tape directement sur le crâne, la température du cuir chevelu augmenterait trop si l'on n'avait pas de cheveux, et le rafraîchissement par la transpiration nécessiterait beaucoup d'eau – ce qui ferait grimper le risque de déshydratation (d'ailleurs, un homme chauve transpire de la tête deux à trois fois plus qu'un chevelu). Rappelez-vous, l'être humain a évolué dans un contexte où l'eau pouvait devenir une ressource rare ; ceux qui tenaient longtemps sans boire ont probablement été avantagés par la sélection naturelle.

On comprend désormais pourquoi les cheveux sont un réel atout. Le mystère persiste cependant quand on s'interroge sur leur diversité : pourquoi ne sont-ils pas tous pareils ? Et comment se fait-il que la majorité des populations africaines a des cheveux crépus, sachant que la variabilité génétique sur ce continent est sans égale ailleurs dans le monde ? Le seul autre trait physique commun à la plupart des Africains est la couleur de leur peau, adaptée à une forte exposition au soleil. Il se pourrait donc que les cheveux frisés soient, eux aussi, une adaptation à cette même contrainte régionale.

Pour vérifier cette hypothèse, des chercheurs de l'université de l'État de Pennsylvanie aux États-Unis ont analysé comment se comporteraient différentes chevelures sous les rayons du soleil, dans un climat chaud. Pour mesurer la température de la tête et le transfert de chaleur entre le cuir chevelu et l'air ambiant, ils ont utilisé des mannequins qu'ils ont coiffés (ou pas) de perruques faites de cheveux humains : lisses, bouclés et frisés. Puis, ils les ont exposés à un climat chaud (30 °C), relativement humide (à 60 %), et à une radiation solaire de 788 W/m^2 (l'équivalent d'une journée bien ensoleillée, à midi). Leur étude, publiée en 2023 dans *PNAS*, a révélé que les têtes qui chauffent le plus au soleil sont celles des chauves, et celles qui chauffent le moins sont celles qui disposent d'une belle chevelure afro[2].

Les chauves ne sont pas totalement en reste, car leur absence de cheveux permet tout de même de mieux rafraîchir la tête avec la transpiration – en d'autres termes, les cheveux diminuent l'efficacité du processus de largage de la chaleur. Donc, non exposés au soleil (ou de nuit), les chauves résisteraient mieux à la chaleur que nous autres chevelus, mais ils auraient plus soif ! En revanche, sous les sunlights des tropiques, ce sont sans doute les cheveux crépus qui gagnent.

L'explication à tout cela est relativement simple : les cheveux, quels qu'ils soient, protègent le cuir chevelu des rayons du soleil, mais cette protection varie en fonction du type de cheveux. Les cheveux lisses reposent directement sur la tête : s'ils chauffent au soleil, la tête chauffe aussi, du fait de ce contact direct. Les cheveux bouclés sont déjà un peu plus éloignés du cuir chevelu, créant une zone tampon entre la surface chaude des cheveux et le crâne. À ce jeu-là, les cheveux crépus sont encore plus performants : ils isolent le cuir chevelu et le gardent au frais malgré le soleil.

Les cheveux frisés ne sont donc pas seulement magnifiques, ils sont aussi très utiles ! Ils pourraient même devenir tendance, dans notre contexte de réchauffement climatique, où les canicules sont de plus en plus fréquentes.

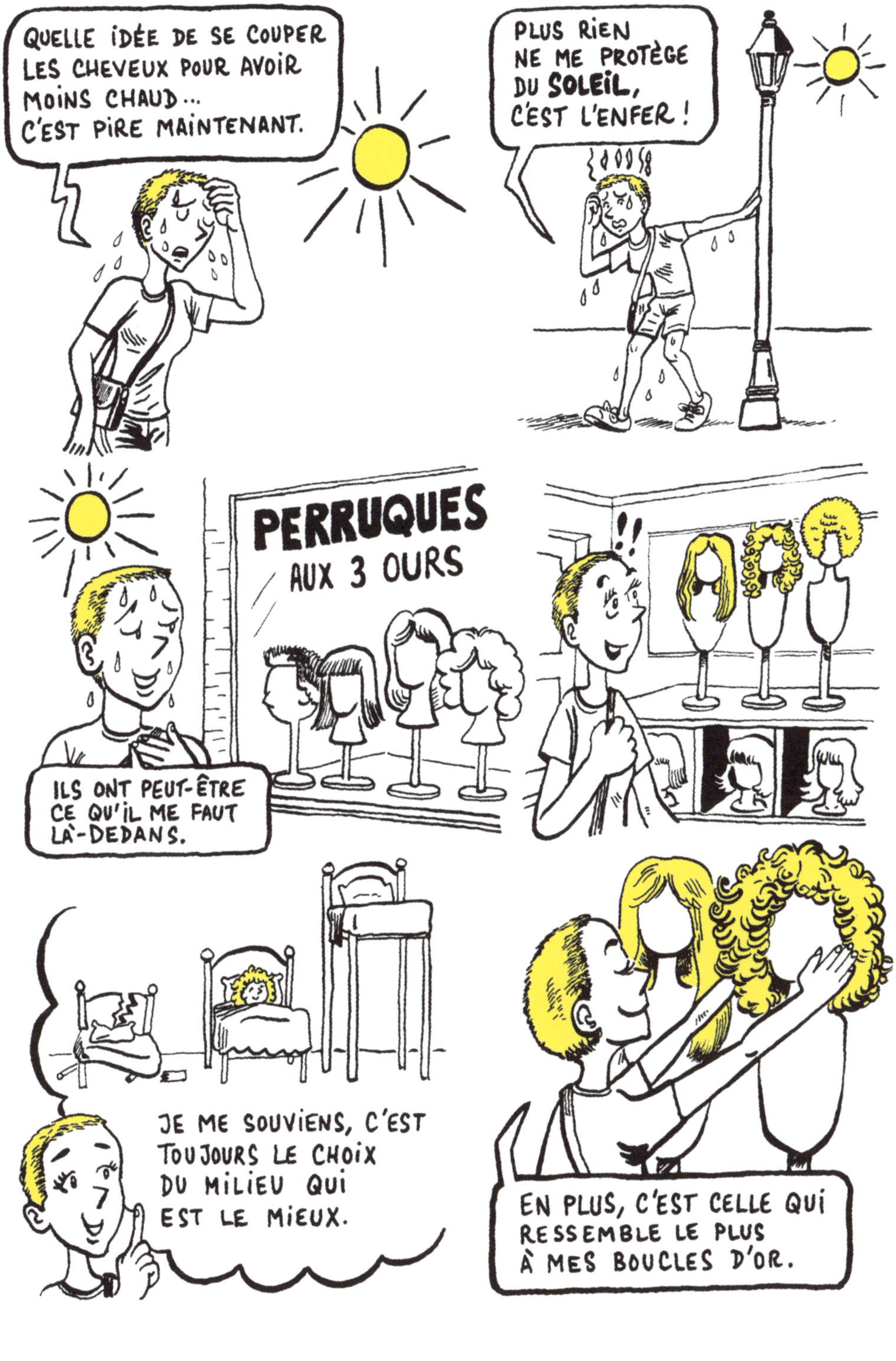
QUELLE IDÉE DE SE COUPER LES CHEVEUX POUR AVOIR MOINS CHAUD... C'EST PIRE MAINTENANT.
PLUS RIEN NE ME PROTÈGE DU **SOLEIL**, C'EST L'ENFER !
PERRUQUES AUX 3 OURS
ILS ONT PEUT-ÊTRE CE QU'IL ME FAUT LÀ-DEDANS.
!!
JE ME SOUVIENS, C'EST TOUJOURS LE CHOIX DU MILIEU QUI EST LE MIEUX.
EN PLUS, C'EST CELLE QUI RESSEMBLE LE PLUS À MES BOUCLES D'OR.

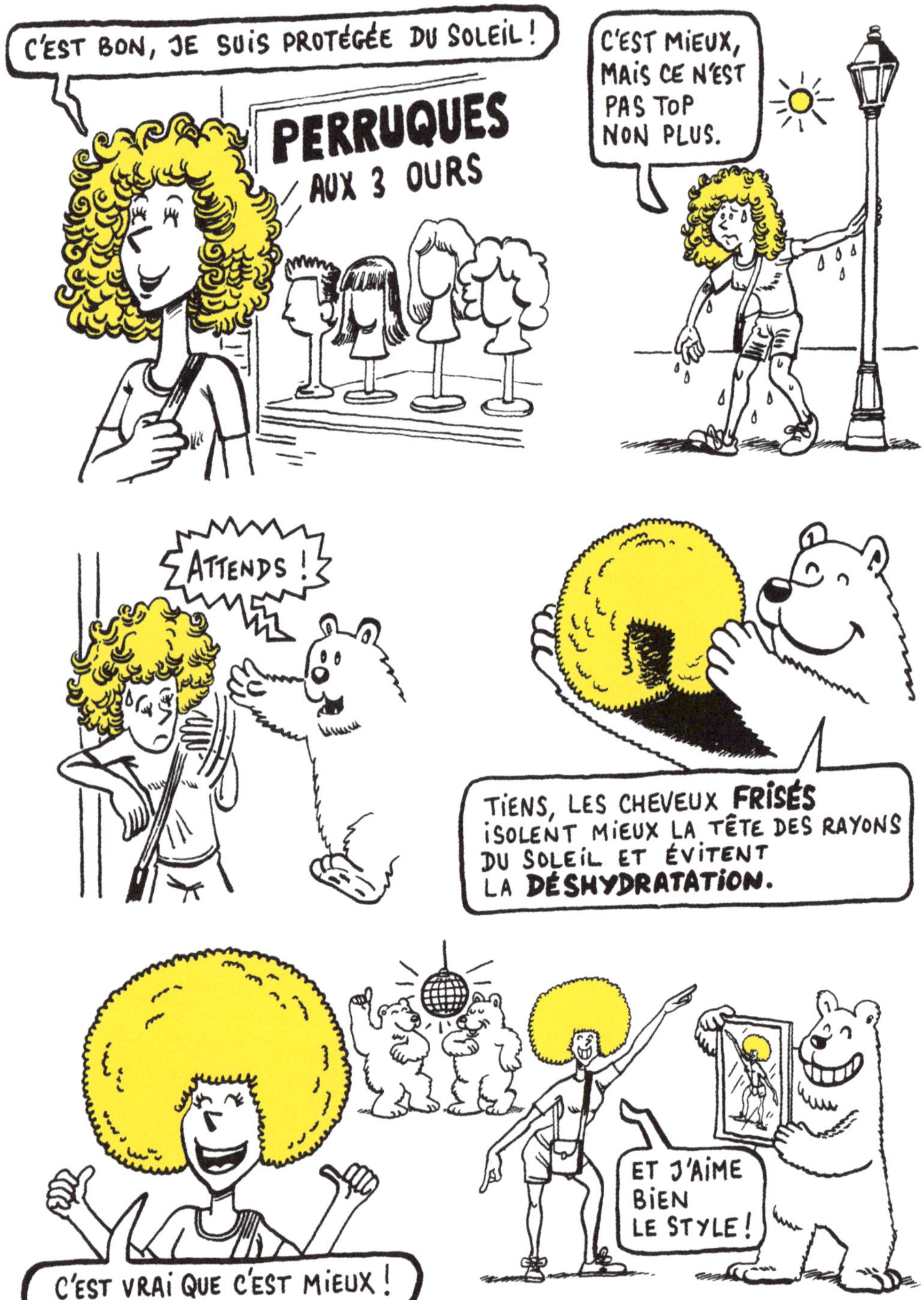
C'EST BON, JE SUIS PROTÉGÉE DU SOLEIL !
PERRUQUES
AUX 3 OURS
C'EST MIEUX, MAIS CE N'EST PAS TOP NON PLUS.
ATTENDS !
TIENS, LES CHEVEUX **FRISÉS** ISOLENT MIEUX LA TÊTE DES RAYONS DU SOLEIL ET ÉVITENT LA **DÉSHYDRATATION.**
C'EST VRAI QUE C'EST MIEUX !
ET J'AIME BIEN LE STYLE !

Pourquoi cligne-t-on des yeux ?

Le corps humain effectue plein de mouvements « automatiques », sans qu'on y pense. Certains sont vitaux, comme respirer, digérer… Mais quid du clignement d'yeux, qui paraît à première vue (sic !) un petit peu moins nécessaire à notre survie ? Pourquoi le corps s'entête-t-il à perdre de l'énergie constamment en nous faisant battre des paupières ?

Les clignements des yeux ne sont pas du tout anecdotiques : cette séquence ultra-rapide de fermeture-ouverture des paupières est faite en continu, bien que la plupart du temps nous ne nous en rendions pas compte. Nous clignons des yeux environ une vingtaine de fois par minute, à tel point qu'on estime que ces clignements occuperaient à peu près 10 % de notre temps éveillés !

Quel est le coût de ce petit tic en apparence anodin ? D'abord, chacun de ces mouvements consomme de l'énergie, mais, en plus, le temps de fermeture empêche l'entrée de la lumière dans nos yeux et nous aveugle pendant environ 300 millisecondes. Multipliées par les 20 clignements, ça fait quand même près de 6 secondes de perdues par minute, 6 minutes par heure, 1 heure sur 10 en somme… Au bout d'une journée, ça fait beaucoup de temps à ne rien voir !

Mais pourquoi sommes-nous tant aveuglés alors que la vue est primordiale à notre survie ? Précisément, c'est parce que la vue est essentielle qu'il est important de cligner des yeux.

Il y a d'abord une raison de « maintenance » : le contact avec l'air assèche la surface des yeux, ce qui peut diminuer nos capacités visuelles. Chaque clignement permet de lubrifier l'œil, renouvelant le film lacrymal, une fine pellicule de larmes qui recouvre la cornée.

Au-delà de ces aspects logistiques, il y a également une raison plus directement liée à la qualité de la vision. Une étude publiée en 2024 dans *PNAS* nous apprend en effet que les clignements des yeux améliorent la netteté de ce que nous observons[3]. Des chercheurs de l'université de Rochester, aux États-Unis, ont fait cette découverte éclairante en étudiant de près les mouvements des yeux et leurs conséquences sur la vision chez une douzaine de volontaires jeunes, en bonne santé. Les cobayes devaient regarder sur un écran des trames de lignes noires et blanches inclinées à 45 degrés. Le test visuel consistait à reconnaître dans quel sens ces lignes étaient tournées (vers la droite ou vers la gauche). En utilisant un oculomètre de haute résolution, les chercheurs suivaient les mouvements oculaires, y compris les clignements des yeux, pendant que les participants regardaient les lignes qui apparaissaient petit à petit sur l'écran.

Au cours du test, les participants devaient cligner des yeux soit juste avant que les lignes ne surgissent, soit pendant leur affichage. Surprise : ils percevaient mieux les lignes lorsqu'ils clignaient des yeux en les regardant, plutôt qu'avant leur apparition. Autrement dit, malgré l'interruption brève de la vision causée par le clignement – donc un temps d'observation réduit –, ce mouvement des paupières améliorait leur perception. Leur vision était meilleure encore si les lignes se trouvaient espacées les unes des autres. En effet, quand les lignes sont proches, de petits mouvements du globe oculaire permettent de bouger le point focal et ainsi de voir plus facilement et plus nettement où commence une ligne et où elle se termine. Si les lignes sont plus épaisses et distantes, malgré ces mouvements naturels, le point focal reste à l'intérieur de la ligne et les contours apparaissent moins nets. C'est notamment le cas lorsqu'un objet est en mouvement et qu'on a peu de temps pour le percevoir. Cligner des yeux permet alors d'augmenter la stimulation visuelle et de mettre en avant les contrastes entre les lignes.

Mais comment les clignements permettent-ils de mieux apercevoir ces images grossières ? C'est une histoire d'exposition à la lumière. Lorsque nos yeux sont ouverts, ils permettent l'entrée de la lumière vers la rétine, qui envoie ces informations au cerveau pour qu'il les interprète. Nos yeux s'habituent rapidement à la lumière et celle-ci stimule donc de moins en moins la rétine après un moment. Pensez au moment où vous ouvrez les yeux au réveil. Au début, la lumière est aveuglante, puis rapidement elle devient tolérable, la stimulation par la lumière baisse avec le temps, parce que nous nous y habituons. Si vous regardez un objet pendant longtemps, vous aurez l'impression qu'il s'efface, car l'image devient de moins en moins stimulante pour le cerveau. C'est à ce moment que le clignement opère sa magie. Chaque fermeture des paupières crée un moment d'obscurité qui coupe cet effet d'effacement et permet d'améliorer la stimulation visuelle produite par la lumière.

En d'autres termes, cligner des yeux entraîne des changements drastiques de luminosité, pour que notre vision ne s'ennuie pas et qu'elle reste attentive. C'est pour ça, entre autres, que les clignements sont importants. En voilà une découverte qui nous ouvre les yeux !

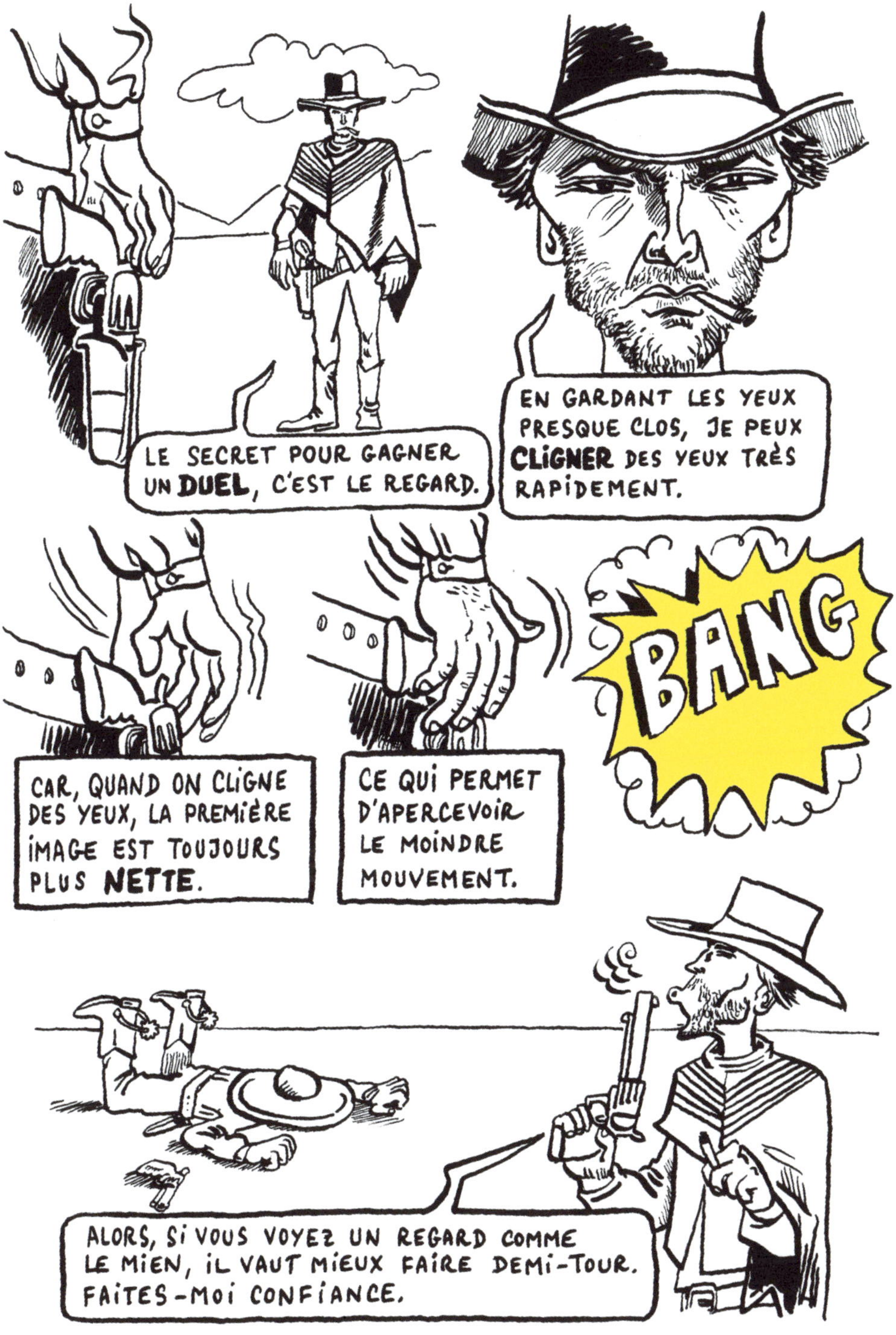
LE SECRET POUR GAGNER UN **DUEL**, C'EST LE REGARD.
EN GARDANT LES YEUX PRESQUE CLOS, JE PEUX **CLIGNER** DES YEUX TRÈS RAPIDEMENT.
CAR, QUAND ON CLIGNE DES YEUX, LA PREMIÈRE IMAGE EST TOUJOURS PLUS **NETTE**.
CE QUI PERMET D'APERCEVOIR LE MOINDRE MOUVEMENT.
BANG
ALORS, SI VOUS VOYEZ UN REGARD COMME LE MIEN, IL VAUT MIEUX FAIRE DEMI-TOUR. FAITES-MOI CONFIANCE.

Pourquoi l'urine est-elle jaune ?

On sait tous que le ciel est bleu, que le sang est rouge, et que l'urine est jaune. Mais pourquoi ce liquide a-t-il cette couleur paille-poussin alors qu'il est très majoritairement constitué d'eau ? Eh bien, c'est à cause d'une molécule nommée urobiline, identifiée il y a plus d'un siècle. Tout cela manquerait cruellement de piquant si l'on n'avait pas découvert très récemment d'où vient cette molécule au « pouvoir jaune »...

Une des fonctions basiques du sang est d'oxygéner le corps, en délivrant des molécules d'oxygène dans tous les organes. Ce transport est réalisé par les globules rouges, grâce à une protéine nommée *hémoglobine*. Cette protéine contient du fer, qui lui permet de capter l'oxygène et de le transporter. Et c'est l'interaction entre ce fer et l'oxygène qui produit la couleur rouge du sang.

Quel rapport avec l'urine, me direz-vous ? Lorsque les globules rouges sont trop âgés, ils sont « dégradés » par le corps. Dans ce processus, l'hémoglobine est cassée en petites pièces. Une de ces parties est l'*hème* ; c'est elle qui contient le fer. L'hème est transformé en *bilirubine*, qui à cette étape n'est plus de couleur rouge, mais orange, et qui est désormais toxique ! Elle peut causer des problèmes de santé, notamment l'*ictère* (ou jaunisse dans le langage courant) – une coloration jaune de la peau et du fond de l'œil. Chez le nouveau-né, un niveau trop élevé de bilirubine dans le sang peut entraîner une neurotoxicité aux conséquences graves pour le développement.

Pour éviter cette toxicité, le foie transforme la bilirubine en une forme non toxique, mais une partie retrouve sa condition toxique dans le tube digestif. Avant qu'elle ne rejoigne le sang, avec les dégâts que l'on connaît, une enzyme la transforme en une autre molécule : l'*urobilinogène*. Celle-ci n'est plus toxique et est facilement éliminée par le corps sous deux formes : l'*urobiline*, qui donne sa couleur jaune à l'urine ; et la *stercobiline*, qui donne la couleur brune caractéristique des selles (info bonus).

Cette enzyme, qui transforme la bilirubine en urobilinogène, est restée cachée pendant plus d'un siècle. Les experts se doutaient bien que des bactéries vivant dans les intestins devaient être impliquées dans cette transformation, mais on a dû attendre 2024 pour connaître leur identité, dévoilée dans le journal *Nature Microbiology* par des chercheurs de l'université du Maryland, aux États-Unis et des Instituts américains de santé (NIH)[4].

Pour les identifier, ils ont séquencé le génome de tout le microbiote intestinal (les bactéries et autres virus qui vivent dans notre système digestif) de 1 800 adultes en bonne santé. Leur but était de trouver dans ces séquences d'ADN un gène qui code pour une enzyme capable de transformer la bilirubine en urobilinogène. Les scientifiques ont ainsi repéré un gène qu'ils ont nommé *BilR*, codant pour l'enzyme *bilirubine réductase*, qui réalise cette transformation. Ce gène est porté par des bactéries de la famille des *Firmicutes*, très courantes dans l'intestin humain.

Cette enzyme était présente chez 99,9 % des participants sains de l'étude. En revanche, elle est moins fréquente chez des personnes atteintes d'une maladie inflammatoire chronique de l'intestin. Les auteurs ont analysé le microbiote de 1 800 autres personnes souffrant de la maladie de Crohn ou de la rectocolite hémorragique (dite aussi colique ulcéreuse). La bilirubine réductase était absente chez un tiers des malades, probablement à cause des perturbations du microbiote causées par ces maladies. Dans leur cas, l'excès de bilirubine dû au manque de cette enzyme pourrait expliquer pourquoi ces patients présentaient un risque accru de développer des calculs biliaires – ces cristaux, qui se forment dans la vésicule biliaire, sont composés en partie d'un dérivé de la bilirubine, le bilirubinate de calcium.

La bilirubine réductase est aussi souvent absente chez les nouveau-nés. Les auteurs ont analysé le microbiote de plus de 4 000 bambins de moins de 1 an. Ils ont repéré cette enzyme chez la grande majorité des enfants approchant de leur premier anniversaire, mais pas forcément chez les plus jeunes : 70 % des bébés de moins de 1 mois n'avaient pas de bilirubine réductase, de même que 50 % des petits de 2 mois. C'est précisément durant ces premiers mois que les enfants sont le plus à risque de développer une jaunisse.

Le matin, en vidant votre vessie qui s'est remplie tout au long de la nuit, rappelez-vous donc que c'est grâce à de petites bactéries, les Firmicutes, que c'est votre urine qui est jaune… et pas vous !

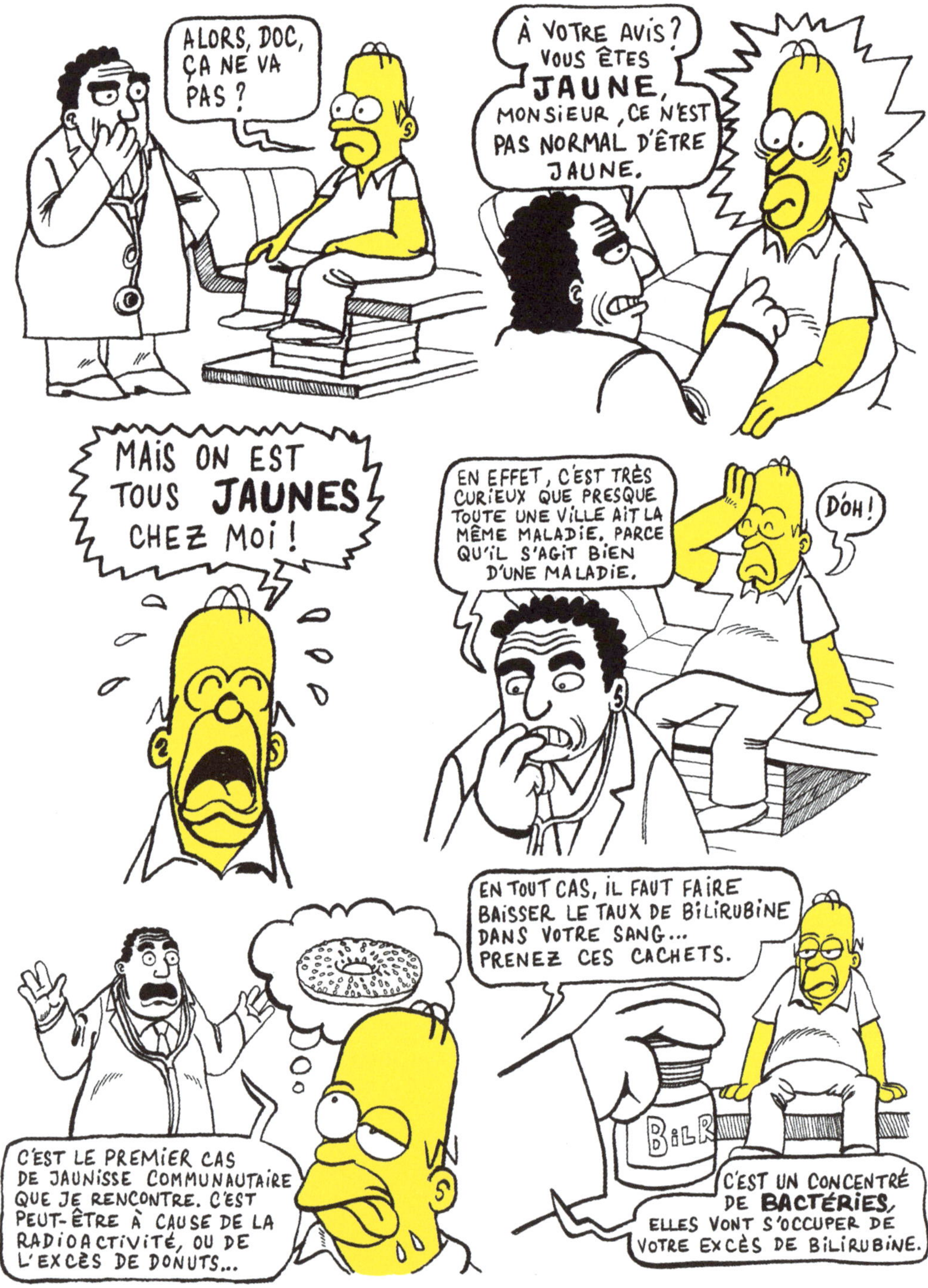
ALORS, DOC, ÇA NE VA PAS ?
À VOTRE AVIS ? VOUS ÊTES JAUNE, MONSIEUR, CE N'EST PAS NORMAL D'ÊTRE JAUNE.
MAIS ON EST TOUS JAUNES CHEZ MOI !
EN EFFET, C'EST TRÈS CURIEUX QUE PRESQUE TOUTE UNE VILLE AIT LA MÊME MALADIE. PARCE QU'IL S'AGIT BIEN D'UNE MALADIE.
D'OH !
C'EST LE PREMIER CAS DE JAUNISSE COMMUNAUTAIRE QUE JE RENCONTRE. C'EST PEUT-ÊTRE À CAUSE DE LA RADIOACTIVITÉ, OU DE L'EXCÈS DE DONUTS...
EN TOUT CAS, IL FAUT FAIRE BAISSER LE TAUX DE BILIRUBINE DANS VOTRE SANG... PRENEZ CES CACHETS.
BILR
C'EST UN CONCENTRÉ DE BACTÉRIES, ELLES VONT S'OCCUPER DE VOTRE EXCÈS DE BILIRUBINE.

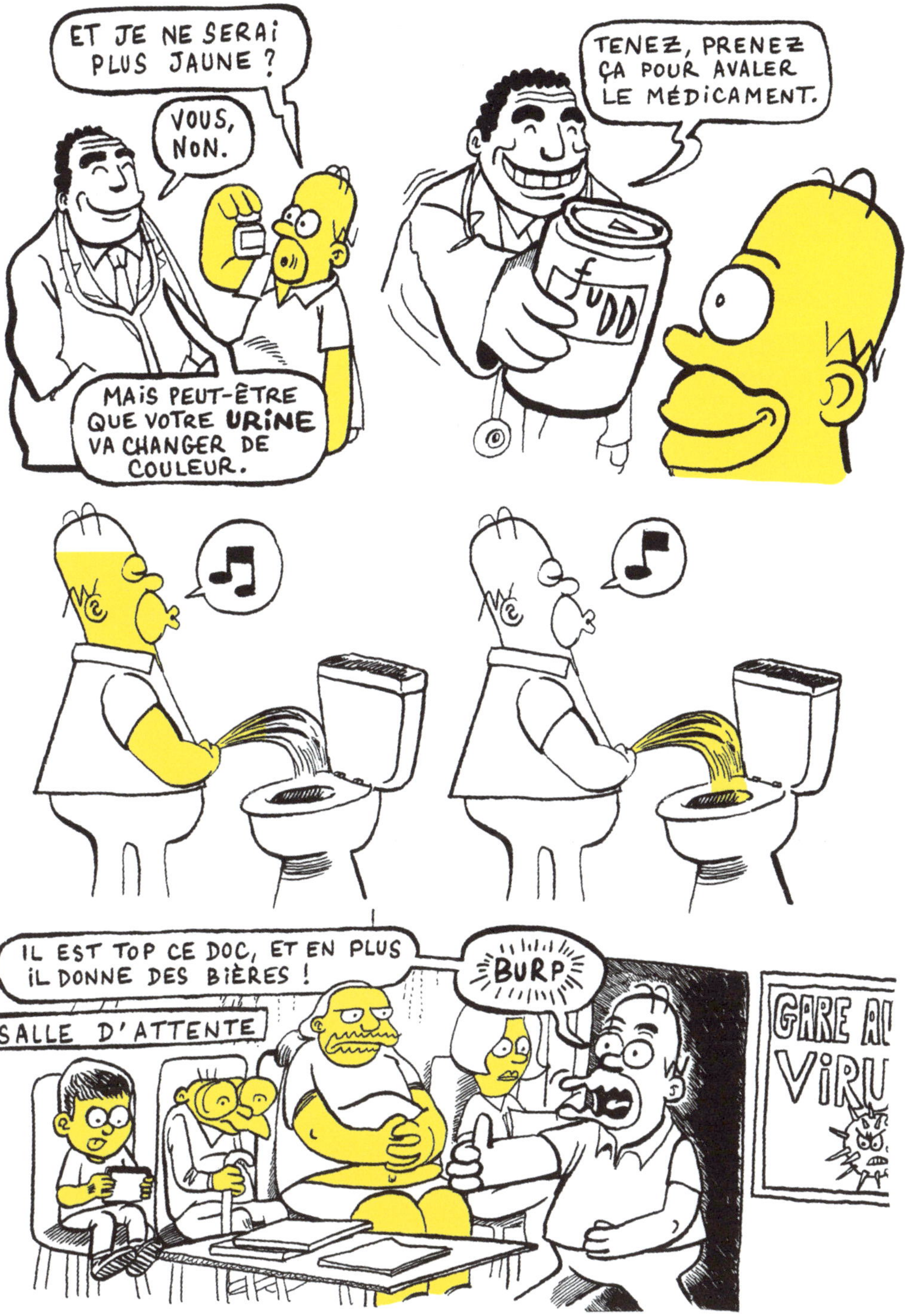
ET JE NE SERAI PLUS JAUNE ?
VOUS, NON.
MAIS PEUT-ÊTRE QUE VOTRE **URINE** VA CHANGER DE COULEUR.
TENEZ, PRENEZ ÇA POUR AVALER LE MÉDICAMENT.
FUDD
IL EST TOP CE DOC, ET EN PLUS IL DONNE DES BIÈRES !
BURP
SALLE D'ATTENTE
GARE AU
VIRU

Peaux à moustiques : les secrets d'une irrésistible attraction

Qu'est-ce qui rend le lardon aussi bon ? Le gras ! Et les frites ? Le gras ! Et nous, les humains, qu'est-ce qui nous donne du goût ? Encore le gras ! C'est du moins ce que pensent les moustiques. Ces petits vampires assoiffés de sang ont comme nous leurs préférences alimentaires et ne piquent pas n'importe qui. Au contraire, ils vont tous s'entasser autour des quelques personnes les plus succulentes, laissant tranquille le reste du groupe qui se retrouve protégé par le goût exceptionnel des élus. Mais comment les moustiques savent-ils qui choisir ?

Les moustiques ont trois méthodes, plus ou moins sélectives, pour nous pister. Selon une étude parue en août 2024 dans le journal *Nature*, ces pique-assiettes volants nous reconnaissent d'abord à cause du dioxyde de carbone (CO_2) que nous expirons, qu'ils peuvent détecter à une dizaine de mètres de distance[5]. Cela leur permet de s'orienter vers leur cible, et, une fois qu'ils sont tout proches, à quelques dizaines de centimètres, d'autres indices les aident à affiner leur direction : le rayonnement infrarouge que notre corps dégage naturellement (et qui nous rend visibles la nuit si on utilise des lunettes de vision nocturne) et, enfin, l'odeur de notre transpiration.

Pourtant, nous produisons tous du CO_2, des infrarouges et de la transpiration. Alors, pourquoi ces satanés moustiques s'entêtent-ils à tourmenter toujours les mêmes personnes ? Ce n'est pas très équitable, surtout quand on fait partie des persécutés. Une étude publiée en octobre 2022 dans *Cell* a enfin trouvé la cause à cette injustice : c'est le gras[6] !

Comme dit le seigneur Karadoc de la célèbre série *Kaamelott* : « Le gras, c'est la vie... » et ça vaut aussi pour les moustiques. Cependant, il ne s'agit pas du gras de notre corps. Les moustiques se fichent de nos bourrelets ou de notre éventuelle passion pour les fast-foods. Ce qui les intéresse, ce sont les acides gras qui se trouvent sur notre peau et qu'ils peuvent sentir dans notre sueur.

Pour le découvrir, les chercheurs de l'université Rockefeller de New York ont rassemblé une soixantaine de participants et leur ont demandé de couvrir leurs avant-bras de bas en nylon pendant six heures d'affilée. Pourquoi ? Pour capturer toutes les molécules à la surface de leur peau, susceptibles d'influencer l'odeur corporelle. Parmi ces bas usagés présentés aux moustiques (préalablement élevés en labo), les chercheurs pouvaient déterminer lesquels avaient leur préférence, lesquels les attiraient le plus. Les moustiques étudiés étaient de l'espèce *Aedes Aegypti*, connue pour transporter plein de maladies pas vraiment chouettes, telles que la dengue, le Zika, le chikungunya et la fièvre jaune.

Cette expérience a mis en évidence le caractère très sélectif de ces insectes : les échantillons de certains participants attiraient jusqu'à 100 fois plus de moustiques que ceux qui en appâtaient le moins ! Et cette préférence persistait pendant des mois, c'est-à-dire que les peaux à moustiques le restent durablement... malheureusement pour elles, et heureusement pour les autres.

Mais quelle pouvait bien être la cause de cette énorme différence ? Vous l'aurez deviné : c'est le gras ! Les chercheurs ont analysé toutes les molécules attrapées dans ces bas de nylon. Ils ont comparé les deux échantillons qui attiraient le plus de moustiques aux deux qui les faisaient le moins saliver. Les plus populaires présentaient une plus grande concentration de quelques molécules, notamment de trois acides gras. Ce résultat a ensuite été confirmé avec une nouvelle cohorte de 56 participants. En revanche, les échantillons les moins désirés ne révélaient aucune prédominance d'une molécule ou d'une autre. Ils n'ont en soi rien de répulsif pour ces gourmands suceurs de sang, c'est simplement que la peau de ces personnes n'a pas suffisamment de goût... à leur goût, justement.

Les acides gras dont sont fans les moustiques sont probablement produits par des bactéries sur notre peau, qui font partie du microbiote cutané – l'ensemble des microbes qui tapissent la peau. Ces derniers mangent notre sébum, une pellicule grasse que notre épiderme produit pour se protéger du dessèchement, et, à partir de celui-ci, ils fabriquent un grand nombre de molécules, dont des acides gras. C'est donc peut-être à cause de votre microbiote que vous êtes particulièrement apprécié par les moustiques.

Et c'est peut-être aussi votre microbiote qui pourrait vous en débarrasser ! Les chercheurs pensent qu'il serait possible de protéger les peaux à moustiques grâce au microbiote de quelqu'un qui produit peu de ces acides gras, et qui est donc peu attrayant pour ces bourdonnants insectes. Peut-être qu'un prochain été, en plus de la crème solaire, on pourra se tartiner la peau avec des microbiotes d'inconnus, répulsifs infaillibles pour moustiques !

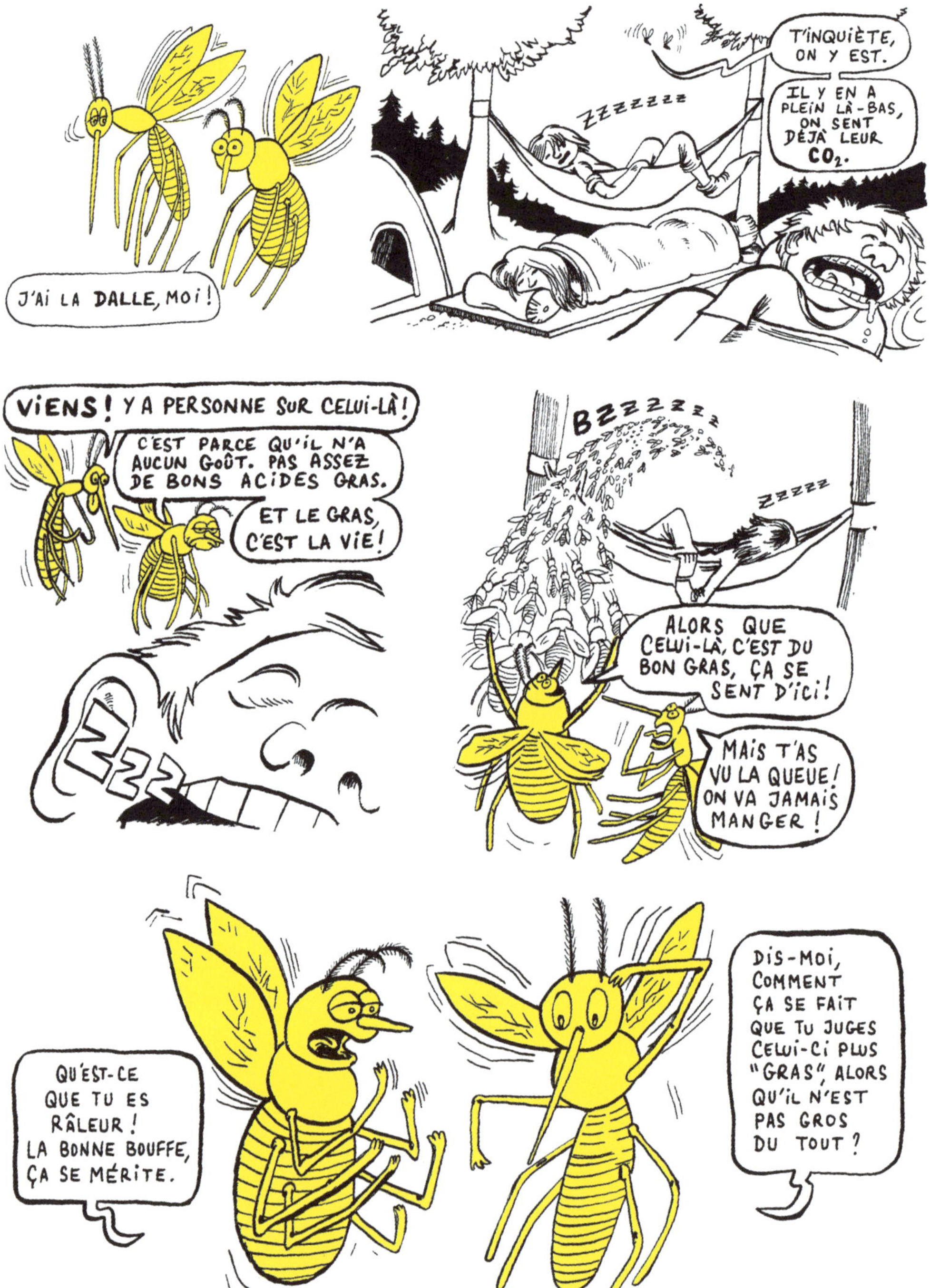
J'AI LA DALLE, MOI !
T'INQUIÈTE, ON Y EST.
IL Y EN A PLEIN LÀ-BAS, ON SENT DÉJÀ LEUR CO_2.
ZZZZZZZ
VIENS ! Y A PERSONNE SUR CELUI-LÀ !
C'EST PARCE QU'IL N'A AUCUN GOÛT. PAS ASSEZ DE BONS ACIDES GRAS.
ET LE GRAS, C'EST LA VIE !
ZZZ
BZZZZZZZ
ZZZZZ
ALORS QUE CELUI-LÀ, C'EST DU BON GRAS, ÇA SE SENT D'ICI !
MAIS T'AS VU LA QUEUE ! ON VA JAMAIS MANGER !
QU'EST-CE QUE TU ES RÂLEUR ! LA BONNE BOUFFE, ÇA SE MÉRITE.
DIS-MOI, COMMENT ÇA SE FAIT QUE TU JUGES CELUI-CI PLUS "GRAS", ALORS QU'IL N'EST PAS GROS DU TOUT ?

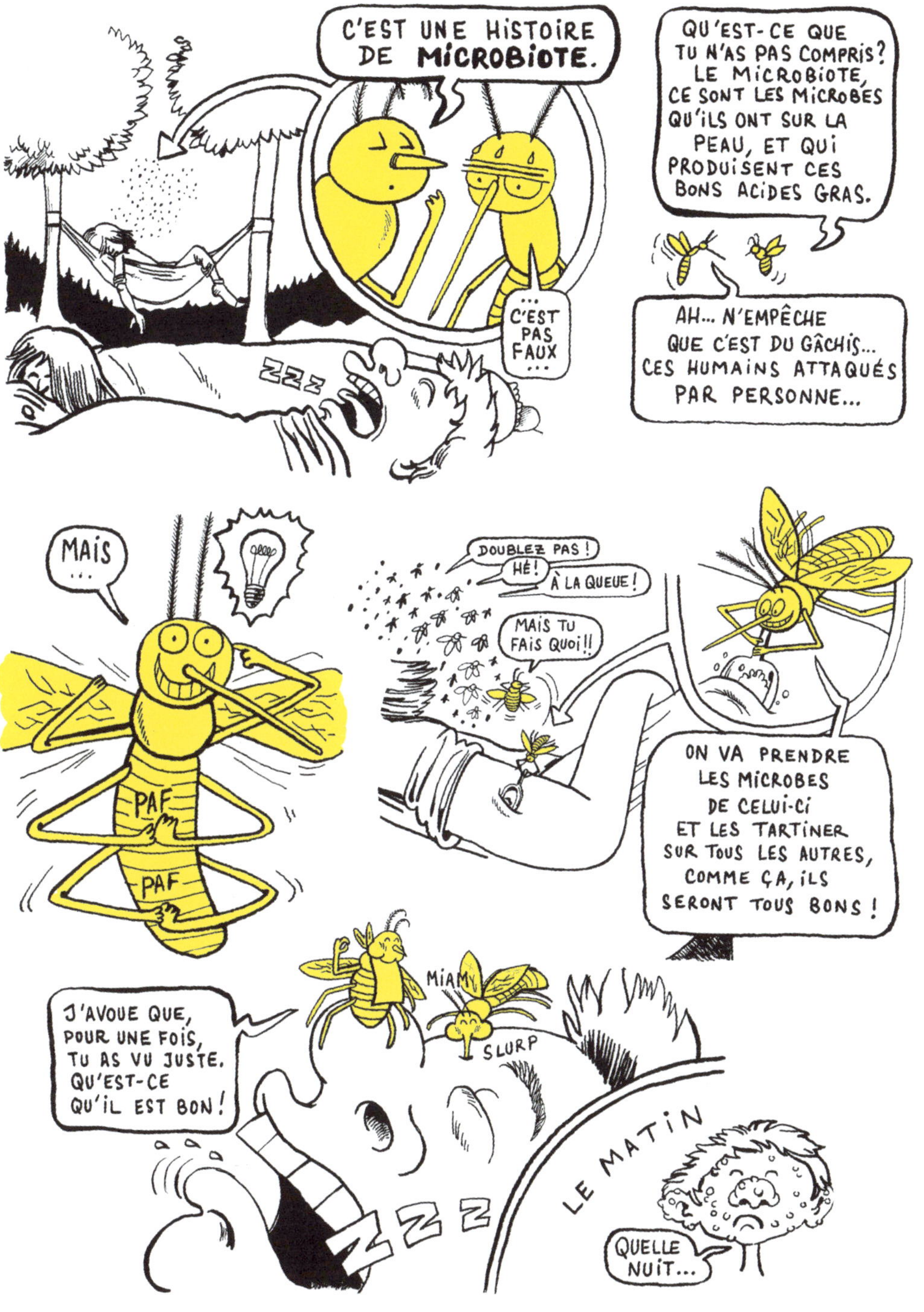
C'EST UNE HISTOIRE DE MICROBIOTE.
... C'EST PAS FAUX ...
ZZZ
QU'EST-CE QUE TU N'AS PAS COMPRIS? LE MICROBIOTE, CE SONT LES MICROBES QU'ILS ONT SUR LA PEAU, ET QUI PRODUISENT CES BONS ACIDES GRAS.
AH... N'EMPÊCHE QUE C'EST DU GÂCHIS... CES HUMAINS ATTAQUÉS PAR PERSONNE...
MAIS ...
PAF
PAF
DOUBLEZ PAS !
HÉ !
À LA QUEUE !
MAIS TU FAIS QUOI !!
ON VA PRENDRE LES MICROBES DE CELUI-CI ET LES TARTINER SUR TOUS LES AUTRES, COMME ÇA, ILS SERONT TOUS BONS !
MIAM
SLURP
J'AVOUE QUE, POUR UNE FOIS, TU AS VU JUSTE. QU'EST-CE QU'IL EST BON !
ZZZ
LE MATIN
QUELLE NUIT...

Selles qui flottent : quand la vérité fait surface

En voilà un mystère qui nous a tous questionnés au moins une fois dans notre vie : pourquoi les selles ne coulent-elles pas toujours au fond des WC, mais restent à la surface, à nous regarder de leurs grands yeux faits de maïs et de petits pois ? C'est sincèrement troublant, d'autant que ce sont souvent celles qui résistent à la chasse d'eau, dévoilant notre plus grand secret : nous sommes des animaux, donc nous faisons caca ! Qu'ont-elles de particulier, ces selles rebelles ?

On a longtemps pensé que la flottabilité des selles était due à leur teneur en gras – donc à notre alimentation, plus ou moins grasse. Mais, dans les années 1970, un gastroentérologue a proposé une nouvelle hypothèse : si les selles flottent, c'est à cause d'une densité plus basse, et cela serait la conséquence de leur contenu en gaz.

On touche là à un autre secret de notre intimité que nous partageons tous : nous faisons des cacas, mais aussi des pets ! Et parfois les deux se mélangent : les selles séquestrent ces gaz et partent avec, gonflant comme des flotteurs. Mais d'où viennent ces gaz ?

Des chercheurs de la clinique Mayo aux États-Unis ont donné un début de réponse en 2022, identifiant les bactéries intestinales responsables de cette flottabilité[7]. Leur découverte est totalement fortuite : ils étaient en train d'étudier les conséquences de l'absence de microbiote sur la santé des souris, et ils ont remarqué que leurs selles coulaient toujours, sans faute. À l'inverse les souris pourvues d'un microbiote faisaient des cacas qui pouvaient flotter, mais pas systématiquement. Conclusion : des bactéries intestinales sont nécessaires pour faire flotter les crottes. Mais lesquelles ?

La réponse n'est pas simple, car les selles contiennent énormément de bactéries et autres microbes : autour de 100 milliards par gramme de caca ! En pratique, les bactéries (vivantes ou mortes) constituent entre un quart et la moitié du poids de chaque selle…

Ça paraît fou, mais c'est quelque chose de bien connu des experts depuis 1980, quand une étude s'est amusée à comptabiliser la quantité de bactéries dans le caca de personnes en bonne santé[8]. Parmi toutes ces bactéries, beaucoup sont susceptibles de produire des gaz : hydrogène, méthane, ammoniac...

Pour identifier les coupables des selles flottantes, les chercheurs ont injecté les bactéries contenues dans les fèces des souris normales chez les souris sans microbiote, rendant leurs selles flottantes. Après une analyse poussée, ils ont remarqué que ces selles des souris normales étaient particulièrement riches en deux espèces bactériennes : *Bacteroides ovatus* et *Bacteroides uniformis*, connues pour leur rôle dans la production de méthane. Toutes les deux libèrent des quantités élevées d'hydrogène et de dioxyde de carbone. Cet hydrogène est ensuite utilisé par d'autres bactéries pour générer du méthane. D'ailleurs, les *Bacteroides ovatus* avaient déjà été identifiées pour leur rôle dans les flatulences : le constat est sans appel, plus cette bactérie est présente, plus on pète ! Il en est de même pour les selles : plus on possède ces bactéries, plus nos selles hébergeraient des gaz, donc plus elles flotteraient.

Mais alors, du point de vue sanitaire, est-ce une bonne ou une mauvaise chose de produire des cacas qui flottent ? Figurez-vous qu'on n'en sait rien. Les selles flotteraient (ou pas) autant chez des gens en bonne santé que chez des gens malades... avec une exception : les personnes souffrant du syndrome du côlon irritable auraient plus fréquemment des selles flottantes[9]. Toutefois, de nombreux individus en bonne santé font également des cacas flottants, donc cette corrélation ne semble pas significative.

Voilà une question qui n'a pas encore de réponse... On peut même dire que le mystère flotte encore.

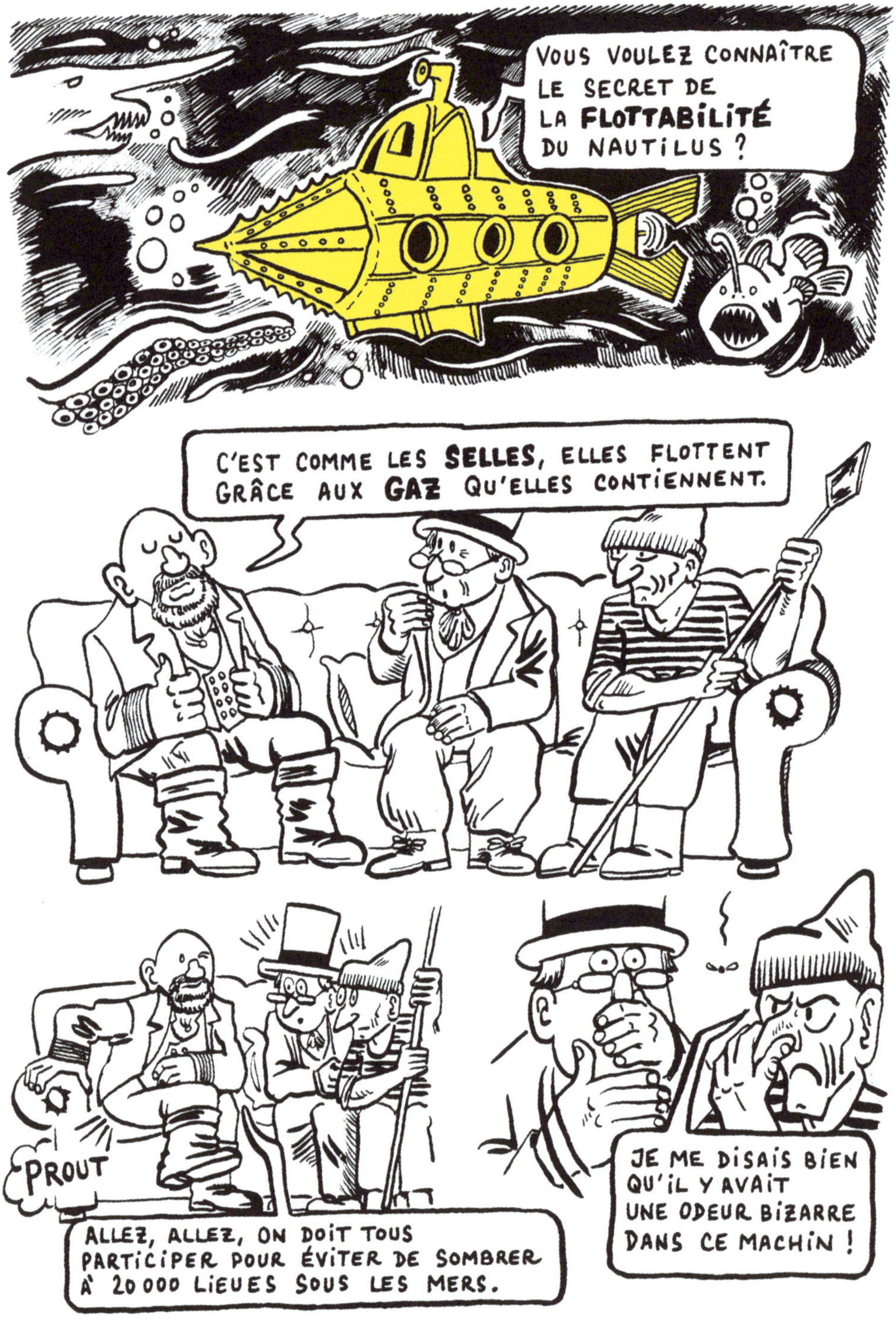
VOUS VOULEZ CONNAÎTRE LE SECRET DE LA **FLOTTABILITÉ** DU NAUTILUS ?
C'EST COMME LES **SELLES**, ELLES FLOTTENT GRÂCE AUX **GAZ** QU'ELLES CONTIENNENT.
PROUT
ALLEZ, ALLEZ, ON DOIT TOUS PARTICIPER POUR ÉVITER DE SOMBRER À 20 000 LIEUES SOUS LES MERS.
JE ME DISAIS BIEN QU'IL Y AVAIT UNE ODEUR BIZARRE DANS CE MACHIN !

La bactérie secrète des buveurs de café

Chaud, froid, latte, frappé, noisette, grand crème… peu importe la présentation, j'adore le café ! Certes, je suis Colombien, ça doit jouer, mais je ne suis pas seul, car le café est apprécié partout dans le monde, des États-Unis au Japon, en passant par l'Europe, l'Amérique latine et une bonne partie de l'Afrique. Alors, pourquoi aime-t-on autant cette boisson ? On connaît ses vertus stimulantes, grâce à la sacro-sainte caféine, mais ce qu'on sait moins c'est qu'il a un impact direct sur les bactéries qui vivent dans nos entrailles.

Le café est une boisson très particulière : soit on l'aime et il devient alors un élément essentiel de toute matinée, soit on n'en boit pas du tout. Selon un sondage de 2022, 77 % des adultes en France ne peuvent s'en passer[10]. Déjà, parce que ça réveille (c'est un stimulant), ensuite parce que c'est un délice, mais aussi parce que c'est bon pour la santé (si on n'en consomme pas trop) : une étude récente révèle en effet que les personnes qui boivent du café tous les jours présentent un risque plus faible de mortalité précoce, surtout si elles ne sucrent pas leur breuvage[11]. Cette protection serait due à certaines molécules contenues dans le café, notamment l'*acide chlorogénique*, qui a des propriétés antioxydantes.

Les bienfaits du café ne s'arrêtent pas là. Il aurait également un effet tout à fait positif sur notre microbiote intestinal (l'ensemble des microbes qui squattent nos intestins), qui est essentiel à notre santé (aide à la digestion, renforcement de l'immunité, etc.). En pratique, le microbiote des buveurs de café serait différent de celui des sans-café.

Cette trouvaille a été mise en lumière par des chercheurs de l'université de Harvard dans un article publié dans *Nature Microbiology* en 2024[12]. Ils ont analysé tout l'ADN bactérien (l'information génétique des microbes) contenu dans les échantillons fécaux de 22 000 personnes, issues de 43 pays – individus sur lesquels ils disposaient bien sûr d'informations détaillées relatives à leur consommation de café. Plus d'une centaine d'espèces bactériennes semblaient bénéficier de cette consommation, puisque leurs effectifs étaient plus élevés chez les amateurs de caféine.

Une bactérie a surtout retenu l'attention des chercheurs. Il s'agit de *Lawsonibacter asaccharolyticus*, qui était jusqu'à huit fois plus abondante chez les buveurs de café, peu importe leur âge, leur sexe ou leur état de santé. Le seul aspect qui modifiait la quantité de cette bactérie dans les intestins était la fréquence des prises de café : plus on en boit, plus on en a. Cette bactérie adore le café presque autant que moi ! Son appétence pour le noir breuvage est telle qu'en laboratoire elle se met à pousser plus rapidement si le milieu de culture est infusé de café (avec ou sans caféine).

Découverte en 2018, *Lawsonibacter asaccharolyticus* restait énigmatique[13]. On ne savait d'elle qu'une chose : elle produit de l'*acide butyrique*, connu pour son effet bénéfique sur le métabolisme et contre l'inflammation. Vu cet antécédent encourageant, il était probable que cette bactérie soit bénéfique elle aussi. Cela a été confirmé par les chercheurs de Harvard, qui ont remarqué que la production d'une bonne partie des molécules bénéfiques du café nécessite la présence de cette bactérie : par exemple, c'est grâce à elle que les taux d'acide chlorogénique dans le sang augmentent. En d'autres termes, elle nous aide à digérer le café et à en libérer ses bienfaits.

Malgré son nom imprononçable, *Lawsonibacter asaccharolyticus* est donc une alliée essentielle des buveurs de café. Plus on en boit, mieux elle se porte, et elle nous remercie en produisant des molécules bénéfiques pour notre santé. Le comble, c'est qu'elle fonctionne même avec le café décaféiné ! Pas besoin d'être surexcité pour en profiter ! Sur ce, je cours me préparer un bon café !

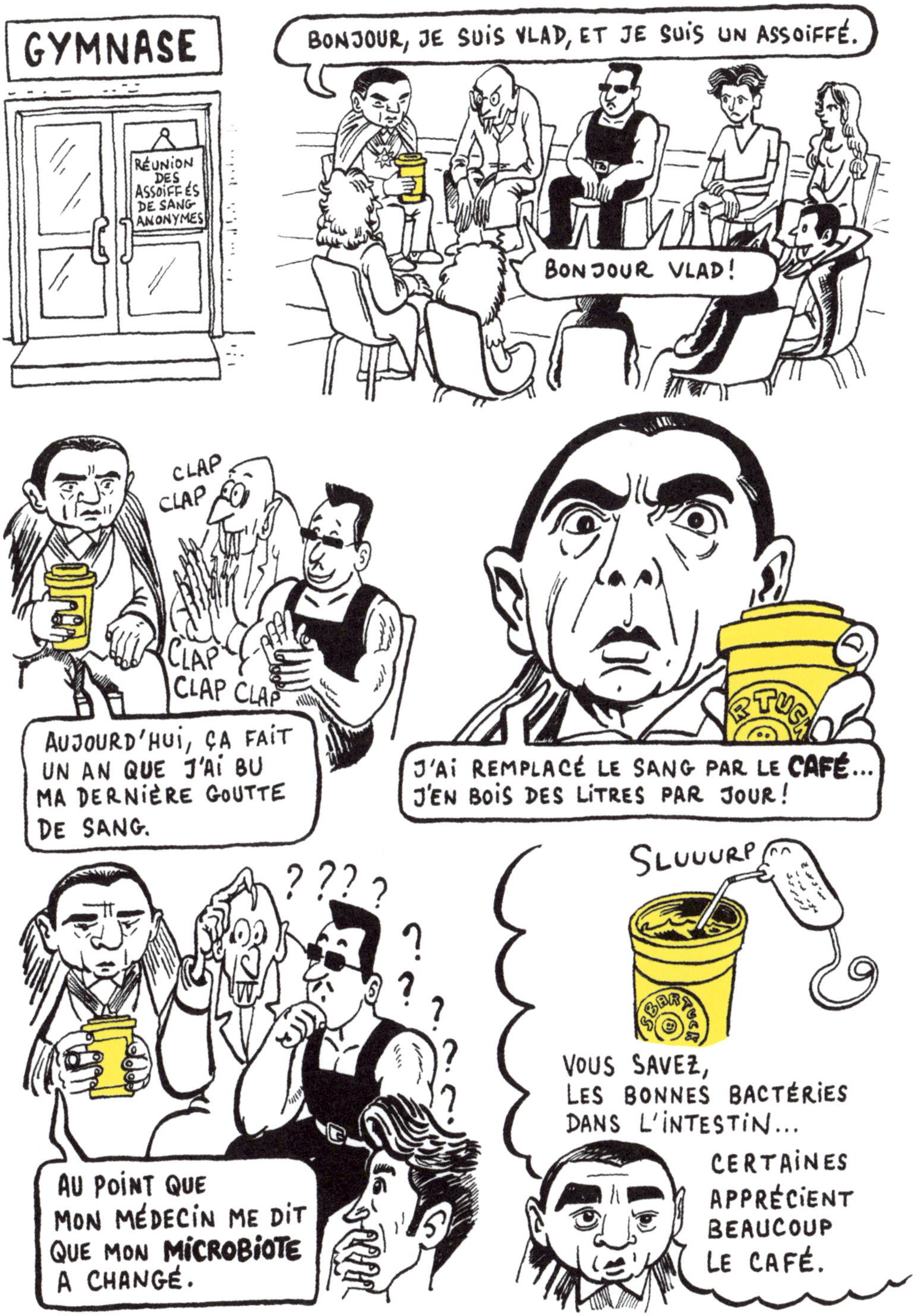
GYMNASE
RÉUNION DES ASSOIFFÉS DE SANG ANONYMES
BONJOUR, JE SUIS VLAD, ET JE SUIS UN ASSOIFFÉ.
BONJOUR VLAD!
CLAP CLAP
CLAP CLAP CLAP
AUJOURD'HUI, ÇA FAIT UN AN QUE J'AI BU MA DERNIÈRE GOUTTE DE SANG.
J'AI REMPLACÉ LE SANG PAR LE **CAFÉ**... J'EN BOIS DES LITRES PAR JOUR!
???? ??????
AU POINT QUE MON MÉDECIN ME DIT QUE MON **MICROBIOTE** A CHANGÉ.
SLUUURP
VOUS SAVEZ, LES BONNES BACTÉRIES DANS L'INTESTIN...
CERTAINES APPRÉCIENT BEAUCOUP LE CAFÉ.

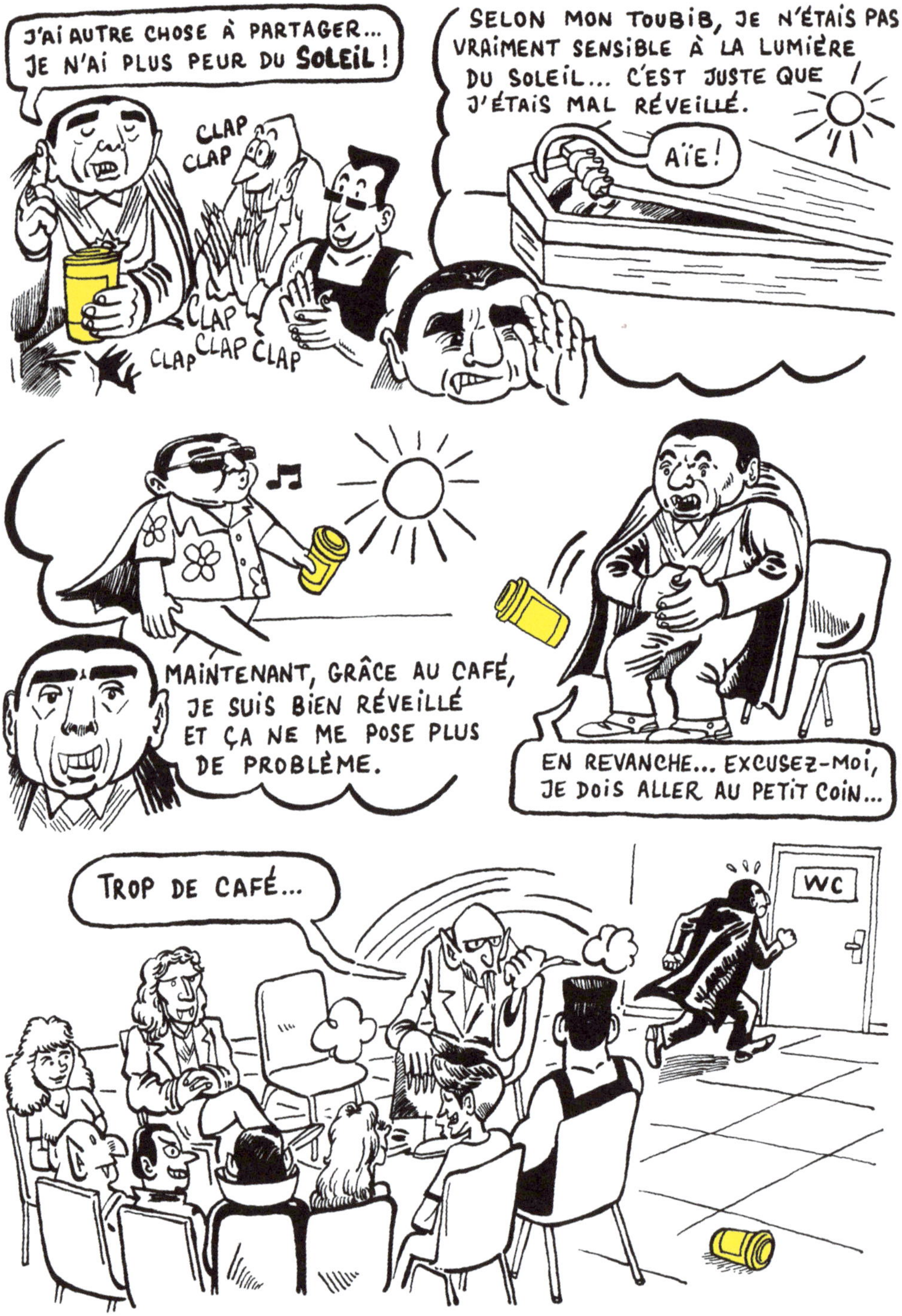
J'AI AUTRE CHOSE À PARTAGER... JE N'AI PLUS PEUR DU **SOLEIL** !
CLAP CLAP
CLAP CLAP CLAP CLAP
SELON MON TOUBIB, JE N'ÉTAIS PAS VRAIMENT SENSIBLE À LA LUMIÈRE DU SOLEIL... C'EST JUSTE QUE J'ÉTAIS MAL RÉVEILLÉ.
AÏE !
MAINTENANT, GRÂCE AU CAFÉ, JE SUIS BIEN RÉVEILLÉ ET ÇA NE ME POSE PLUS DE PROBLÈME.
EN REVANCHE... EXCUSEZ-MOI, JE DOIS ALLER AU PETIT COIN...
TROP DE CAFÉ...
WC

Pourquoi se souvient-on de ses rêves (ou pas) ?

Je marche dans un centre commercial, toutes les lumières sont éteintes. Soudain, un bruit derrière moi m'alarme, je me retourne et vois une sorte de crabe géant qui me poursuit. Je cours, je cours, esquivant ses pinces, qu'il jette comme des missiles… Puis, je me réveille. Je devais avoir 8 ou 9 ans au moment de faire ce rêve, mais il m'a tellement marqué qu'il est resté gravé pour toujours dans ma mémoire. Alors que le rêve que j'ai fait la nuit dernière, bien plus agréable, est déjà oublié. Alors, comment le cerveau sélectionne-t-il les songes qui méritent d'être gardés en mémoire ?

Les rêves font sans doute partie des plus grands mystères du corps humain. Fenêtres sur le plan astral, miroirs de notre subconscient, voyages de l'âme… ces étranges divagations nocturnes plus ou moins réalistes ont toujours fasciné l'humanité. Pour leur supposée signification, bien sûr, mais aussi pour la trace qu'ils laissent en nous… Pourquoi se les rappelle-t-on parfois, et parfois pas du tout ? Et pourquoi certaines personnes ne s'en souviennent jamais ?

Les neurosciences ont étudié ce qui se passe dans le cerveau quand on fait dodo, et plus précisément quand on rêve. Elles nous ont d'abord appris qu'on rêve principalement pendant le *sommeil paradoxal* (ou REM), phase durant laquelle le cerveau est aussi actif que quand on est éveillé. Cependant, nous rêvons aussi durant le *sommeil léger*, qui précède le sommeil profond et le sommeil paradoxal. Diverses expériences ont ensuite montré que les personnes qui se réveillent pendant ces deux étapes ont beaucoup plus de chances de se rappeler leurs rêves, car elles étaient « en plein dedans » au moment d'émerger. C'est ainsi qu'on a dévoilé la première clé pour se souvenir de ses songes : se réveiller lorsque le rêve est en cours. Voilà pourquoi les cauchemars nous restent souvent en mémoire : ils nous secouent tellement qu'ils nous forcent à quitter Morphée brusquement, comme mon histoire de crabe géant…

Fort heureusement, la plupart de nos rêves ne nous terrifient pas. Pour s'en souvenir, certains utilisent des techniques particulières. Salvador Dalí, le surréaliste espagnol, faisait des siestes assis, en tenant un objet à la main (une cuillère, par exemple). Au moment de s'endormir, ses muscles se relâchaient et l'objet tombait, le réveillant quand son esprit commençait à divaguer dans le monde des songes. Voilà comment il alimentait sa créativité d'artiste !

Cette technique, également utilisée par l'inventeur Thomas Edison, a été testée en 2021 par des chercheurs de l'Institut du Cerveau, de Sorbonne Université. Une centaine de personnes devaient résoudre un problème mathématique. Un groupe avait droit à une pause de vingt minutes, l'autre à une petite sieste, un gobelet à la main. Leur étude, publiée dans *Science Advances*, a montré que 80 % des participants ayant dormi (et qui se sont réveillés à cause du gobelet tombé) ont réussi à résoudre le problème, contre seulement un tiers dans l'autre groupe[14]. En analysant l'activité cérébrale des cobayes, les scientifiques ont remarqué que les meilleurs élèves de l'expérience avaient passé au moins quinze secondes en sommeil léger, sans tomber dans le sommeil profond. En d'autres termes, cela prouverait que le sommeil léger (lorsque l'on commence à tomber dans le sommeil) n'est pas seulement propice aux rêves, mais aussi aux explosions de créativité.

Si l'un des secrets pour se souvenir de ses rêves, c'est de se réveiller au beau milieu d'entre eux, d'autres facteurs jouent aussi un rôle déterminant. Comme n'importe quel souvenir, le rêve doit être enregistré dans la mémoire pour être retenu. Quand ce n'est pas le cas, on se réveille souvent avec la sensation d'avoir rêvé, sans aucun souvenir clair du rêve en question. Une étude italienne, publiée en février 2025 dans *Communications Psychology*, a analysé le sommeil de 200 adultes en bonne santé pour découvrir pourquoi les songes sont mémorisés ou pas[15]. Et – scoop ! – ça n'a rien à voir avec nos capacités cognitives et notre mémoire.

Plusieurs facteurs entrent en jeu, et notamment la tendance de chacun à la rêverie. Ceux qui sont plus souvent dans la lune pendant la journée sont aussi ceux qui rêvent le plus la nuit, donc qui gardent plus fréquemment une trace de leurs aventures nocturnes. L'intérêt pour les rêves pèse aussi dans la balance et détermine le niveau d'attention qu'on leur porte – à moins que ce ne soit l'inverse, et qu'une plus grande capacité à se remémorer les rêves incite à s'y intéresser. En outre, les personnes qui résistent le mieux aux interférences en dormant (bruits, lumières, etc.) enregistrent mieux leurs rêves, probablement car le processus d'enregistrement est moins perturbé.

Finalement, l'élément déterminant semble être le sommeil. Ceux qui passaient plus de temps en sommeil léger se rappelaient mieux leurs rêves que ceux qui passaient beaucoup de temps en sommeil profond. Cette proportion plus élevée de sommeil profond peut refléter un manque de sommeil - le corps ayant davantage besoin d'un repos réparateur; les personnes qui dorment suffisamment, elles, peuvent passer plus de temps en sommeil léger ou paradoxal. D'ailleurs, ce sont ceux qui dormaient le plus qui étaient davantage enclins au sommeil léger.

Moralité, pour vous souvenir de vos rêves, n'oubliez pas de dormir !

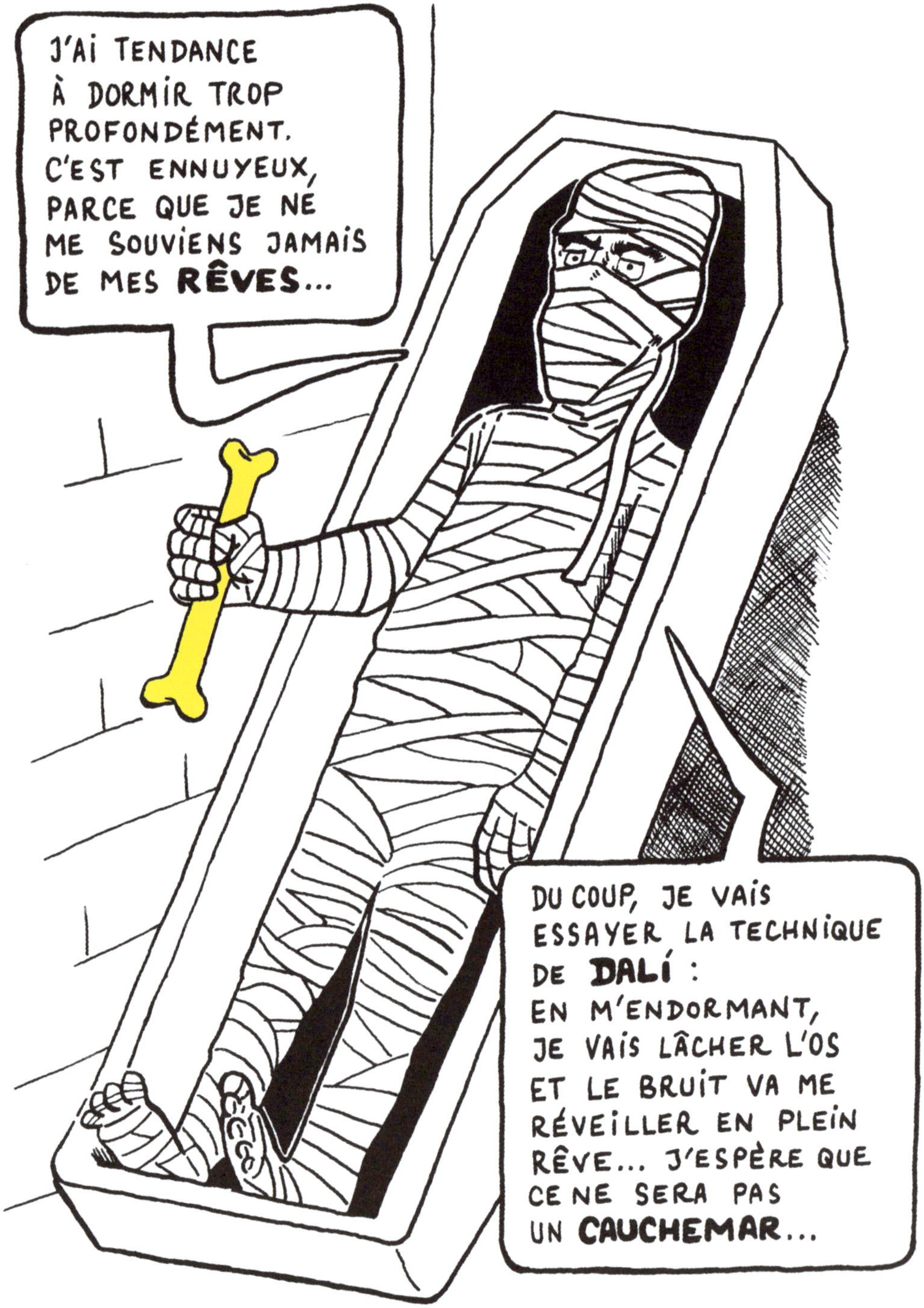
J'AI TENDANCE À DORMIR TROP PROFONDÉMENT. C'EST ENNUYEUX, PARCE QUE JE NE ME SOUVIENS JAMAIS DE MES **RÊVES**...
DU COUP, JE VAIS ESSAYER LA TECHNIQUE DE **DALÍ** : EN M'ENDORMANT, JE VAIS LÂCHER L'OS ET LE BRUIT VA ME RÉVEILLER EN PLEIN RÊVE... J'ESPÈRE QUE CE NE SERA PAS UN **CAUCHEMAR**...

Notes

Les mystères de l'évolution

1. L. Welte *et al.*, "Mobility of the human foot's medial arch helps enable upright bipedal locomotion", *Frontiers in Bioengineering and Biotechnology*, vol. 11, 2023. DOI: 10.3389/fbioe.2023.1155439
2. A. Schroeer, F. I. Corona-Strauss, "Electromyographic correlates of effortful listening in the vestigial auriculomotor system", *Frontiers in Neuroscience*, vol. 18, 2025. DOI: 10.3389/fnins.2024.1462507
3. M. Thiruppathy, L. Teubner, R. R. Roberts *et al.*, "Repurposing of a gill gene regulatory program for outer-ear evolution", *Nature*, vol. 639 (8055), 2025. DOI: 10.1038/s41586-024-08577-5
4. H. Zeberg *et al.*, "A Neanderthal Sodium Channel Increases Pain Sensitivity in Present-Day Humans", *Current Biology*, vol. 30 (17), 2020. DOI: 10.1016/j.cub.2020.06.045
5. P. Faux, L. Ding *et al.*, "Neanderthal introgression in *SCN9A* impacts mechanical pain sensitivity", *Communications Biology*, vol. 6 (1), 2023. DOI: 10.1038/s42003-023-05286-z
6. H. Zeberg, S. Pääbo, "The major genetic risk factor for severe COVID-19 is inherited from Neanderthals", *Nature*, vol. 587 (7835), 2020. DOI: 10.1038/s41586-020-2818-3
7. H. Zeberg, "The major genetic risk factor for severe COVID-19 is associated with protection against HIV", *Proceedings of the National Academy of Sciences of the United States of America*, vol. 119 (9), 2022. DOI: 10.1073/pnas.2116435119
8. Y. Tajima *et al.*, "A humanized NOVA1 splicing factor alters mouse vocal communications", *Nature Communications*, vol. 16 (1542), 2025. DOI: 10.1038/s41467-025-56579-2
9. M. A. Spyrou, L. Musralina, G. A. Gnecchi Ruscone *et al.*, "The source of the Black Death in fourteenth-century central Eurasia", *Nature*, vol. 606, 2022. DOI: 10.1038/s41586-022-04800-3
10. J. Klunk *et al.*, "Evolution of immune genes is associated with the Black Death", *Nature*, vol. 611, 2022. DOI: 10.1038/s41586-022-05349-x
11. Artem Kim *et al.*, "Synonymous variants in holoprosencephaly alter codon usage and impact the Sonic Hedgehog protein", *Brain*, vol. 143 (7), 2020. DOI:10.1093/brain/awaa152
12. Xukang Shen, Siliang Song, Chuan Li et Jianzhi Zhang, "Synonymous mutations in representative yeast genes are mostly strongly non-neutral", *Nature*, vol. 606, 2022. DOI:10.1038/s41586-022-04823-w

13. S. Al Rawi *et al.*, "Postfertilization autophagy of sperm organelles prevents paternal mitochondrial DNA transmission", *Science*, vol. 334 (6059), 2011. DOI: 10.1126/science.1211878
14. M. Sato, K. Sato, "Degradation of paternal mitochondria by fertilization-triggered autophagy", *Science*, vol. 334 (6059), 2011. DOI: 10.1126/science.1210333
15. W. Lee *et al.*, "Molecular basis for maternal inheritance of human mitochondrial DNA", *Nature Genetics*, vol. 55 (10), 2023. DOI: 10.1038/s41588-023-01505-9
16. X. Xie *et al.*, "Endonuclease G is dispensable for sperm mitochondrial DNA elimination during spermatogenesis in mice", *Biology Open*, vol. 13 (10), 2024. DOI: 10.1242/bio.061730
17. J. L. Saben *et al.*, "Maternal Metabolic Syndrome Programs Mitochondrial Dysfunction via Germline Changes across Three Generations", *Cell Reports*, vol. 16 (1), 2016. DOI: 10.1016/j.celrep.2016.05.065
18. J. L. A. Ferey *et al.*, "A maternal high-fat, high-sucrose diet induces transgenerational cardiac mitochondrial dysfunction independently of maternal mitochondrial inheritance", *American Journal of Physiology. Heart and Circulatory Physiology*, vol. 316 (5), 2019. DOI: 10.1152/ajpheart.00013.2019
19. A. Tomar *et al.*, "Epigenetic inheritance of diet-induced and sperm-borne mitochondrial RNAs", *Nature*, vol. 630 (8017), 2024. DOI: 10.1038/s41586-024-07472-3

Les mystères cachés dans nos cellules

1. J. A. Frank *et al.*, "Evolution and antiviral activity of a human protein of retroviral origin", *Science*, vol. 378 (6618), 2022. DOI: 10.1126/science.abq7871
2. J. Nassour *et al.*, "Telomere-to-mitochondria signalling by ZBP1 mediates replicative crisis", *Nature*, vol. 614 (7949), 2023. DOI: 10.1038/s41586-023-05710-8
3. C. Lavialle *et al.*, "Paleovirology of 'syncytins', retroviral env genes exapted for a role in placentation", *Philosophical Transactions of the Royal Society of London. Serie B, Biological Sciences*, vol. 368 (1326), 2013. DOI: 10.1098/rstb.2012.0507
4. S. de la Rosa *et al.*, "Endogenous retroviruses shape pluripotency specification in mouse embryos", *Science Advances*, vol. 10 (4), 2024. DOI: 10.1126/sciadv.adk9394
5. M. Degen *et al.*, "Structural basis of NINJ1-mediated plasma membrane rupture in cell death", *Nature*, vol. 618 (7967), 2023. DOI: 10.1038/s41586-023-05991-z
6. W. Matsushima, E. Planet, D. Trono, "Ancestral genome reconstruction enhances transposable element annotation by identifying degenerate integrants", *Cell Genomics*, vol. 4 (2), 2024. DOI: 10.1016/j.xgen.2024.100497

Les mystères du petit et du grand âge

1. T. S. Yates *et al.*, "Hippocampal encoding of memories in human infants", *Science*, vol. 387 (6740), 2025. DOI: 10.1126/science.adt7570
2. C. T. Ellis, L. J. Skalaban, T. S. Yates *et al.*, "Evidence of hippocampal learning in human infants", *Current Biology*, vol. 31 (15), 2021. DOI: 10.1016/j.cub.2021.04.072
3. S. D. Power *et al.*, "Immune activation state modulates infant engram expression across development", *Science Advances*, vol. 9, 2023. DOI: 10.1126/sciadv.adg9921
4. Z. Nas *et al.*, "Nature and nurture in fussy eating from toddlerhood to early adolescence: findings from the Gemini twin cohort", *Journal of Child Psychology and Psychiatry*, vol. 66 (2), 2025. DOI: 10.1111/jcpp.14053
5. H. Pontzer *et al.*, "Daily energy expenditure through the human life course", *Science*, vol. 373 (6556), 2021. DOI: 10.1126/science.abe5017
6. A. Birat *et al.*, "Metabolic and Fatigue Profiles Are Comparable Between Prepubertal Children and Well-Trained Adult Endurance Athletes", *Frontiers in Physiology*, vol. 9, 2018. DOI: 10.3389/fphys.2018.00387
7. C. Kuzawa *et al.*, "Metabolic costs and evolutionary implications of human brain development", *Proceedings of the National Academy of Sciences of the United States of America*, vol. 111 (36), 2014. DOI: 10.1073/pnas.1323099111
8. X. Shen *et al.*, "Nonlinear dynamics of multi-omics profiles during human aging", *Nature Aging*, vol. 4, 2024. DOI: 10.1038/s43587-024-00692-2
9. Q. Sun, W. Lee, H. Hu *et al.*, "Dedifferentiation maintains melanocyte stem cells in a dynamic niche", *Nature*, vol. 616 (7958), 2023. DOI: 10.1038/s41586-023-05960-6
10. J. R. Poganik, B. Zhang *et al.*, "Biological age is increased by stress and restored upon recovery", *Cell Metabolism*, vol. 35, (5), 2023. DOI: 10.1016/j.cmet.2023.03.015
11. C. J. Mulligan *et al.*, "Epigenetic signatures of intergenerational exposure to violence in three generations of Syrian refugees", *Scientific Reports*, vol. 15 (1), 2025. DOI: 10.1038/s41598-025-89818-z
12. B. Zhang, S. Ma *et al.*, "Hyperactivation of sympathetic nerves drives depletion of melanocyte stem cells", *Nature*, vol. 577 (7792), 2020. DOI: 10.1038/s41586-020-1935-3
13. X. Liu *et al.*, "Resurrection of endogenous retroviruses during aging reinforces senescence", *Cell*, vol. 186 (2), 2023. DOI: 10.1016/j.cell.2022.12.017
14. T. Hasegawa *et al.*, "Cytotoxic CD4+ T cells eliminate senescent cells by targeting cytomegalovirus antigen", *Cell*, vol. 186 (7), 2023. DOI: 10.1016/j.cell.2023.02.033
15. M. Gadek *et al.*, "Aging activates escape of the silent X chromosome in the female mouse hippocampus", *Science Advances*, vol. 11 (10), 2025. DOI: 10.1126/sciadv.ads8169

Le cerveau : organe le plus mystérieux

1. N. M. Rzechorzek *et al.*, "A daily temperature rhythm in the human brain predicts survival after brain injury", *Brain*, vol. 145 (6), 2022. DOI: 10.1093/brain/awab466
2. A. Griffa *et al.*, "Evidence for increased parallel information transmission in human brain networks compared to macaques and male mice", *Nature Communications*, vol. 14 (8216) 2023.
3. C. Pulido, T. A. Ryan, "Synaptic vesicle pools are a major hidden resting metabolic burden of nerve terminals", *Science Advances*, vol. 7 (49), 2021. DOI: 10.1126/sciadv.abi9027
4. A. Shapson-Coe *et al.*, "A petavoxel fragment of human cerebral cortex reconstructed at nanoscale resolution", *Science*, vol. 384 (6696), 2024. DOI:10.1126/science.adk4858
5. I. Gabanyi, G. Lepousez *et al.*, "Bacterial sensing via neuronal Nod2 regulates appetite and body temperature", *Science*, vol. 376 (6590), 2022. DOI:10.1126/science.abj3986
6. S. Vickery *et al.*, "The uniqueness of human vulnerability to brain aging in great ape evolution", *Science Advances*, vol. 10 (35), 2024. DOI: 10.1126/sciadv.ado2733.
7. M. S. Ponce de León *et al.*, "The primitive brain of early *Homo*", *Science*, vol. 372, 2021. DOI:10.1126/science.aaz0032
8. G. Xu *et al.*, "Surge of neurophysiological coupling and connectivity of gamma oscillations in the dying human brain", *PNAS*, vol. 120 (19), 2023. DOI: 10.1073/pnas.2216268120
9. A. I. Kinman, D. N. Merryweather, S. R. Erwin *et al.*, "Atypical hippocampal excitatory neurons express and govern object memory", *Nature Communications*, vol. 16 (1), 2025. DOI: 10.1038/s41467-025-56260-8.
10. H. Chang, W. Tang *et al.*, "Sleep microstructure organizes memory replay", *Nature*, vol. 637 (8048), 2025. DOI: 10.1038/s41586-024-08340-w

Les mystères du sexe

1. F. Murat *et al.*, "The molecular evolution of spermatogenesis across mammals", *Nature*, vol. 613, 2023. DOI: 10.1038/s41586-022-05547-7
2. S. Nishio *et al.*, "ZP2 cleavage blocks polyspermy by modulating the architecture of the egg coat", *Cell*, vol. 187 (6), 2024. DOI: 10.1016/j.cell.2024.02.013
3. P. Cerrito *et al.*, "Elemental composition of primary lamellar bone differs between parous and nulliparous rhesus macaque females", *PLoS One*, vol. 17 (11), 2022. DOI: 10.1371/journal.pone.0276866
4. U. N. Iloeje *et al.*, "Cardiac Dimensions in Normal Pregnancy: A Prospective Study", *Cureus*, vol. 15 (6), 2023. DOI: 10.7759/cureus.40868

5. M. Onji *et al.*, "RANK drives structured intestinal epithelial expansion during pregnancy", *Nature*, vol. 637 (8044), 2025. DOI: 10.1038/s41586-024-08284-1
6. M. Brindle *et al.*, "The evolution of masturbation is associated with postcopulatory selection and pathogen avoidance in primates", *Proceedings of the Royal Society B – Biological Sciences*, vol. 290 (2000), 2023. DOI: 10.1098/rspb.2023.0061
7. L. Qi, M. Iskols *et al.*, "Krause corpuscles are genital vibrotactile sensors for sexual behaviours", *Nature*, vol. 630 (8018), 2024. DOI: 10.1038/s41586-024-07528-4

Les mystérieuses défaillances du corps

1. Jonathan W. Lovelace *et al.*, "Vagal sensory neurons mediate the Bezold-Jarisch reflex and induce syncope", *Nature*, vol. 623 (7986), 2023. DOI: 10.1038/s41586-023-06680-7
2. I. Daguet *et al.*, "Circadian rhythmicity of pain sensitivity in humans", *Brain*, vol. 145 (9), 2022. DOI: 10.1093/brain/awac147
3. J. Laffan *et al.*, "68 Blue monday – association between incidence of STEMI and day of the week", *Heart*, vol. 109 (3), 2023. DOI: 10.1136/heartjnl-2023-BCS.68
4. P. Huynh *et al.*, "Myocardial infarction augments sleep to limit cardiac inflammation and damage", *Nature*, vol. 635 (8037), 2024. DOI: 10.1038/s41586-024-08100-w
5. K. Grzelka *et al.*, "A synaptic amplifier of hunger for regaining body weight in the hypothalamus", *Cell Metabolism*, vol. 35 (5), 2023. DOI: 10.1016/j.cmet.2023.03.002
6. L. C. Hinte, D. Castellano-Castillo, A. Ghosh, *et al.*, "Adipose tissue retains an epigenetic memory of obesity after weight loss", *Nature*, vol. 636 (8042), 2024. DOI: 10.1038/s41586-024-08165-7
7. C. A. Zimmerman *et al.*, "A neural mechanism for learning from delayed postingestive feedback", *Nature*, vol. 642 (8068), 2025. DOI: 10.1038/s41586-025-08828-z
8. J. Wang *et al.*, "MicroRNA-205 promotes hair regeneration by modulating mechanical properties of hair follicle stem cells", *Proceedings of the National Academy of Sciences of the United States of America*, vol. 120 (22), 2023. DOI: 10.1073/pnas.2220635120

Les petits mystères du corps

1. D.P. Singh, L. Pearce, R. H. Choi, A. Meizoso-Huesca *et al.*, "Evolutionary isolation of ryanodine receptor isoform 1 for muscle-based thermogenesis in mammals", *Proceedings of the National Academy Sciences of the United States of America*, vol. 120 (4), 2023. DOI: 10.1073/pnas.2117503120
2. T. Lasisi *et al*, "Human scalp hair as a thermoregulatory adaptation", *Proceedings of the National Academy of Sciences of the United States of America*, vol. 120 (24), 2023. DOI: 10.1073/pnas.2301760120

3. B. Yang, J. Intoy, M. Rucci, "Eye blinks as a visual processing stage", *Proceedings of the National Academy of Sciences of the United States of America*, vol. 121 (15), 2024. DOI: 10.1073/pnas.2310291121
4. B. Hall *et al.*, "BilR is a gut microbial enzyme that reduces bilirubin to urobilinogen", *Nature Microbiology*, vol. 9, 2024. DOI: 10.1038/s41564-023-01549-x
5. A. Chandel *et al.*, "Thermal infrared directs host-seeking behaviour in *Aedes aegypti* mosquitoes", *Nature*, vol. 663 (8030), 2024. DOI: 10.1038/s41586-024-07848-5
6. M. E. de Obaldia *et al.*, "Differential mosquito attraction to humans is associated with skin-derived carboxylic acid levels", *Cell*, vol. 185 (22), 2022. DOI: 10.1016/j.cell.2022.09.034
7. S. M. M. Aalam, D. N. Crasta, P. Roy *et al.*, "Genesis of fecal floatation is causally linked to gut microbial colonization in mice", *Scientific Reports*, vol. 12 (1), 2022. DOI: 10.1038/s41598-022-22626-x
8. A. M. Stephen, J. H. Cummings, "The microbial contribution to human faecal mass", *Journal of Medical Microbiology*, vol. 13 (1), 1980. DOI: 10.1099/00222615-13-1-45
9. M. Bouchoucha *et al.*, "Are floating stools associated with specific functional bowel disorders?", *European Journal of Gastroenterology & Hepatology*, vol. 27 (8), 2015. DOI: 10.1097/MEG.0000000000000380
10. « Habitudes de consommation du café », étude Ifop, 2022. https://www.ifop.com/omnibus/wp-content/uploads/2022/11/715347-Ifop-pour-Lemeilleurcafe.fr-Habitudes-de-consommation-du-cafe-Rapport-Octobre-2022.pdf
11. D. Liu, Z.-H. Li, D. Shen *et al.*, "Association of Sugar-Sweetened, Artificially Sweetened, and Unsweetened Coffee Consumption With All-Cause and Cause-Specific Mortality: A Large Prospective Cohort Study", *Annales of Internal Medicine*, 2022. DOI: 10.7326/M21-2977
12. P. Manghi *et al.*, "Coffee consumption is associated with intestinal *Lawsonibacter asaccharolyticus* abundance and prevalence across multiple cohorts", *Nature Microbiology*, vol. 9 (12), 2024. DOI: 10.1038/s41564-024-01858-9
13. M. Sakamoto, "*Lawsonibacter asaccharolyticus* gen. nov., sp. nov., a butyrate-producing bacterium isolated from human faeces", *International Journal of Systematic and Evolutionary Microbiology*, vol. 68 (6), 2018. DOI: 10.1099/ijsem.0.002800
14. C. Lacaux *et al.*, "Sleep onset is a creative sweet spot", *Science Advances*, vol. 7 (50), 2021. DOI: 10.1126/sciadv.abj5866
15. V. Elce *et al.*, "The individual determinants of morning dream recall", *Communications Psychology*, vol. 3 (1), 2025. DOI: 10.1038/s44271-025-00191-z

Remerciements

Le corps humain est plein de mystères... Et c'est en tant que père que j'ai pu en découvrir quelques-uns en direct ! Merci donc d'abord à mes enfants, qui m'ont permis de voir de près les bizarreries de cet ensemble d'organes qui nous sert de vaisseau dans la vie. Et merci à toi – qui aurait cru que ma personne préférée au monde m'attendait de l'autre côté de l'océan (ton prénom est bien trouvé !) ?

Merci aussi à mes coéquipiers dans cette magnifique aventure, Olivier et Marion ; ce fut un vrai plaisir d'écrire ce livre, en grande partie grâce à la bonne entente de notre équipe. Merci de m'avoir donné l'opportunité de jouer le scénariste, j'ai adoré ça !

Je voudrais remercier également nos diverses sources d'inspiration. Ce livre est en partie un hommage que nous avons voulu vous faire.

Et surtout, merci à vous, chers lecteurs. Nous nous sommes beaucoup amusés à créer ces textes et ces dessins pour vous. Nous espérons avoir réussi à vous transmettre ce plaisir. À bientôt, pour plus de mystères !

Nicolas Gutierrez C.

Avant d'être un livre, c'était un projet, nom de code « H-bio ». Comme « biologie », bien sûr. Mais aussi parce que phonétiquement cela donne « eytch-bi-o », comme la chaîne de télé. Une façon de dire notre intention d'évoquer séries, films, BD, bouquins... bref, cet univers de la pop culture que nous chérissons. Il est l'œuvre de créatrices et créateurs cités plus ou moins explicitement dans ces pages : nous leur sommes infiniment redevables.

Pour dessiner ces planches, j'ai bénéficié du soutien stoïque de mon épouse Élisabeth et de mes enfants Louise, Gabrielle et Maximilien, qui ont supporté ce que Louise appelle mes quatre phases créatrices : l'idée, la réalisation, le découragement (« je n'y arriverai jamais ! ») et l'achèvement. Ouf !...

Le projet susmentionné a d'abord été celui de Nicolas Gutierrez C. Il m'a embarqué dedans avec un enthousiasme contagieux ; merci l'ami ! Merci également à la maquettiste Anne Mayéras et à la correctrice Florence Coquet. Et puis, il y a Marion Chatizel, notre éditrice chez Vuibert, motrice, sagace et bienveillante. En un mot : parfaite... sauf qu'elle n'a jamais vu *Shining*.

Olivier Lascar

Des mêmes auteurs

Nicolas Gutierrez C., *Homo Machinus. Enquête sur l'avenir de l'homme augmenté par la machine*, Paris, Vuibert, 2021.

*

Olivier Lascar, *Enquête sur Elon Musk, l'homme qui défie la science*, Paris, Alisio, 2022.

Olivier Lascar, *Abysses, l'ultime frontière*, Paris, Alisio, 2023.

Olivier Lascar, *Deepfake. L'IA au service du faux*, Paris, Éditions Eyrolles, 2024.

IMPRIM'VERT®

Dépôt légal : octobre 2025

Achevé d'imprimer en Août 2025 par SEPEC en France

N° d'éditeur : MAGSI20240545 - N° d'imprimeur : 09467250404

FABRIQUÉ EN FRANCE

PEFC 10-31-1470